湘雅名医文库

XIANGYA MINGYI
WENKU

U0201128

心血管疾病规范化诊疗精要

主编：赵水平

编者：（按出现的章节先后为序）

赵水平	教　授	中南大学湘雅二医院
李向平	教　授	中南大学湘雅二医院
赵延恕	教　授	中南大学湘雅二医院
刘　玲	教　授	中南大学湘雅二医院
黄全跃	教　授	中南大学湘雅二医院
刘颖望	副教授	中南大学湘雅二医院
彭道泉	教　授	中南大学湘雅二医院
胡信群	教　授	中南大学湘雅二医院
叶慧俊	副教授	中南大学湘雅二医院
谭茗月	教　授	中南大学湘雅二医院
陈雅琴	主治医师	中南大学湘雅二医院
唐建军	副教授	中南大学湘雅二医院
黄贤圣	副教授	中南大学湘雅二医院
刘振江	副教授	中南大学湘雅二医院
周胜华	教　授	中南大学湘雅二医院
李旭平	副教授	中南大学湘雅二医院
刘启明	教　授	中南大学湘雅二医院
王　峻	副教授	中南大学湘雅二医院
方臻飞	教　授	中南大学湘雅二医院
李　江	教　授	中南大学湘雅二医院
罗小岚	副教授	中南大学湘雅二医院
于碧莲	副教授	中南大学湘雅二医院
赵　旺	主治医师	中南大学湘雅二医院
段　书	教　授	中南大学湘雅二医院
吴智鸿	副教授	中南大学湘雅二医院
许丹焰	教　授	中南大学湘雅二医院

湖南科学技术出版社

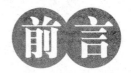

进入新时代，作为心血管内科医生，最能感受到的是临床医学领域进展极快，每年都有许多新观点、新理论和新技术不断出现，并对今天的心血管内科临床实践产生了很大影响。为了反映出心血管内科的最新进展，我们将心血管疾病临床诊断与治疗的精要编写成册。

本书编写上特别突出临床实用性。既对心血管的常见疾病的诊断与鉴别诊断和治疗进行描述，对心血管疾病的发病机制进行了简要阐明，并对临床药物的剂量及特别注意事项进行了较为详细的介绍，让临床医生全面了解心血管疾病的防治知识，使心血管内科医生能很快查阅到所需要资料。

在编排上与其他类同的心血管专业有显著的不同，非常贴近临床。将心血管系统疾病重排，兼顾全面，尽可能保持心血管内科学的系统性和完整性。对心血管内科临床相关的问题如各系统疾病与心脏疾病的关系、心血管疾病与妊娠、心血管疾病与外科手术等也一并进行了介绍。

本书内容资料新颖，参考了截至 2018 年 5 月前发表的国内重要文献。对近年来新出现的循证医学新理论和新观点以及各种心血管疾病诊疗指南推荐的内容进行了介绍。把重点放在常见心血管疾病的诊疗上，力求对青年医生解决临床工作中的常见问题有较大的帮助。该书可作为心血管内科青年医生、进修生、研究生或住院医生培训的案头参考书。

由于时间仓促，书中的内容很难详尽，且可能存在不少错误和缺点，敬请广大读者谅解，并予指正。

赵水平
于中南大学湘雅二医院

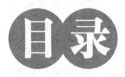

目录

CONTENTS

心血管疾病症状诊断

【概述】

心血管疾病常见症状有胸痛、胸闷不适、呼吸困难或气短、黑矇或晕厥、心冲或心悸和水肿等。这些症状既可由心血管疾病所引起，也可因其他系统的疾病如消化、呼吸、泌尿、神经或精神等疾病所致。

【临床表现和诊断】

（一）胸痛

胸痛是化学或物理因素刺激胸部周围的感觉神经，如肋间神经感觉纤维、脊髓后根传入纤维、支配心脏及主动脉的感觉纤维、支配气管及食管的迷走神经感觉纤维或膈神经的感觉纤维等。胸痛原因见表1-1。

表1-1	胸痛原因
心源性	非心源性
心绞痛	食管炎、食管痉挛或返流
急性心肌梗死	消化性溃疡
主动脉夹层	胆道疾病
心包炎	胸部肌肉与骨骼疾病，包括肋软骨炎、颈椎
心肌炎	间盘（脊神经）炎、胸腔出口综合征
二尖瓣脱垂	过度换气
主动脉窦瘤破裂	焦虑
	心理因素
	肺炎
	肺栓塞
	气胸
	肺动脉高压

一般说来，心血管疾病所致胸痛常有下列特点：

1. 多有高血压、心脏病史。

2. 疼痛部位多位于胸骨后或心前区，少数位于剑突下，并可向左肩放射。

3. 常因体力活动诱发或加剧，休息后可好转或终止。

4. 血压常有改变（降低或增高）。

5. 心脏听诊可发现心音、心率和心律异常改变，部分患者可闻及心脏杂音。

6. 心电图多有异常。

年龄在40岁以上的慢性胸痛患者，常易诊断为心绞痛，但若无心肌缺血的客观证据，则大部分是其他原因所致的胸痛，如反流性食管炎、贲门痉挛或焦虑抑郁状态等。明确女性胸痛原因较为困难，常易产生误诊。

接诊急性剧烈胸痛患者时，尤其是伴随有冷汗或呕吐者，一定设法排除或确定是否为严重且可在短时间内致命的疾病如急性心肌梗死、主动脉夹层、肺栓塞或张力性气胸等。

疑为急性心肌梗死者，一定要进行心电图检查和血肌钙蛋白检测，若两次以上心电图无异常且血肌钙蛋白不升高，基本可排除诊断，必要时可行冠状动脉CT检查。

急性胸痛在短时间达高峰者，尤其是合并有高血压者，需要考虑主动脉夹层。在静息状态下，突发性胸痛，合并有呼吸困难，要想到肺栓塞的可能。

（二）胸闷

胸闷是胸部的一种不适感觉，多疑为是"心脏病"，患者常首先来到心血管内科看病。对于这种症状，可将其与胸痛视为等同情况。其他可视为胸痛等同情况的有气短、下颌或颈部不适、肩、肘、上臂不适，尤其是沿着左前臂或手部的不适、上腹部不适、背部（肩胛间区）不适等。这些等同情况虽表现为不典型的疼痛，但若属心源性，在临床上的表现也多为间发性，持续时间不长，与活动或情绪变化相关。胸闷多属非心血管疾病如焦虑抑郁状态等所致。

（三）呼吸困难

患者感觉空气不足或呼吸费力，表现为呼吸频率、深度和节律的改变。临床上以肺源性呼吸困难和心源性呼吸困难最为常见。

引起急性心源性呼吸困难的心血管疾病有高血压性心脏病、急性心肌梗死、扩张型心肌病、风心病（二尖瓣狭窄）等。心源性呼吸困难具有下列特点：

1. 有心血管疾病史及其体征。

2. 呼吸困难在平卧时加重，<u>坐位</u>或立位时减轻。

3. 肺基底部有中、小湿啰音。

4. X线检查发现心影扩大，肺门及其附近充血或兼有肺水肿征。

5. 心电图或超声心动图上有异常改变。

夜间阵发性呼吸困难是间质性肺水肿的典型表现，最常见的原因为急性左心衰。多发生在入睡后的 2～4 小时，伴有大汗、咳嗽，有时有喘鸣症状，通过起床或坐在床边 10～20 分钟，症状可逐渐缓解。

心源性呼吸困难与肺源性呼吸困难有时较难区别。检测血中脑钠肽（BNP）浓度对鉴别两者很有帮助。若心脏 B 超检查发现心室扩大和射血分数下降，则呼吸困难多属心源性。

肺源性呼吸困难从广义上说是包括由于呼吸器官（上呼吸道、支气管、肺、胸膜）病变、纵隔病变、胸廓运动以及呼吸肌功能障碍等所引起的呼吸困难。肺源性呼吸困难的共同特点是，多有发热、咳嗽、咳痰，肺部可闻及干啰音和/或湿啰音。

少数呼吸困难是由于神经精神性（中枢性病变、癔病等）或中毒性疾病（化学毒物中毒、药物中毒、毒血症等）及代谢性疾病（酸中毒、酮症等）所致。这类呼吸困难的共同特点是，无心肺疾病史，无咳嗽、咳痰等症状，肺部无干啰音、湿啰音（合并肺水肿或肺部感染例外），心脏检查亦无异常发现。

（四）晕厥

常由于心输出量减少、心脏停搏、突然剧烈的血压下降或脑血管普遍暂时性闭塞等引起一过性脑缺血所致。

其临床特征为发作突然，意识丧失时间短，不能维持正常姿势或倒地，短时间内自动恢复。

1. 心源性晕厥　可由心脏机械性梗阻（心脏瓣膜狭窄、肥厚梗阻型心肌病、左房黏液瘤等）和心律失常（心室颤动、阵发性室性和室上性心动过速、严重窦性心动过缓、完全性房室阻滞、阵发性心房颤动或扑动等）所致。

心源性晕厥有下列特点：①晕厥可在任何体位时发作，但平卧位发作者常提示为心源性；②用力常为诱因；③前驱症状多不明显或可有很短暂的心悸；④主要伴随症状是面色苍白、发绀和呼吸困难；⑤常有心脏病史和/或心脏病体征；⑥心电图多有异常，可表现为各种心律失常；⑦X线心脏检查和心脏B超检查多有异常发现。必要时可行心电生理检查（食管心房调搏术或心内电生理检查）。

2. 血管性晕厥　最常见的原因是血管迷走反应，它通过自主神经系统进行调节，表现为意识丧失迅速发生，持续数秒，可因情绪紧张或环境不适而诱发。由于自主神经系统反射亢进，发作前可有黑矇、出汗、恶心、头晕或打哈欠等表现。患者清醒后，常表现为面色苍白、心率缓慢。另外一种是血管反射异常，如颈动脉窦综合征、吞咽性晕厥、排尿性晕厥、咳嗽性晕厥等。血管性晕厥在临床上有下列特点：①仔细问诊，常能发现晕厥发作的诱因如体位改变、咳嗽、排尿或应激状态等；②往往于站立或坐位发作；③发作时血压下降，心率减慢或不变；④置患者于平卧位或头低位，神志恢复较快；⑤无明显后遗症状。

在临床上不明原因的晕厥者中，多数是属单纯性晕厥，亦称血管迷走性晕厥。这类患者多为年轻且体质较弱的女性，有明显的诱因和晕厥先兆，但各种有关心血管疾病的检查均无异常发现。对于高度怀疑的患者，可考虑进行倾斜试验。

（五）心悸

心悸是一种自觉的心脏跳动不适感。患者常诉心冲或心慌，若发生在心动缓慢时，常描述为心搏强而有力；如发生在快速心率时，则被描述为心搏剧烈，感觉心脏好像要从口中跳出。心悸常与心动过速、心律不齐和每搏量增多伴随，但也与不同个体的神经类型和敏感程度有明显关系。引起心悸的原因很多，部分属病理性，多数为功能性。

心悸的鉴别诊断步骤首先是要明确其是否为心律失常所致，然后进一步确定是器质性疾病所致的心悸还是功能性心悸。如患者就诊时，仍有心悸，则可通过心脏听诊，了解心率、心律和心音，常能判断心悸是否由心律失常所致。具体的心律失常的确诊则有赖于心电图检查。如果患者主诉心悸为间歇性，就诊时并无心悸症状，则可考虑进行24小时动态心电图或心脏电生理检查，以明确是否存在阵发性心律失常。

若患者就诊时，自觉心悸，而心脏听诊发现心率和心律基本正常，心电图检查示心率和心律属正常范围，则应考虑患者的心悸系非心律失常的原因所致。这时应注意鉴别心悸是病理性或是精神因素所致。一般说来，由于心脏疾病所致者，多有器质性心脏杂音及心脏扩大。若属高动力性循环状态，除有原发疾病的临床表现外，常有下列特点：心率相对较快，心音增强，有周围血管征。而神经精神性心悸患者，常同时有焦虑抑郁表现。

（六）水肿

心源性水肿首先出现于身体下垂部位，如下肢、踝部明显，卧床者水肿首先出现于骶部。心力衰竭严重且病程长者，可伴有胸腔、腹腔及心包积液。临床上常有心悸、气促等症状。体检可发现心脏扩大，心脏杂音，颈静脉怒张，肝大伴压痛，肝颈静脉反流征阳性。

临床上以左心力衰竭继发全心力衰竭伴发全身水肿较为多见。常见疾病有高血压、冠心病、心肌病、瓣膜性心脏病等。心脏 B 超检查，可发现左心室和左心房扩大。临床上呼吸困难较为明显。如果患者以右心受累为主，则以下肢水肿为突出，而呼吸困难可能并不明显。

缩窄性心包炎可引起下肢水肿，后期类似肝硬化的临床表现，如肝大、腹水明显。但是，仔细检查可发现颈静脉怒张，中心静脉压明显增高则有别于肝硬化。此外，缩窄性心包炎患者心音低，常有奇脉，X 线胸片及心脏 B 超可见心包增厚等异常表现。

肢体静脉或下腔静脉血栓性静脉炎，可出现局部水肿或双下肢水肿。在深组织静脉血栓形成或血栓性静脉炎时，局部可有疼痛和压痛。慢性下腔静脉阻塞综合征有腹胀、腹壁静脉曲张、下肢与阴囊水肿，伴有肝大或脾大，临床上易误诊为肝硬化。

某些降血压药如利舍平和二氢吡啶类钙通道拮抗药（尼群地平最常见）等可引起水钠潴留而导致水肿。这种水肿的特点是发生在用药时，停药后不久水肿消失。

〔赵水平〕

2 心血管疾病体格检查

【概述】

临床有意义的心血管疾病体格检查主要有脉搏、血压和心脏听诊。

【脉搏检查】

注意脉搏的频率、节律、紧张度和动脉壁弹性、强弱。正常人两侧脉搏强度差异很小，不易察觉。多发性大动脉炎或无脉症。双侧或单侧足背动脉或股动脉搏动减弱或消失，提示局部动脉粥样硬化斑块形成。当下肢动脉如股动脉、腘动脉、足背动脉及胫后动脉搏动幅度大幅降低也可见于主动脉自发性血栓形成、锁骨下动脉狭窄、主动脉夹层、降主动脉瘤及巨细胞动脉炎等大动脉疾病。

水冲脉：主要见于主动脉瓣关闭不全，亦见于先天性心脏病动脉导管未闭、动静脉瘘、发热、甲状腺功能亢进（简称甲亢）、严重贫血、脚气病等。检查者握紧患者手腕掌面，将其前臂高举过头部，可明显感知桡动脉犹如水冲的急促而有力的脉搏冲击。

交替脉：系节律规则而强弱交替的脉搏。测量血压可发现强弱脉搏间有 10～30 mmHg 的压力差，当袖带气囊慢慢放气至脉搏声刚出现时，即代表强搏的声音，此时频率为心率的一半。心脏听诊或心电图检查可无异常发现。一般认为系左心室收缩力强弱交替所致，为左心室收缩性心力衰竭的重要体征之一。偶尔可见于主动脉狭窄、梗阻性肥厚型心肌病或快速型心律失常如房性心动过速时。

奇脉：吸气时脉搏明显减弱或消失称奇脉。正常人的血压在吸气时降低，呼气时升高，差值一般不会超过 8～12 mmHg，当超过 12～15 mmHg 时，则称之为奇脉。奇脉主要发生于心脏压塞与慢性阻塞性肺病，而在缩窄性心包炎、肺栓塞、妊娠、高度肥胖及上腔静脉不全阻塞中很少出现。在肥厚型梗阻性心肌病中，甚至可以出现吸气相血压增高的现象，称之为反奇脉现象。

【血压测量】

测量血压时应注意以下几点：①半小时内应禁烟、禁咖啡，在安静环境下休息至少 5 分钟。②气囊袖带大小应适合患者的上臂臂围，一般宽度为 12～13 cm，长度约 35 cm，至少应包裹 80％上臂。手臂过于粗大或测大腿血压时，用标准气囊袖带测值会过高，反之，手臂太细或儿童测压时用标准气囊袖带则结果会偏低。③袖带内充气时肱动脉搏动声消失后，再升高 20～30 mmHg，防止测量误差。

【心脏听诊】

（一）心音

第一心音（S1）：S1 增强见于二、三尖瓣狭窄、短 PR 间期综合征、房间隔缺损、心房黏液瘤、甲亢、高热、运动、强心药及心动过速（心肌收缩力增强和/或舒张期缩短、心室充盈量减少）。

S1 减弱见于心肌收缩无力，二、三尖瓣关闭不全，舒张期心室充盈量增多，肥胖，肺气肿，大量心包积液，PR 间期延长，也可见于心肌炎、扩张型心肌病、心肌梗死、左心功能不全及主动脉瓣关闭不全。S1 强弱不等常见于心房颤动和完全性房室阻滞。由于后者第一心音的强弱变化差别极为显著，房室同时收缩时产生亢进的第一心音被描述为"大炮音"。

第二心音（S2）：主动脉瓣区 S2 增强（A2↑）见于主动脉压增高，如原发性或继发性高血压、主动脉粥样硬化、高动力状态、甲亢及运动等。

肺动脉瓣区 S2 增强（P2↑）见于肺动脉高压，如二尖瓣狭窄、房间隔缺损、室间隔缺损等。

主动脉瓣 S2 减弱（A2↓）见于低血压、休克、主动脉瓣狭窄关闭不全及主动脉瓣上及瓣下狭窄。肺动脉瓣 S2 减弱（P2↓）见于肺动脉瓣狭窄及关闭不全等。

第三心音（S3）：部分健康青少年可听到或心音图记录到生理性 S_3。病理性 S_3 往往反映心功能严重障碍，提示左心室充盈压、左心房压明显升高，见于：①严重心肌损害，心肌收缩无力，心室排空不全，收缩末期残余血增加，相对性舒张期负荷过重，常见于心肌梗死、心肌炎、心肌病、高心病及冠心病等；②二、三尖瓣关闭不全，舒张期经二、三尖瓣口血流量增加；③大量左向右分流的先心病和高心病排血量状态，如室间隔缺损、动脉导管未闭、甲亢及贫血等。

第四心音（S4）：病理性 S4 多在左心室舒张末压增高、心肌顺应性下降和充盈阻力增加等情况下产生，此时心房为克服心室的充盈阻力而加强收缩而产生异常的心房音。

心音性质改变：心肌严重病变时，S1 失去原有性质且明显减弱，S2 也弱，S1、S2 极相似，可形成"单音律"。当心率增快时，收缩期与舒张期时限几乎相等时，听诊类似钟摆声，又称"钟摆律"或"胎心律"，提示心肌损害严重，如大面积急性心肌梗死和重症心肌炎等。

收缩早期喷射音：为高频爆裂样声音，高调、短促而清脆，紧跟于 S1 后 0.05～0.07 秒，在心底部听诊最清楚。其产生机制为扩大的肺动脉或主动脉在心室射血的动脉壁振动，以及在主、肺动脉阻力增高的情况下半月瓣瓣叶用力开启所致。肺动脉收缩早期喷射音在肺动脉瓣区最响，吸气时减弱，呼气时增强，见于肺动脉高压、原发性肺动脉扩张、轻中度肺动脉瓣狭窄和房间隔缺损等疾病。主动脉收缩早期喷射音在主动脉瓣区听诊最响，可向心尖传导，不受呼吸影响。见于高血压、主动脉瘤、主动脉瓣狭窄及关闭不全、主动脉缩窄等。

收缩中、晚期喀喇音：喀喇音出现于 S1 后 0.08 秒者称收缩中期喀喇音，0.08 秒以上者称收缩晚期喀喇音。听诊特点是高调、较强、短促，如关门落锁之音；最响部位在心尖区及其稍内侧；随体位改变而变化，即某一体位可听到，改变体位可能消失。喀喇音可因腱索、瓣膜过长，在收缩期突然被拉紧产生振动所致。二尖瓣脱垂时，因二尖瓣后叶（或前叶）凸入左心房，使二尖瓣关闭时闭合不严，血液反流至左心房，部分患者可出现收缩晚期杂音。收缩中期喀喇音合并收缩晚期杂音称为二尖瓣脱垂综合征。

奔马律：是发生在第二心音后的一种额外心音，与原有的 S1、S2 构成三音律，由于常同时存在心率增快，听起来类似马奔跑时的蹄声，故称奔马律。奔马律可分为舒张早期奔马律、舒张晚期奔马律和重叠型奔马律 3 种。其中以舒张早期奔马律最为常见，又称第三心音奔马律或室性奔马律，实际上也就是病理性 S3，其听诊特点为音调低、强度弱，距 S2 和距 S1 时间几乎相等。它与生理性 S3 的主要区别是后者见于健康人，尤其是儿童和青少年，在心率不快时易发现，S3 与 S2 的间距短于 S1 与 S2 的间距，左侧卧位及呼气末明显，且在坐位或立位时 S3 可消失。

开瓣音：见于二尖瓣狭窄，心室舒张时房室间压力阶差增大，舒张晚期心房血液强力流经二尖瓣口时，使二尖瓣开放突然停止，产生开瓣音。听诊特点为音调高、历时短促而响亮、清脆，呈拍击样，在心尖内侧较清楚。开瓣音的存在可作为二尖瓣瓣叶弹性及活动尚好的间接指标，是二尖瓣分离术适应证的重要参考条件。

心包扣击音：见于缩窄性心包炎，在舒张早期当心室急速充盈时，心室扩张受到缩窄心包膜限制而突然中止发出的较响的声音。其发生的时间晚于开瓣音而早于第三心音，在心尖部和胸骨下端左缘最易闻及。

肿瘤扑落音：如左心房黏液瘤在心室舒张期由瘤蒂柄振动所产生。在心尖或其内侧胸骨左缘第3、第4肋间，在S2后0.08～0.12秒，出现时间较开瓣音晚，声音类似，但音调较低，且随体位改变。

人工瓣膜音：由于置换人工瓣膜（金属瓣膜），在开放和关闭时瓣膜撞击金属支架所致的金属乐音，音调高、响亮、短促。人工二尖瓣关瓣音在心尖部最响，而开瓣音在胸骨左下缘最明显。人工主动脉瓣开瓣音在心底及心尖部均可听到，而关瓣音则仅在心底部闻及。

心脏起搏器音：安置心脏起搏器后可能出现起搏音和膈肌音两种额外音，前者发生于S1前0.08～0.12秒处，高频、短促、带咯喇音性质。在心尖内侧或胸骨左下缘最清楚。为起搏电极发放的脉冲电流刺激心内膜或心外膜电极附近的神经组织，引起局部肌肉收缩和起搏电极导管在心脏内摆动引起的振动所致。后者发生在S1之前，伴上腹部肌肉收缩，为起搏电极发放的脉冲电流刺激膈肌或膈神经引起膈肌收缩产生。

心包摩擦音：粗糙，呈搔刮样，比较表浅，与心脏搏动一致，声音呈三相，即心房收缩相、心室收缩相和心室舒张相，与呼吸无关，摩擦音以胸骨左缘第3、第4肋间最响，坐位前倾时更明显。

（二）心脏杂音

1. 杂音部位　杂音最响的部位常与病变部位有关，如杂音在心尖部最响，提示二尖瓣病变；杂音在主动脉瓣区最响，则提示为主动脉瓣病变；如在胸骨左缘第3、第4肋间闻及响亮而粗糙的收缩期杂音，应考虑室间隔缺损。所以确定杂音部位，对于判断心脏病变的部位意义重大。

2. 杂音出现时期　根据杂音出现的时期可分为收缩期杂音、舒张期杂音、连续性杂音和双期杂音，这对判断瓣膜病变的性质有重要意义（见表2-1）。还可根据杂音在收缩期或舒张期出现的早晚而进一步分为早期、中期、晚期或全期杂音。

表 2-1　　　　　　　　常见杂音的部位、时期与病变关系

部　位	收缩期	舒张期
心尖部	二尖瓣关闭不全，生理性杂音，功能性杂音	二尖瓣狭窄
主动脉瓣听诊区	主动脉狭窄，生理性杂音，功能性杂音	主动脉瓣关闭不全
肺动脉瓣听诊区	肺动脉狭窄，生理性杂音，功能性杂音	肺动脉瓣关闭不全
三尖瓣听诊区	三尖瓣关闭不全，功能性杂音	三尖瓣狭窄
胸骨左缘 1、2 肋间	动脉导管未闭（连续性杂音）	
胸骨左缘 2、3 肋间	房间隔缺损	
胸骨左缘 3、4 肋间	室间隔缺损	

　　器质性杂音是指杂音产生部位有器质性病变存在，而功能性杂音包括：①生理性杂音；②全身性疾病造成的血流动力学改变产生的杂音（如甲状腺功能亢进使血流速度明显增加）；③有心脏病理意义的相对性关闭不全或狭窄引起的杂音（也可称相对性杂音）。后者心脏局部虽无器质性病变，但它与器质性杂音又可合称为病理性杂音。应该注意的是，生理性杂音必须符合以下条件：只限于收缩期、心脏无增大、杂音柔和、吹风样、无震颤。生理性与器质性收缩期杂音的鉴别见表 2-2。

表 2-2　　　　　　　　生理性与器质性收缩期杂音的鉴别

鉴别点	生理性	器质性
年龄	儿童，青少年多见	不定
部位	肺动脉瓣区，心尖区	不定
性质	柔和，吹风样	粗糙，吹风样，常高调
持续时间	短促	较长，常为全收缩期
强度	≤2/6 级	常≥3/6 级
震颤	无	3/6 级以上常伴有
传导	局限，传导不远	沿血流方向传导较远而广

〔李向平〕

3 急性心力衰竭

【概述】

急性心力衰竭可分为急性左心衰和急性右心衰。后者较少见，往往由急性右心室梗死或大面积肺梗死所致。急性左心衰则较为常见，系由于各种心脏疾病引起的急性左心室心肌收缩力显著降低，或表现为心室负荷加重或左心房排血受阻，导致左心室排血不足，肺循环压力急剧升高，发生肺淤血。

【临床表现】

主要为肺水肿，突发呼吸困难，伴或不伴哮鸣音，呈端坐呼吸、焦虑不安。早期呈间质性肺水肿表现：呼吸频速、咳嗽而无泡沫样痰，呼吸音粗，有哮鸣音和肺底细湿啰音。中晚期呈肺泡性肺水肿表现：极度气急、焦虑烦躁、有濒死感；吸气性肋间隙和锁骨上窝凹陷，呼吸音粗糙响亮；咳嗽多伴粉红色泡沫样痰，两肺满布哮鸣音和湿啰音。严重患者可出现低血压、心源性休克，伴大汗、皮肤湿冷、苍白、发绀，甚至有意识障碍。

【诊断要点】

突发的呼吸困难，端坐呼吸，呼吸频速，哮鸣音和肺底细湿啰音。有基础心脏病的病史和表现。必须与重度发作的支气管哮喘相鉴别，后者多有反复发作史，肺部主要为哮鸣音，干啰音，很少有湿啰音，也无大量泡沫样血痰。还需与成人急性呼吸窘迫综合征（ARDS）相鉴别，此种患者的呼吸困难和体位关系不大，血痰呈稀血水样而非泡沫样，且无颈静脉怒张、奔马律等。急性左心衰伴心源性休克时需与其他原因所致的休克相鉴别。心源性休克常伴发肺淤血和肺水肿，其他原因的休克则不可能存在此种伴发现象。

心力衰竭的生物学标志物，包括 B 型利钠肽（BNP）/N 末端 B 型利钠肽原（NT-proBNP），对心力衰竭的诊断很有价值。

【治疗方案和原则】

1. 一般治疗 ①应置于监护病房，密切观察病情和生命体征；②体位：取坐位，双腿下垂；③高流量吸氧；④四肢轮扎止血带。

2. 一般药物治疗 ①吗啡 3～5 mg，静脉注射 3 分钟，必要时 15 分钟后可重复，共 2～3 次；或 5～10 mg 皮下或肌内注射。②呋塞米 20～40 mg，静脉注射，必要时可重复。③氨茶碱 0.25 g，葡萄糖水稀释后静脉缓慢推注（10 分钟），必要时 4～6 小时后可重复。④糖皮质激素，地塞米松 5～10 mg，静脉注射。

3. 血管活性药物应用　①硝酸酯类：硝酸甘油静脉滴注，起始剂量 5～10 $\mu g/min$，可递增至 100～200 $\mu g/min$；或硝酸异山梨酯 1～10 mg/h 静脉滴注。②硝普钠，起始剂量宜小，25 $\mu g/min$，根据血压调整至合适的维持量。

4. 强心药

（1）洋地黄　对于伴快速心室率的患者更为有益。一般应用毛花苷 C 0.2～0.4 mg 缓慢静脉注射，2～4 小时后可以再用 0.2 mg，伴快速心室率的心房颤动患者可酌情适当增加剂量。

（2）非洋地黄类　①儿茶酚胺类正性肌力药：多巴胺 5～15 $\mu g/(kg \cdot min)$，多巴酚丁胺 3～10 $\mu g/(kg \cdot min)$，均静脉滴注。②磷酸二酯酶抑制药：米力农先给予负荷量 50 $\mu g/kg$，继以 0.375～0.75 $\mu g/(kg \cdot min)$ 静脉滴注。

5. 重组 B 型钠尿肽（rhBNP）　先给予负荷量 1.5～2 $\mu g/kg$ 静脉推注，继以静脉滴注维持 0.0075～0.01 $\mu g/(kg \cdot min)$。

6. 乌拉地尔　为 α_1 受体阻滞药。扩张动脉，迅速降低后负荷，增加前向血流，对急性心力衰竭治疗有良好疗效，与硝普钠相比，相对安全、方便。根据血压高低，起始剂量 25～100 $\mu g/(kg \cdot min)$，此后根据血压调整用量。

7. 左西孟坦（Levosimendan）　静脉用钙增敏剂。治疗的初始负荷剂量为 6～12 $\mu g/kg$，静脉推注时间应大于 10 分钟，之后应持续静脉输注 0.1 $\mu g/(kg \cdot min)$。对于同时应用血管扩张剂或/和正性肌力药的患者，治疗初期的推荐负荷量为 6 $\mu g/kg$。

8. 伴低血压倾向患者静脉用药的选择　根据收缩压和肺淤血情况来选择用药：①收缩压>100 mmHg，有肺淤血，可用呋塞米加血管扩张剂（硝酸甘油、硝普钠）。②收缩压 85～100 mmHg，有肺淤血，用血管扩张剂和/或正性肌力药（多巴酚丁胺、磷酸二酯酶抑制剂）。③收缩压<85 mmHg，无肺淤血，也无颈静脉怒张，快速补充血容量。④收缩压<85 mmHg，有肺淤血，在血流动力学监测下补充血容量（肺嵌压应≤18 mmHg），用多巴胺或去甲肾上腺素等。

9. 非药物治疗

（1）主动脉内球囊反搏术适用于急性心肌梗死或严重心肌缺血并发心原性休克、伴血液动力学障碍的严重冠心病、心肌缺血伴顽固性水肿等，且不能由药物治疗纠正的患者。

（2）气管内插管和人工机械通气应用指征为心肺复苏时、严重呼吸衰竭经常规治疗不能改善，尤其出现明显的呼吸性和代谢性酸中毒并影响到意识状态的患者。

（3）不推荐常规使用超滤，而应局限于对利尿药无效的患者。对于难治性容量负荷过重：对补液措施无效的尿少、严重高钾血症（$K^+ \geqslant 6.5$ mmol/L）、严重酸中毒（pH＜7.2）、血清尿素氮水平≥25 mmol/L 和血肌酐≥300 mmol/L 的患者，表明可能需要启动肾替代治疗。

（4）急性心力衰竭经常规药物治疗无明显改善时，亦可采用心室机械辅助装置如主动脉内球囊反搏（IABP）、体外膜式人工肺氧合器（ECMO）和心室辅助泵等。IABP 的常规适应证是：在外科矫正特定急性机械问题（如室间隔破裂和急性二尖瓣反流）前、在严重的急性心肌炎期间、对选定的急性心肌缺血或心肌梗死患者，在 PCI 或手术血运重建之前、之中和之后，用以支持循环。

〔赵延恕〕

4 慢性心力衰竭

【概述】

心力衰竭是由于任何心脏结构或功能异常导致心室充盈或射血能力受损的一组复杂临床综合征，其主要临床表现为呼吸困难和乏力（活动耐量受限），以及液体潴留（肺淤血和外周水肿）。心力衰竭为各种心脏疾病的严重和终末阶段。

慢性心力衰竭的症状、体征稳定 1 个月以上称为稳定性心力衰竭。慢性心力衰竭恶化称为慢性失代偿性心力衰竭或心力衰竭急性发作。急性心力衰竭并非仅见于慢性心力衰竭的突然恶化，也可缘于心脏急性病变所致。

【病理生理】

神经内分泌系统异常激活和心肌重构是心力衰竭的主要病理生理机制。神经内分泌系统异常包括交感神经系统和肾素-血管紧张素-醛固酮系统（RAAS）过度激活，引起多种神经内分泌和细胞因子增多，如血管紧张素Ⅱ、去甲肾上腺素、醛固酮、血管升压素、内皮素等。随着心力衰竭的进展，心房利钠肽将出现耗竭。

心肌损害和/或心室负荷异常促使神经内分泌系统异常。长期 RAAS 异常激活可引起心肌重构，从而导致心肌机械功能受损和/或瓣膜反流。同时，心肌重构与心功能受损将进一步激活神经内分泌系统和细胞因子，形成恶性循环，最终导致心力衰竭症状出现。很多心力衰竭患者在很长一段时间内均处于无症状期，一旦出现症状，病情则加速发展，直至出现终末期心力衰竭。

【心功能分级和分期】

通用美国纽约心脏病学会（NYHA）1982 年提出的分级方案，主要是根据患者自觉的活动能力划分为四级。但是这种心功能分级在治疗后短期内可发生变化。

Ⅰ级：患者患有心脏病，但活动量不受限制，平时一般活动不引起疲乏、心悸、呼吸困难或心绞痛。

Ⅱ级：心脏病患者的体力活动受到轻度的限制，休息时无自觉症状。但平时一般活动下可出现疲乏、心悸、呼吸困难或心绞痛。

Ⅲ级：心脏病患者体力活动明显受限，一般日常活动即引起上述的症状。

Ⅳ级：心脏病患者不能从事任何体力活动。休息状态下也出现心力衰竭的症状，体力活动后加重。

根据心力衰竭发生、发展的过程，从心力衰竭的高危人群直至难治性终末期心力衰竭，分成 A、B、C、D 4 个阶段，提供了从"防"到"治"的全面概念。阶段 A 和阶段 B 的患者具有发展为心力衰竭的风险，并非真正的心力衰竭患者。

（1）阶段 A 是指心力衰竭的高发危险人群，但尚无心脏的结构异常。例如，无左心室功能不全、肥厚或心腔扩大的冠心病、高血压或糖尿病患者被定义为 A 期心力衰竭患者。治疗应针对危险因素进行控制。强调心力衰竭是可以预防的。例如：高血压患者降低血压至目标水平，可使心力衰竭的发生率降低 50%。

（2）阶段 B 是指患者已发展成器质性、结构性心脏病，但是没有心力衰竭的症状和/或体征。

（3）阶段 C 是指患者有基础的结构性心脏病，有心力衰竭的症状和/或体征。

（4）阶段 D 即为难治性终末期心力衰竭需特殊干预者。经过药物治疗后，患者在静息时仍有明显症状，需要反复住院或特殊治疗，如机械通气支持、血液超滤、持续静脉滴注正性肌力药物、心脏移植或临终关怀等治疗。

心功能分期与纽约心功能分级互为补充，体现了心力衰竭患者的病程进展和严重程度，可同时应用于临床。

【临床表现】

（一）左心衰

肺循环淤血为主的症状主要为不同程度的呼吸困难。最初可表现为劳力性呼吸困难，如爬坡、上楼时感气促，休息即缓解。随着病情恶化，症状逐渐加重，患者走平路也开始感到气促，可出现夜间阵发性呼吸困难、静息状态下的呼吸困难，甚至端坐呼吸。咳嗽是较早发生的症状，开始常于夜间发生，坐位或立位时咳嗽可减轻或停止。咳痰，通常为浆液性，呈白色泡沫状，有时痰内带血丝。心排血量降低为主的症状如疲乏无力、头昏失眠、尿少等。上述症状是由于心排血量降低导致组织器官血液灌注不足而引起。左心室增大，心尖搏动向左下移位，心率增快，心尖部可闻及舒张期奔马律，左侧卧位并做深呼吸时更易听到。肺底湿啰音是左心衰时肺部最主要的体征，随着病情由轻到重，肺底湿啰音可逐渐向上发展，直至全肺，心源性哮喘时可闻及哮鸣音及干啰音。

（二）右心衰

体循环淤血的表现为胃肠道及肝脏淤血，引起腹胀、食欲不振、恶心、呕吐等是右心衰最常见的症状。劳力性呼吸困难。颈外静脉充盈为右心衰早期表现，较肝大和皮下水肿出现早。肝大和压痛，常发生在皮下水肿之前。体重增加出现早于皮下水肿。如在 3 天内体重增加 2 kg 以上，提示已有水钠滞留（隐性水肿）。皮下水肿多在颈静脉充盈和肝大之后出现，是右心衰的典型体征。水肿最早出现在身体的下垂部位，以脚、踝内侧和胫前较明显；卧床患者的腰、背及骶部，早期白天出现水肿，活动后加重，休息后可减轻或消失，常伴有夜间尿量的增加。

浆膜腔积液，以双侧胸腔积液较多见。如为单侧，多位于右侧。心力衰竭好转后，胸腔积液一般可吸收，但叶间积液可持续存在。腹水多发生在病程晚期，多半与心源性肝硬化有关。但如患者有三尖瓣关闭不全，腹水亦可较早出现，且较皮下水肿为明显。心包积液常于超声心动图发现，一般量少不引起心脏压塞症状。

（三）根据左室射血分数分类的心力衰竭

在绝大多数情况下，心力衰竭是指心肌收缩力下降使心排血量不能满足机体代谢的需要，器官、组织血液灌注不足，同时出现肺循环和/或体循环淤血的表现，即收缩性心力衰竭（systolic heart failure，SHF）。少数情况下心肌收缩力尚可使心排血量维持正常，但由于异常增高的左心室充盈压，使肺静脉回流受阻，而导致肺循环淤血，称之为舒张性心力衰竭（diastolic heart failure，DHF）。

左室射血分数（left ventricular ejection fraction，LVEF）是心力衰竭分类的另一个重要指标，也与预后及治疗反应有关。依据左室射血分数，心力衰竭可分为 LVEF 降低（LVEF<40％）的心力衰竭（ heart failure with reduced left ventricular ejection fraction，HFrEF）、LVEF 保留的心力衰竭（ heart failure with preserved left ventricular ejection fraction，HFpEF）。一般来说，HFrEF 指传统概念上的收缩性心力衰竭，而 HFpEF 指舒张性心力衰竭。LVEF 保留或正常的情况下收缩功能仍可能是异常的，部分心力衰竭患者可以同时存在收缩功能异常和舒张功能异常。

【检查】

临床体查之外的常规检查包括心电图、X 线胸片、心脏 B 超声和血浆脑钠肽（BNP）或 NT-proBNP 水平测定。

NT-proBNP 是 BNP 激素原分裂后无活性的 N-末端片段，与 BNP 相比，半衰期更长，更稳定，其浓度可反映短暂时间内新合成而不是贮存的 BNP 释放，故更能反映 BNP 通路的激活状态。血浆 BNP 或 NT-proBNP 水平测定在心力衰竭诊断中的地位日益重要，特别是在急性心力衰竭以及射血分数保存的心力衰竭诊断中具有重要价值，有助于心力衰竭诊断和预后判断。可用于鉴别心源性呼吸困难和肺源性呼吸困难，BNP 或 NT-proBNP 正常者基本可排除心源性呼吸困难。

NT-proBNP＜125pg/mL 或者 BNP＜35pg/mL 可排除慢性心力衰竭。50 岁以下成人血浆 NT-proBNP 浓度≥450pg/mL、50～75 岁以上≥900pg/mL、75 岁以上≥1900pg/mL 可诊断为急性心力衰竭。

BNP 或 NT-proBNP 经治疗后降幅达到 30% 以上说明治疗有效。如未达到，即便临床指标有改善，仍需要继续加强治疗包括增加药物种类或提高药物剂量。

心脏 B 超可发现心脏扩大、瓣膜/功能结构异常、室壁厚度和运动等，测量左室射血分数反映左心室收缩功能、通过 E/A 比值初步了解左心室舒张功能。

【治疗】

针对病因的治疗，如冠心病所致慢性心力衰竭需进行冠心病的常规治疗，高血压所致慢性心力衰竭必须控制血压。

需预防和治疗可致心力衰竭发生和加重的因素，尤其是感染、心律失常（特别是快速心室率的心房颤动）、电解质紊乱和酸碱失衡、贫血、肾功能损害等。

3 天内体重增加 2 kg 以上，提示已有隐性水肿。需要使用利尿药或加大利尿药剂量。

应限制钠盐摄入，轻度心力衰竭患者控制在 2～3g/d，中度到重度心力衰竭应＜2g/d。必须限制水摄入，伴严重低钠血症者（血钠＜130 mmol/L），液体摄入量应＜2L/d。宜低脂饮食，肥胖者应减轻体重，需戒烟。严重心力衰竭伴明显消瘦者（心脏性恶病质），应给予营养支持。失代偿期需卧床休息，多做被动运动以预防深部静脉血栓形成。临床状况改善后可在不引起症状情况下，进行适量体力活动。

β受体阻滞药和 ACEI 推荐应用于 HFrEF 患者的治疗，以减少心力衰竭住院和死亡风险。

对于经 ACEI 和 β受体阻滞药治疗后仍有临床症状的 HFrEF 患者，推荐使用醛固酮拮抗药如螺内酯。经 ACEI、β受体阻滞药或螺内酯治疗后仍有症状的 HFrEF 患者，可使用即沙库巴曲缬沙坦替代 ACEI 进行治疗，以进一步降低心力衰竭住院和死亡风险。

上述治疗后仍有症状、LVEF≤35%、窦性节律、静息心率≥70 bpm 的 HFrEF 患者，可使用伊伐布雷定治疗。

（一）血管紧张素转换酶抑制药（ACEI）

ACEI 为慢性心力衰竭常规应用药。ACEI 用法：①目标剂量（表 4-1），如不能耐受，也可应用中等剂量或患者能够耐受的最大剂量；②从极小剂量开始，每 1～2 周剂量加倍，一旦达到最大耐受量即可长期维持应用；③起始治疗后 1～2 周内应监测血压、血钾和肾功能，以后应定期复查，如肌酐水平增高<30%，为预期反应，无需特殊处理，如肌酐增高 30%～50%，为异常反应，ACEI 应减量或停用；④不宜合用钾盐或保钾利尿药。

表 4-1　　　　　　　　ACEI 用于慢性心力衰竭的剂量和用法

药物名称	起始剂量和用法		目标剂量和用法	
卡托普利	6.25 mg	tid	50 mg	tid
依那普利	2.5 mg	bid	10～20 mg	bid
福辛普利	5～10 mg	qd	40 mg	qd
赖诺普利	2.5～5 mg	qd	20～40 mg	qd
培哚普利	2 mg	qd	4～8 mg	qd
喹那普利	5 mg	bid	20 mg	bid
雷米普利	1.5～2.5 mg	qd	10 mg	qd
西拉普利	0.5 mg	qd	1～2.5 mg	qd
贝那普利	2.5 mg	qd	5～10 mg	bid

ACEI 一般与利尿药合用，如无液体潴留亦可单独应用。ACEI 和 β 受体阻滞药合用有协同作用；与阿司匹林合用并无相互不良作用，对冠心病患者利大于弊。合用螺内酯时 ACEI 应减量，或联用襻利尿药以避免高钾血症的发生。如果血钾>5.5 mmol/L，应停用 ACEI。

ACEI 禁忌证：有血管神经性水肿病史、双侧肾动脉狭窄、血钾>5.0 mmol/L、血肌酐>220 μmol/L（2.5 mg/dL）以及严重主动脉狭窄。

（二）血管紧张素受体拮抗药（ARB）

ARB 可应用于阶段 A 患者，以预防心力衰竭的发生；亦可用于不能耐受 ACEI 的阶段 B、C 和 D 患者；还可替代 ACEI 作为一线治疗，以降低死亡率和并发症发生率；此外，对于常规治疗（包括 ACEI）后心力衰竭症状持续存在，且 LVEF 低下者，可考虑加用 ARB。ARB 应用的注意事项同 ACEI，如必须监测低血压、高血钾、肾功能不全等。该类药不良反应较少，发生率较低。

应用方法亦从小剂量起始，在患者耐受的基础上逐步将剂量增至推荐剂量或最大耐受剂量（表4-2）。

表4-2　　　　　　　　ARB用于慢性心力衰竭的剂量和用法

药物名称	起始剂量和用法	目标剂量和用法
坎地沙坦	4～8 mg　qd	32 mg　qd
缬沙坦	20～40 mg　bid	160 mg　bid
氯沙坦	25～50 mg　qd	50～100 mg　qd
厄贝沙坦	150 mg　qd	300 mg
替米沙坦	40 mg　qd	80 mg
奥美沙坦	10～20 mg　qd	20～40 mg　qd

（三）β受体阻滞药

推荐应用琥珀酸美托洛尔缓释片、比索洛尔和卡维地洛，也可应用酒石酸美托洛尔平片。应从小剂量起始，采用"滴定法"逐渐增量，每2～4周剂量加倍。清晨静息心率55～60次/min即为β受体阻滞药达到目标剂量或最大耐受剂量的客观指标，不宜低于55次/min。应在利尿药和低等或中等剂量ACEI的基础上加用β受体阻滞药，有利于稳定临床状况，又能早期发挥该药降低猝死风险。

β受体阻滞药禁用于伴支气管痉挛性疾病、心动过缓（心率低于50次/min）、二度及以上房室阻滞（除非已安装起搏器）等患者。起始治疗前患者须无明显液体潴留，体重恒定（干体重），利尿药已维持在最合适剂量。有明显液体滞留需大量利尿者，暂时不宜应用。

β受体阻滞药应用时需注意监测下列情况。①低血压：一般在首剂或加量的24～48小时内发生。此时应先停用不必要的扩血管药物。②液体潴留和心力衰竭恶化：起始治疗前应确认患者已达到干体重状态。如在3天内体重增加>2 kg，应立即加大利尿药用量。如病情恶化，可将β受体阻滞药暂时减量或停用。但应避免突然撤药。减量过程也应缓慢，每2～4天减一次量，2周内减完。病情稳定后需再加量或继续应用β受体阻滞药，否则将增加死亡率。③心动过缓和房室阻滞：如心率<50次/min，或伴眩晕等症状，或出现二度至三度房室阻滞，应减量或停药。

（四）醛固酮受体拮抗药

醛固酮受体拮抗剂螺内酯的利尿作用很弱，慢性心力衰竭使用螺内酯主要是为了改善长期预后，也可以预防使用髓襻利尿药或噻嗪类利尿药后出现低钾血症。醛固酮受体拮抗药的适应证为 EF≤35%、NYHA Ⅲ～Ⅳ 级的心力衰竭患者；急性心肌梗死后并发的心力衰竭，且 LVEF＜40% 的患者，亦可应用。应在已经使用合适剂量 ACEI 或 ARB、β 受体阻滞药基础上加用醛固酮受体拮抗药，而且在出院前开始用药。

醛固酮受体拮抗药应用的主要危险是高钾血症和肾功能不全。患者的血肌酐水平在 2.0 mg/dL（女性）～2.5 mg/dL（男性）（176.8～221.0 μmol/L）以下，血钾低于 5.0 mmol/L 方可开始应用。在应用过程中需监测血肌酐和血钾水平。此外，螺内酯可出现男性乳房增生症，为可逆性，停药后可消失。

依普利酮为新型醛固酮受体拮抗药 50 mg/d。

（五）沙库巴曲/缬沙坦钠片（即 ARNI，商品名：诺欣妥）

该药是血管紧张素受体与脑啡肽酶抑制药的复方制剂。2016 年 5 月 ESC 及 2016 ACC/美国心脏病学会（AHA）/美国心衰学会（AHFS）分别更新了急慢性心力衰竭诊疗指南（简称欧洲指南）和心力衰竭药物治疗指南（简称美国指南），两指南均一致推荐心力衰竭患者应用沙库巴曲缬沙坦。

其中，美国指南指出，沙库巴曲缬沙坦或 ACEI、ARB 均可联合 β 受体阻滞药和醛固酮拮抗药用于慢性 HFrEF 患者的治疗以降低发病率和死亡率。对于纽约心功能分级（NYHA）Ⅱ 级或 Ⅲ 级、能够耐受 ACEI（或 ARB）的有症状患者，推荐以沙库巴曲缬沙坦替代 ACEI（或 ARB）。

欧洲指南则推荐若患者已采用循证剂量（包括最大耐受剂量）的 ACEI、β 受体阻滞药和醛固酮拮抗药后仍有症状，可以将 ACEI 替换为沙库巴曲缬沙坦以进一步降低心血管死亡率。

不同剂量的沙库巴曲缬沙坦所含药物成分不同，分为 50 mg（24 mg 沙库巴曲/26 mg 缬沙坦）、100 mg（49 mg 沙库巴曲/51 mg 缬沙坦）、200 mg（97 mg 沙库巴曲/103 mg 缬沙坦），临床医生可根据患者情况个体化选择起始剂量并逐步滴定至足量。

ARNI 不应与 ACEI 或 ARB 同时使用，在从 ACEI 或 ARB 转换为 ARNI 时，距离 ACEI 最后一次用药时间至少间隔 36 小时。ARNI 不应用于有血管性水肿病史的心力衰竭患者。

（六）伊伐布雷定

是窦房结 If 离子通道特异性阻滞药（商品名：可兰特）。具有单纯减缓窦性心率的作用，不抑制交感神经、不影响房室结传导、无负性肌力作用、不影响血流动力学。在现有标准治疗方案基础上加用伊伐布雷定，可显著降低心力衰竭患者的心血管死亡和再住院的发生风险。伊伐布雷定有 5 mg、7.5 mg 两种规格。通常推荐起始剂量：2.5～5 mg/次，每天 2 次。用药 3～4 周后，根据心率调整剂量，最大可至 7.5 mg/次，每天 2 次。

注意事项：伊伐布雷定在少数 75 岁或以上老年患者的研究表明：应采用较低的起始剂量，根据需要增加剂量。肌酐清除率高于 15 mL/min 的肾功能不全患者不需要调整给药剂量，肌酐清除率低于 15 mL/min 的肾功能不全患者，缺乏研究数据，应慎用。轻度肝功能损害患者，不需调整给药剂量。中度肝功能损害患者，应慎用本品。严重的肝功能不足患者，应禁用本品。儿童、青少年患者因缺乏安全性和有效性的数据，不推荐应用。

（七）利尿药

心力衰竭患者只要有液体潴留的证据或原先有过液体潴留，均应给予利尿药，且必须最早应用，因其缓解症状最为迅速，数小时或数天内即可发挥作用，而血管紧张素转化酶抑制药（ACEI）或 β 受体阻滞药需数周或数月。利尿药应与 ACEI、β 受体阻滞药联合应用，以保证它们的疗效和减少不良反应。

常用的利尿药有：①髓襻利尿药。以呋塞米（速尿）为代表，为强利尿药，常用于严重心力衰竭，特别是合并严重水钠潴留者，40～60 mg/d，静脉注射；轻度水肿者可予 20 mg 口服，每天 1～2 次。②噻嗪类利尿药。以氢氯噻嗪（双氢克尿塞）为代表，是中效利尿药，对轻度心力衰竭可首选此药，25 mg，口服，每天 1～2 次。③保钾利尿药。临床常用的为螺内酯（安体舒通），20 mg，每天 1～2 次。

重度心力衰竭患者由于肠道吸收以及肾小管转运利尿药受限，常出现利尿药抵抗。处理对策为：①髓襻利尿药与噻嗪类利尿药的作用部位不同，联合使用可以增强利尿作用；②连续静滴襻利尿药，呋塞米静脉注射 40 mg，继以持续静脉滴注 10～40 mg/h，可以避免间断给药时的水钠重吸收；③利尿药可加用小剂量改善肾血流的药物如多巴胺 100～250 μg/min 以增强利尿药效果。

1. 髓襻利尿药　此类药物有较大的剂量效应范围，其剂尿效果难以估量，因而临床应用时必须从小剂量开始，逐渐增加剂量。

(1) 呋塞米（速尿）：20～40 mg，口服，30分钟生效，1～2小时作用达高峰，持续2～3小时。速尿的生物利用度变异性较大，最小可为11%，最大可达90%。静脉注射剂量，视病情而定，一般初始剂量为20 mg，然后根据利尿反应增加剂量。

(2) 依他尼酸（利尿酸）：25～50 mg，每天1～2次，现已少用。

(3) 布美他尼（丁尿胺，丁苯氧酸）：0.5～2 mg，口服，每天1～2次。

(4) 托拉塞米：5 mg/d开始，可增至10～20 mg/d，口服，必要时可静脉注射，最大剂量为200 mg。

这类药物具有下列特点：①利尿作用强，排钠量为滤过钠的20%～25%；②作用迅速；③有扩张静脉和减轻心脏前后负荷作用；④即使肾小球滤过率低（GFR<30 mL/min）时，若增大用药剂量，仍可引起利尿。这类药物容易引起电解质大量丢失，尤其是很易导致低钾血症和低镁血症，故宜间断使用，并注意补充钾盐和镁盐。

2. 噻嗪类利尿药

(1) 氢氯噻嗪（双氢克尿噻，DHCT）：25 mg，口服，每天2～3次。服药后1小时开始利尿，4～6小时作用达高峰，持续作用达18小时。重度心力衰竭时如肾小球滤过率（GFR）<30 mL/min，DHCT可进一步降低GFR而无利尿作用。

(2) 氯酞酮（氯噻酮，Chlorthalidone）：50～100 mg，口服，每天1次。服药后2小时出现利尿作用，8～12小时达高峰，持续24～60小时。

(3) 吲达帕胺（钠崔离，寿比山）：2.5 mg，口服，每天1次。该药的生物半衰期为14～16小时。对于心力衰竭患者的水肿，其利尿作用并不比其他利尿药好，但因其降压作用明显，故对合并有高血压的心力衰竭患者较为适合。

(4) 美托拉宗（Metolazone）：为噻嗪类的类似物，2.5～10 mg，口服，每天1次。作用维持24小时。该药的特点是在肾功能不全时（GFR<30 mL/min），仍有利尿作用。与髓襻利尿药合用时，对单用髓襻利尿药无效的顽固性水肿有效。

3. 保钾利尿药

(1) 螺内酯（安体舒通）：20～40 mg，口服，每天2～4次，服药后需

2～3 天才能达到作用高峰。半衰期约 18 小时，停药后，作用仍继续维持 2～3 天。一般用于伴有醛固酮增多的顽固性水肿，或与噻嗪类、髓襻利尿药合用，具有减少尿钾的排泄和增强利尿的效果。

（2）氨苯蝶啶（三氨蝶啶）：50～100 mg，口服，每天 2～3 次。服药后2 小时开始出现利尿作用，6 小时作用达高峰，半衰期为 2～6 小时，作用维持 16 小时。主要和塞嗪类、髓襻利尿药合用，减少噻嗪类和髓襻利尿药引起的低钾血症发生率。

（3）阿米洛利（氨氯吡咪）：5 mg，口服，每天 1 次。服药后 2 小时开始出现利尿作用，6～7 小时作用达高峰，作用维持 22～24 小时。阿米洛利的利尿作用较弱，其临床用途类似氨苯蝶啶，主要与噻嗪类和髓襻利尿药合用以增加利尿效果和减少低血钾反应。

（4）武都力（阿米洛利和氢氯噻嗪复方）：1 片，口服，每天 1 次。

4. 保钠利尿药　托伐普坦：15 mg/d，可根据血钠浓度和水肿情况，调整至最大剂量 60 mg/d，特别适合于血钠＜125 mmol/L 重度水肿心力衰竭患者。

（八）强心药

目前地高辛推荐剂量小于以往剂量，而且窦律无需负荷剂量，而是维持量疗法（0.25 mg/d）。70 岁以上的老年患者或肾功能减退者宜用半量，即0.125 mg/d。与传统观念正相反，地高辛的应用包括长期应用是安全的，耐受性良好，不良反应仅见于大剂量应用，而治疗心力衰竭并不需要大剂量。

（九）其他

硝酸酯类能缓解肺淤血而不增加心肌耗氧量，也可降低心力衰竭死亡率。采用 ACE 抑制剂、β受体阻滞药和利尿药并优化治疗后仍然有症状的心力衰竭患者，可以联合使用肼曲嗪/硝酸酯治疗。

（十）舒张性心力衰竭的治疗

治疗要点：①积极控制血压。血压目标水平为＜130/80 mmHg。②控制心房颤动心率和节律。转复心房颤动为窦性心律，对患者有益；慢性心房颤动则主要应控制心室率。③应用利尿药，以缓解肺淤血和外周水肿。④血运重建治疗，适用于冠状病伴有症状的或可证实的心肌缺血患者。⑤逆转左心室肥厚，改善舒张功能。可应用 ACEI、ARB、β受体阻滞药等。不推荐应用地高辛。如同时有收缩性心力衰竭，以治疗后者为主。

（十一）心脏同步化治疗（CRT）

2016 年欧洲心力衰竭指南对 CRT 植入有新的推荐：QRS 波群时限＜130 毫秒的患者，禁用 CRT。对至少给予最优化药物治疗 3 个月以上仍有症状且 LVEF≤35％、窦性心律、QRS 波群时限≥130 毫秒且呈左束支阻滞形态的心力衰竭患者，推荐心脏再同步化治疗（CRT），以改善症状并降低死亡率。具体推荐如下：

窦性心律，QRS 波群时限≥150 毫秒且 QRS 波群呈 LBBB 形态，尽管最佳药物治疗（OMT）仍 LVEF≤35％的症状性心力衰竭患者，推荐使用 CRT 以改善心力衰竭症状、降低发病率和死亡率。

窦性心律，QRS 波群时限 130～149 毫秒且 QRS 波群呈 LBBB 形态，尽管 OMT 治疗仍 LVEF≤35％的症状性心力衰竭患者，推荐使用 CRT 以改善症状、降低发病率和死亡率。

窦性心律，QRS 波群时限≥150 毫秒且 QRS 波群呈非 LBBB 形态，尽管 OMT 治疗仍 LVEF≤35％的症状性心力衰竭患者，应考虑使用 CRT 以改善心力衰竭症状、降低发病率和死亡率。

窦性心律，130 毫秒≤QRS 波群时限＜150 毫秒且 QRS 波群呈非 LBBB 形态，尽管 OMT 治疗仍 LVEF≤35％的症状性心力衰竭患者，可考虑使用 CRT 以改善心力衰竭症状、降低发病率和死亡率。

（十二）心力衰竭合并心律失常

心力衰竭并发的各种心律失常中以室上性心律失常的心房颤动最多见，治疗主要目标是控制心室率和预防血栓栓塞并发症。β受体阻滞药、地高辛或两者合用，适合于心力衰竭伴心房颤动者的心室率控制。β受体阻滞药有禁忌或不能耐受，可用胺碘酮。后者也适用于复律后维持窦性心律的治疗，如有条件也可用多非力特，不建议使用其他抗心律失常药。心力衰竭伴阵发性或持续性心房颤动，或曾有过血栓栓塞史者应予华法林抗凝治疗。

〔刘　玲〕

高血压

【概述】

高血压是由多个危险因素引起的处于不断进展状态的心血管综合征，以测量到的体循环血压升高为主要标志，可导致心脏和血管功能及结构的改变，最终可导致心、脑、肾等靶器官的功能衰竭或重要心血管事件直至死亡。高血压可分为原发性和继发性两种。原发性高血压与遗传背景有关，并有后天多种因素参与，包括高盐饮食、精神神经因素、胰岛素抵抗、肥胖、吸烟和酗酒等，这些因素可使血压的正常调节机制失代偿。

【临床表现】

1. 高血压起病缓慢、隐匿，早期无症状或无特异性症状，健康体检时发现，偶有头昏、头痛、颈部酸胀也常常以为是劳累、睡眠不足、颈椎病或感冒受凉所致，个别患者有与劳力并无相关的心慌胸闷症状。以上所有这些症状的轻重与血压升高的水平并无平行关系，而与每个人的敏感性或耐受性有关。

2. 通常病程较长的高血压体检发现除了血压水平增高以外，可能的心脏体征会有心尖搏动抬举感或心界扩大，主动脉瓣区第二心音增强或亢进，收缩期吹风性杂音或喀喇音，心尖区也可以闻及不同程度的收缩期吹风性杂音。心电图表现可能有左心房负荷过重，左心室肥大劳损和各种心律失常；心脏超声征象可能有左心房、左心室增大，左心室壁增厚，早期舒张功能减退，后期收缩功能减退。胸部 X 线检查可能有主动脉结凸出、主动脉迂曲舒展，后期还可能有心脏扩大，表现为靴型心或普大心。

3. 靶器官的损害　心脏受累的形式包括心室肥大或心脏扩大、心力衰竭、心绞痛或心肌梗死和心脏性猝死；脑血管疾病的表现形式为缺血性脑梗死、短暂性脑缺血发作和脑出血，还有与血压直接相关的腔隙性脑梗死。肾脏疾病的表现形式为蛋白尿、肾功能不全或终末期肾病；外周动脉疾病的表现形式为主动脉夹层、动脉瘤、下肢动脉闭塞性病变（间歇性跛行）。眼底视网膜病变可表现为眼底动脉硬化、变细、渗出、出血和视盘水肿。

【诊断要点】

三次非同日测量的血压均≥140/90 mmHg 即可诊断高血压。当然，对于首次发现的严重高血压，同一天充分休息以后复查 2 次，也能当天明确诊断。根据血压增高的水平，进一步将高血压分为 1、2、3 级（表 5-1）。

表 5-1　　　　　　　　　　血压水平的定义和分类*

类　别	收缩压（mmHg）	舒张压（mmHg）
正常血压	<120	<80
正常高值	120~139	80~89
高血压	≥140	≥90
1 级高血压	140~159	90~99
2 级高血压	160~179	100~109
3 级高血压	≥180	≥110
单纯收缩期高血压	≥140	<90

＊如患者的收缩压与舒张压分属不同的级别时，则以较高的分级为准。单纯的收缩期高血压也可按照收缩压水平分为 1、2、3 级

2017 年 11 月美国心脏学会（ACC/AHA）高血压指南更新，将高血压只分为 2 级，即原来的 3 级与 2 级合称为高血压 2 级，其余分类不变。但是，我国暂时还是沿用 2010 年中国高血压指南标准（表 5-1）不变。另外，新版美国指南下调高血压诊断标准为≥130/80 mmHg。

关于高血压的危险分层，不仅要根据患者曾经记录中的最高血压水平，还必须结合患者当时并存的心血管危险因素和靶器官受损的情况。危险分层的意义在于帮助确定治疗目标及判断预后。

【继发性高血压鉴别诊断】

1. **肾性高血压**　临床最多见的继发性高血压。常规血液细胞分析和肾功能生化指标检测，可评价是否属肾实质性高血压；肾脏超声检查可帮助了解肾脏实质受损情况，有无肾结石和肾盂积水；根据超声检查双侧肾脏大小是否正常对称、肾动脉多普勒血流情况了解有无肾动脉狭窄，如果两侧肾脏大小相差 1.5 cm 以上即可怀疑较小肾脏这侧有肾动脉狭窄。确诊肾动脉狭窄需要肾动脉造影或肾动脉 CT 造影。

2. **肾上腺疾病所致高血压**　包括原发性醛固酮增多症、库欣病和嗜铬细胞瘤。临床上它们各有相应的症状特点，通过病史采集、体检、血液检查和肾上腺 CT 或 MR 可以做出鉴别诊断。

原发性醛固酮增多症，典型的临床症状包括血压升高且常规降血压药效果不佳；患者可能有夜尿多，口干，下肢乏力甚至软瘫。血液化验为低钾、高钠，二氧化碳结合力增高。库欣病或库欣综合征相对易于诊断，有典型的外貌特征，如体型肥胖，满月脸、水牛背，皮肤紫纹。嗜铬细胞瘤典型的病例不难诊断，临床特征包括发作性血压升高、头痛、心悸、出汗、面色苍白，患者通常表现为高代谢状态，如体型偏瘦，血糖水平偏高。

3. 主动脉缩窄　为先天性主动脉局部的狭窄，其导致的高血压有显著的临床特点，即双侧上肢血压高低明显不对称，且下肢的血压低于上肢，足背动脉不能触及或明显减弱，个别患者可能在背部或腰部闻及收缩期血管杂音，见于年轻的高血压患者。因此主动脉缩窄通过体检即可做出初步诊断，但确诊需要主动脉CT造影。外科手术有助于明显降低血压。

4. 多发性大动脉炎　该症青中年女性多见，临床体征包括全身多处可闻及广泛的收缩期杂音，肢体血压异常升高或测不出（即无脉症）。主动脉CT造影可见主动脉系统多处狭窄，可表现为佛珠样改变，肾动脉常常受累。

5. 甲状腺功能亢进所致高血压　患者以收缩压增高为主，多数患者舒张压不高或轻微增高，故脉压大；同时患者还表现为高代谢状态，体型偏瘦，手心多汗，心率增快，心律失常，后者以心房颤动多见，临床容易误诊断为"原发性高血压，心脏扩大，心房颤动"。确诊有赖于甲状腺激素的检测。

6. 睡眠呼吸暂停综合征　又称低通气综合征，表现为夜间睡眠中鼾声大作，呼吸时有短暂停顿，反复出现。此类患者通常体型肥胖，颈部粗短，诊断血压增高的程度不甚明显，但是动态血压显示，通常以夜间血压增高为主，白天血压可以正常或轻微增高，同时靶器官受损的依据明确，往往与血压增高的程度不成比例。说明睡眠呼吸暂停综合征所致高血压隐蔽，危害性不容忽视。睡眠呼吸暂停综合征诊断依赖多导睡眠仪检测。

【治疗方案和原则】

1. 高血压的治疗目标　平稳、长期地降低血压，防治靶器官受损，降低心脑血管事件发生率和病死率，改善患者生活质量并延长患者的寿命是高血压治疗的目的。总体高血压人群血压的治疗目标是＜140/90 mmHg。对于老人特别是高龄老人，目标血压可适当地调整为≤150/90 mmHg。2017 推荐所有成年人，不管合并心脑血管疾病、糖尿病或肾病与否，降压目标一律在 130/80 mmHg 以下。

2. 高血压的非药物治疗 保持良好的心态；坚持良好的生活方式，包括充足的睡眠、清淡的饮食、适当的运动、控制体重，做到多吃瓜果蔬菜，尽量避免油腻、腌制烟熏食品，不吸烟，不过度饮酒，每天坚持力所能及的体力运动。

3. 药物治疗 起始常用的降血压药分为 5 大类。

(1) 利尿药 (Diuretcs, D)：常使用的利尿药为噻嗪类，代表药物为氢氯噻嗪，但是大剂量（如≥50 mg/d）长期的使用可导致低钾、低镁、高血糖、高尿酸等代谢异常，所以糖尿病、痛风患者要慎用。兼有钙离子通道阻滞作用的利尿药吲达帕胺降压效果好，不良反应少见。利尿药特别适用于老年患者和盐摄入过多的高血压患者和那些伴有心力衰竭的高血压患者。保钾利尿药如螺内酯对于难治性高血压有十分重要的作用。肾功能不全，肌酐水平高于 265 μmol/L 的患者，不得应用噻嗪类和螺内酯，此时应该使用的是襻利尿药，如呋塞米或托拉塞米。

(2) β受体阻滞药 (β-blockers, BB)：具有降压和抗心律失常的双重作用，对于高血压合并焦虑、交感兴奋心率较快、合并冠心病劳力性心绞痛、合并慢性心力衰竭尤其合适。有哮喘病史、心动过缓（未曾用此类药心率低于 50 次/min）、二度以上房室阻滞的患者禁用；稳定期慢性阻塞性肺部疾病患者不是β受体阻滞药的禁忌证。长期使用该类药物的患者不宜突然完全停用，以免血压心率反跳，加重心绞痛或心力衰竭的症状。这类药物，美国指南中将其置入二线药物，英国指南把它置入更加后备地位。临床实践证明，β受体阻滞药有多重作用，高血压治疗学中不可或缺，中国临床实际中很少使用阿替洛尔，而是美托洛尔、比索洛尔和卡维地洛，过去的临床研究证实这三种药对心脏均有很好的保护作用。β受体阻滞药最大允许剂量分别为酒石酸美托洛尔 200 mg/d（琥珀酸美托洛尔 190 mg/d），富马酸比索洛尔 10 mg/d，卡维地洛 50 mg/d。

(3) 钙通道拮抗药 (calcium channel blockers, CCBs)：是全球使用最广泛的一类降血压药，几乎不受肾功能的影响，不受钠盐摄入量的影响，可用于各种形式的高血压，适用于所用年龄层次的高血压，特别适用于老年人收缩期高血压。对于合并有冠心病劳力性心绞痛的患者，长效钙通道拮抗药更加适用，其中缓释地尔硫䓬或地尔硫䓬静脉制剂对高血压合并变异性心绞痛的患者尤其合适。对于高血压合并心力衰竭的患者，可以选择氨氯地平或非洛地平这两种，其他钙通道拮抗药原则上不能使用。该类药物共同常见的不良反应为水肿、脸红和心悸。罕见牙龈增生。

（4）血管紧张素转换酶抑制药（angiotensin converting enzymes，ACEIs）：适用于高血压合并心肌梗死、稳定性心绞痛和心力衰竭的患者，对于高血压早期肾脏疾病、糖尿病肾病患者也有保护作用。最多见的不良反应为干咳。对于较严重的干咳，一般的止咳药乃至中枢性止咳药如可待因之类的制剂均无效果，需要停药或换药处理，高血钾，妊娠和双侧肾动脉狭窄禁用。用药期间，定期测量血清肌酐水平。

国内临床上使用血管紧张素转换酶抑制药有多种，包括巯基类的卡托普利，羧基类的依那普利、贝那普利、雷米普利、培朵普利、赖诺普利和咪达普利，还有磷酸基类的福辛普利。

（5）血管紧张素Ⅱ受体拮抗药（angiotensin receptor blockers，ARBs）：适应证和禁忌证与ACEI几乎相同，代表药物有氯沙坦、缬沙坦、厄贝沙坦、坎地沙坦、替米沙坦、奥美沙坦和阿利沙坦。该类的药物耐受性优于ACEI，但是价格较ACEI昂贵。

另外，α受体阻滞药曾经作为起始治疗用药，但是后来大规模的临床研究显示，长时间的使用此类药物可能会增加患者的死亡风险，故目前只将α受体阻滞药作为二线降压的合并用药或部分前列腺肥大排尿困难的高血压患者的合并用药。

4. 降血压药的联合应用　大多数高血压患者需要联合降压药治疗，目前备受国际上推荐的二联治疗方案有如下组合。①ACEI＋CCB：代表药物有贝那普利/氨氯地平。②ARB＋CCB：代表药物有缬沙坦/氨氯地平。③ACEI＋D：培朵普利/吲达帕胺。④ARB＋D：有多种制剂，如氯沙坦/氢氯噻嗪，厄贝沙坦/氢氯噻嗪，缬沙坦/氢氯噻嗪等。根据中国高血压患者的特点和中国国情，另外两种组合也是中国医生最常使用的配伍处方：①CCB＋BB。②BB＋D。需要3种药（其中一种必须是利尿药）治疗1个月仍不能控制的高血压称为难治性高血压。对于难治性高血压，要尽可能寻找可能纠正的原因针对处理。必要的时候，可以试用肾动脉周围交感神经射频消融术。

【继发性高血压治疗原则】

根据不同的病因做出相应的治疗，药物的选择原则与原发性高血压相同。

1. 对于肾实质病变导致的高血压，药物治疗为主，必要时辅以血液透析，严重者可能需要肾脏移植。

2. 对于肾上腺肿瘤或增生导致的高血压患者，可行肾上腺切除术。

3. 对于先天性主动脉缩窄的患者，可行主动脉旁路移植术；同时辅以药物治疗。

4. 对于多发性大动脉炎患者同时累及双侧肾动脉又不便植入支架者，几乎无有效治疗方法，预后极差。

5. 对于肾动脉狭窄导致的高血压，针对病因相应处理，如先天性肾动脉肌性发育不良的患者，可酌情植入支架；对于肾动脉粥样硬化所致的高血压，要针对危险因素予以治疗，可同时考虑植入支架。

6. 对于睡眠呼吸暂停综合征导致的高血压患者，要积极控制体重，采取适当的睡眠姿势，去除上呼吸道可能导致梗阻的因素，如肥大的腺样体、下垂的悬雍垂，必要时配置家用呼吸器。与此同时辅以药物治疗。

〔黄全跃〕

6 稳定型心绞痛

【概述】

心绞痛是心肌暂时性供氧和需氧之间失去平衡引起心肌缺血、缺氧所致，为以发作性胸痛为主要表现的临床综合征。慢性稳定性心绞痛是指心绞痛发作的程度、频率、性质和诱因在数周内无显著变化。心绞痛症状也可发生于瓣膜性心脏病、肥厚型心肌病和未控制的高血压以及甲状腺功能亢进、严重贫血等患者。某些非心脏性疾病也可引起类似心绞痛的症状，临床上需注意鉴别。

【临床表现】

稳定型心绞痛临床表现包括以下几个方面。①部位：常位于胸骨后或左前胸，范围常不局限，可以放射到颈部、咽部、颌部、上腹部、肩背部、左臂、左手指侧，以及其他部位。每次心绞痛发作部位往往是相似的。②性质：常呈紧缩感、绞榨感、压迫感、烧灼感、胸憋、胸闷或有窒息感、沉重感，有的患者只诉胸部不适，主观感觉个体差异较大。③持续时间：呈阵发性发作，持续数分钟，一般不会超过 10 分钟。④诱发因素及缓解方式：发作与体力活动或情绪激动有关，停下休息即可缓解。舌下含服硝酸甘油可在 2～5 分钟内迅速缓解。慢性稳定型心绞痛时，疼痛发作的诱因、次数、程度、持续时间及缓解方式一般在较长时间内（60 天内）大致不变。

【诊断要点】

1. 有胸痛病史。

2. 体格检查　常无明显异常，心绞痛发作时可有心率增快、血压升高、焦虑、出汗，有时可闻及第四心音、第三心音或奔马律，或出现心尖部收缩期杂音。

3. 实验室检查　了解冠心病危险因素：空腹血糖、血脂检查，必要时检查糖耐量。了解贫血、甲状腺功能。胸痛较明显患者，查血肌钙蛋白、肌酸激酶。

4. 心电图及运动试验　静息心电图通常正常。当胸痛伴 ST-T 波改变符合心肌缺血时，有助于心绞痛诊断。24 小时动态心电图记录时，如出现与症状相一致的 ST-T 波改变时，对诊断也有一定的参考价值。极量或亚极量运动试验（平板或踏车）有助于明确诊断，并可进行危险分层。

5. 负荷超声心动图和核素心肌显像　静脉推注或滴注药物行负荷超声心动图和核素心肌显像。主要表现为病变冠状动脉供血区域的心室壁节段活动异常（超声心动图）或缺血区心肌放射性核素（铊 201）摄取减低。

6. CT 和磁共振显像　多排螺旋 CT 或电子束 CT 平扫可检出冠状动脉钙化，但不推荐其作为心绞痛患者的诊断评价。CT 造影（CTA），尤其应用 64 排或以上 CT 时，能较清晰显示冠状动脉近段的解剖，对冠状动脉病变的阴性预测价值较高，但对狭窄病变及程度的判断仍有一定的限度。

7. 冠状动脉造影和血管内超声（IVUS）　冠状动脉造影可以明确冠状动脉病变的存在及严重程度，也有利于治疗决策的选择和预后的判断。对糖尿病、>65 岁老年患者、>55 岁女性的胸痛患者冠状动脉造影更有价值。血管内超声检查（IVUS）能精确测定冠状动脉内径、管壁结构、斑块性质，指导介入治疗的操作和疗效评估。心肌流量储备分数（fractional flow

reserve，FFR）主要反映冠脉狭窄引起的压力改变，具有指导冠脉病变功能性血运重建的作用。

【治疗方案和原则】

（一）一般防治

1. 控制危险因素　①戒烟，并避免被动吸烟。②控制血压。通过改善生活方式及应用降压药物。③纠正脂代谢紊乱。通过低脂饮食和调脂药物治疗，有效降低总胆固醇（TC）和低密度脂蛋白胆固醇（LDL-C）达到目标值。④防治糖尿病。通过纠正生活习惯及降糖药物治疗。⑤控制体重。⑥适当运动。⑦坚持患者的教育，减轻对病情的担心与焦虑，协调患者理解其治疗方案，更好地依从治疗方案和控制危险因素。

2. 治疗可加重心绞痛的伴随疾病。如纠正贫血，治疗心脏瓣膜性疾病等。

（二）心绞痛治疗

1. 药物治疗

（1）抗血小板聚集药：阿司匹林，若无禁忌证（活动性胃肠道出血、阿司匹林过敏或既往有不能耐受阿司匹林病史），所有患者给予阿司匹林75～150 mg/d治疗，并长期服用。氯吡格雷，主要用于支架植入以后及不能耐受阿司匹林的患者，常用维持剂量为75 mg/d。替格瑞洛：对于既往有心肌梗死病史、同时存在多种心血管危险因素（如高血压、糖尿病、血脂异常、吸烟、多支冠脉病变等）的患者，若不存在出血高危因素且经济条件允许，经过谨慎评估，在阿司匹林基础上予以替格瑞洛（60 mg bid）治疗可能是合理的。

（2）β受体阻滞药（表6-1）：只要无禁忌证（严重心动过缓、支气管哮喘、没有固定狭窄的冠状动脉痉挛等），β受体阻滞药应作为稳定性心绞痛的初始治疗药物。使用剂量应个体化，从较小剂量开始，心率控制不低于50次/min为宜。

表6-1　　　　　　　　　　常用 β 受体阻滞药

药品名称	常用剂量（天）	服药方法	选择性
美托洛尔	～100 mg	每天2次口服	β_1 选择性
美托洛尔缓释片	23.75～95 mg	每天1次口服	β_1 选择性
比索洛尔	2.5～10 mg	每天1次口服	β_1 选择性

（3）调脂治疗：非-HDL-C指南建议极高危人群冠心病患者目标值设定为LDL-C<1.8 mmol/L、非-HDL-C<2.6 mmol/L；若LDL-C基线值较高不能达到目标值者，LDL-C至少降低50%；若LDL-C基线在目标值以下者，LDL-C仍应降低30%左右。首选他汀类药物治疗，他汀类药物宜采用中等强度剂量起始，根据个体调脂疗效和耐受情况，适当调整剂量，实现临床达标。若不能达标，则应联合使用胆固醇吸收抑制剂如依折麦布，以获得安全有效的调脂效果。在应用调脂药物时，启动药物治疗或每次调整方案后须在6周内进行安全性和有效性监测（肌酸激酶、转氨酶、胆红素、血脂各项），每3个月进行达标性监测，根据达标和安全性与否调整治疗；若已稳定达标且无安全性问题，可调整为每6~12个月监测1次。

（4）血管紧张素转换酶抑制药（ACEI）：稳定性心绞痛患者合并高血压、糖尿病、心力衰竭或左心室收缩功能不全的高危患者若无禁忌证应该服用ACEI。

（5）钙通道拮抗药：对变异性心绞痛或以冠状动脉痉挛为主的心绞痛患者，钙通道拮抗药是一线用药。长效二氢吡啶类和非二氢吡啶类钙通道拮抗药同样有效，非二氢吡啶类的负性肌力效应较强。

（6）硝酸酯类：硝酸甘油舌下含服或喷雾仅作为心绞痛发作时缓解症状应用，或在运动前数分钟使用，以避免心绞痛发作。长效硝酸酯类适于慢性长期治疗。每天应注意给予足够的无药间期，以减少耐药性的发生。

（7）尼可地尔：尼可地尔是一种钾通道拮抗药，与硝酸酯类有相似药理特性，能降低心肌耗氧，并同时增加心肌供氧，双重改善心肌缺血。常用剂量为15 mg/d，每天分3次口服。

（8）伊伐布雷定（ivabradine）：首个高选择性If通道抑制药，选择性作用于窦房结，而对心内传导、心肌收缩力或心室复极化无影响，通过降低心率，发挥抗心绞痛作用。用于治疗禁用或不耐受β受体阻滞药、窦性心律正常的慢性稳定型心绞痛患者。常用剂量10~15 mg/d，每天分2次口服。

（9）曲美他嗪：通过抑制脂肪酸氧化，优化心肌能量代谢，改善心肌缺血及左心功能，缓解心绞痛症状。常用剂量为60 mg/d，每天分3次口服。

2. 介入治疗　对心绞痛症状不能药物控制，或无创检查显示较大面积心肌缺血，且冠状动脉病变适合经皮冠状动脉介入治疗（percutaneous coronary intervention，PCI）者，可行冠状动脉内支架术治疗。存在前降支近端狭窄＞70％的单支及双支病变、无前降支近端病变的单支及双支狭窄＞70％和SYNTAX评分≤22分的左主干病变及三支病变且有缺血证据或FFR≤0.8可考虑PCI治疗。对相对高危患者和多支血管病变的患者，PCI缓解临床症状更为显著，但生存率获益还不明确。对低危患者，药物治疗在减少缺血事件和改善生存率方面与PCI一样有效。

3. 冠状动脉旁路移植术（coronary artery bypass grafting，CABG） 糖尿病伴多支血管病变、严重左心室功能不全和无保护左主干病变患者，CABG疗效优于PCI。SYNTAX评分＞22分的左主干病变及三支病变可考虑CABG治疗。以往接受CABG者如有症状且解剖适合，可行再次CABG，但风险明显增大。PCI可以作为某些CABG患者再次手术缓解症状的替代疗法。

4. 其他特殊治疗 对药物治疗不能控制症状且又无行血运重建可能性的难治性患者，可试行激光血运重建术、增强型体外反搏、脊髓电刺激等。

〔刘颖望〕

7 不稳定型心绞痛与非 ST 段抬高型心肌梗死

【概述】

不稳定型心绞痛和非 ST 段抬高型心肌梗死都属于非 ST 段抬高型急性冠状动脉综合征（NSTE-ACS）。急性冠状动脉综合征是一大类包含不同临床特征、临床危险性及预后的临床症候群，它们有共同的病理机制，即冠状动脉硬化斑块破裂、血栓形成，并导致病变血管不同程度的阻塞。根据心电图有无 ST 段持续性抬高，可将急性冠状动脉综合征区分为 ST 段抬高和非 ST 段抬高两大类，前者主要为 ST 段抬高型心肌梗死（大多数为 Q 波心肌梗死，少数为非 Q 波心肌梗死），后者包括不稳定型心绞痛和非 ST 段抬高型心肌梗死。非 ST 段抬高型心肌梗死大多数为非 Q 波心肌梗死。

【临床表现】

1. 不稳定型心绞痛的临床表现

（1）静息性心绞痛：心绞痛发作在休息时，并且持续时间通常在 20 分钟以上。

（2）初发心绞痛：1 个月内新发心绞痛，可表现为自发性发作与劳力性发作并存。

（3）恶化劳力型心绞痛：既往有心绞痛病史，近 1 个月内心绞痛恶化加重，发作次数频繁、时间延长或痛阈降低。

（4）变异型心绞痛：也是不稳定型心绞痛的一种，通常是自发性。其特点是一过性 ST 段抬高，多数自行缓解，仅少数可演变成心肌梗死。

不稳定型心绞痛可发展为非 ST 段抬高型心肌梗死或 ST 段抬高型心肌梗死。

2. 非 ST 段抬高型心肌梗死的临床表现　与不稳定型心绞痛相似，但症状更严重，持续时间更长。

【诊断要点】

1. 有典型的心绞痛症状。

2. 高危患者心肌缺血引起的心功能不全可有新出现的肺部啰音或原有啰音增加，出现第三心音、心动过缓或心动过速，以及新出现二尖瓣关闭不全等体征。

3. 有典型的缺血性心电图改变（新发或一过性 ST 段压低≥0.1mV，或 T 波倒置≥0.2mV）。

4. 心肌损伤标记物〔心脏肌钙蛋白 T（cTnT）、cTnI 或肌酸激酶同工酶（CK-MB）〕升高可以帮助诊断非 ST 段抬高型心肌梗死。最新指南建议采用高敏肌钙蛋白（hs-cTn）检测作为心肌梗死早期诊断的重要手段，使用 0 小时和 1 小时高敏肌钙蛋白重复检测，用于急性胸痛的诊断与鉴别。如果入院时 hs-cTn 水平较低，可基本排除 NSTEMI；如果基线 hs-cTn 水平低且 1 小时内无相对升高也可基本排除 NSTEMI；如果入院时 hs-cTn 水平至少中度升高或在 1 小时内显著升高，提示 NSTEMI 可能性极大。

5. 冠状动脉造影仍是诊断冠心病的金指标。可以直接显示冠状动脉狭窄程度，并对决定治疗策略有重要意义。

【治疗方案和原则】

1. 吸氧、持续心电监护。

2．止痛　应用硝酸酯类药物后胸痛症状不缓解或是充分抗缺血治疗后仍有严重胸痛，且无低血压及其他不能耐受的情况时，可静脉注射硫酸吗啡。

3．抗心肌缺血治疗

（1）硝酸酯类药物：能降低心肌需氧，同时增加心肌供氧，对缓解心肌缺血有帮助。心绞痛发作时，可舌下含服硝酸甘油，每次 0.5 mg，必要时每间隔 5 分钟可以连用 3 次，或使用硝酸甘油喷雾剂，还可以静脉滴注硝酸甘油。

（2）β受体阻滞药：通过负性肌力和负性心率作用，降低心肌需氧量和增加冠状动脉灌注时间。高危或胸痛严重的患者，先静脉使用，然后改为口服。常用美托洛尔、比索洛尔等。

（3）钙通道拮抗药：已经使用足量硝酸酯和β受体阻滞药的患者，或不能耐受硝酸酯和β受体阻滞药的患者或变异型心绞痛的患者，可以使用非氢吡啶类的钙通道拮抗药如硫氮䓬酮。

（4）尼可地尔：尼可地尔兼有 ATP 依赖的钾通道开放作用及硝酸酯样作用。推荐尼可地尔用于对硝酸酯类不能耐受的 NSTE-ACS 患者。

4．抗血小板与抗凝治疗

（1）阿司匹林：如果既往没有用过阿司匹林，可以首剂嚼服阿司匹林，或口服水溶性制剂 0.3 g，以后 75～150 mg/d。无禁忌证患者需长期使用。

（2）二磷酸腺苷（ADP）受体拮抗药：替卡瑞洛，负荷剂量 180 mg，然后 90 mg，每天 2 次。氯吡格雷，负荷剂量 300 mg，然后 75 mg/d。NSTE-ACS 优先选择替格瑞洛与阿司匹林联合使用，指南推荐双联抗血小板治疗时程 12 个月。

（3）抗凝治疗：主要使用肝素，应早期使用，可以降低患者急性心肌梗死和心肌缺血的发生率。包括普通肝素、低分子肝素、磺达肝葵钠。使用时间 5～7 天。

5．降胆固醇治疗　急性冠状动脉综合征患者应在 24 小时内检查血脂，早期给予他汀类药物，在出院前尽早给予他汀类药物，使 LDL-C 降至小于 1.8 mmol/L（70 mg/dL），或者使 LDL-C 在基线基础上降低 50% 以上。对于使用他汀不能使 LDL-C 达标或不能耐受他汀患者，可使用非他汀药物如胆固醇吸收抑制剂（依折麦布）或前蛋白枯草杆菌溶菌素 9（PCSK9）抗体。

6. 冠状动脉血运重建治疗（包括 PCI 或 CABG）　目的是治疗反复发作的心肌缺血以防进展为心肌梗死或猝死。是否进行及何时进行冠脉造影及 PCI 应根据患者危险分层决定。

（1）存在至少下列一项表现的极高危患者，推荐立即侵入治疗（＜2 小时）：血流动力学不稳定或心源性休克；药物难治性的反复或持续胸痛；致命性心律失常或心搏骤停；心肌梗死机械性并发症；急性心力衰竭伴难治性心绞痛和 ST 改变；ST-T 动态改变，特别是间歇性 ST 段抬高。

（2）存在至少下列一项表现的高危患者，推荐早期侵入治疗（＜24 小时）：心肌梗死伴肌钙蛋白水平升高或下降；动态 ST-T 波改变（有或无症状）；GRACE 评分＞140 分。

（3）存在至少下列一项表现的中危患者，推荐介入治疗（＜72 小时）：糖尿病；肾功能不全（eGFR＜60 mL/min/1.73m^2）；LVEF＜40％或充血性心力衰竭；心肌梗死后早期心绞痛；近期 PCI 史；既往 CABG 史；GRACE 评分＞109 分且＜140 分；无创检查时反复出现缺血症状。

（4）无上述风险表现且无再发症状的患者，推荐在决定介入性检查前行缺血的非侵入性检查（首选影像检查）。

〔彭道泉〕

8 ST 段抬高型急性心肌梗死

【概述】

ST 段抬高型心肌梗死（STEMI）是在冠状动脉病变的基础上，发生冠状动脉血液供应急剧减少或中断，使相应的心肌严重而持久地急性缺血导致心肌坏死，多由于冠状动脉粥样硬化斑块破裂、血栓形成，并导致病变血管的完全阻塞所致。心电图有 ST 段持续性抬高，大多为 Q 波心肌梗死。对 STEMI 的诊断应及时准确，治疗目标是尽快开通闭塞的冠状动脉，以血运重建（包括溶栓和急诊经皮冠状动脉介入治疗）为主，尤其对于合并心源性休克或心力衰竭的重症患者。

【临床表现】

1. 症状　疼痛常是最先出现的症状，疼痛部位和性质与心绞痛相同，但程度较重，持续时间可长达数小时，休息和含用硝酸甘油多不缓解。患者常烦躁不安、出汗、恐惧，或有濒死感。部分患者疼痛可位于上腹部，或放射至颈部、咽部、颌部、肩背部、左臂、左手指侧，以及其他部位。少数患者无疼痛，一开始即表现为休克或急性心力衰竭。可有发热等全身症状，部分患者可伴有恶心、呕吐和腹胀等消化道症状。

2. 体征　心率多增快，也有少数减慢，可有各种心律失常。心尖区第一心音减弱，可出现第四心音奔马律，少数有第三心音奔马律。二尖瓣乳头肌功能失调或断裂的患者可出现心尖部粗糙的收缩期杂音或伴收缩中晚期喀喇音。早期血压可增高，多数患者血压降低，甚至休克。合并心力衰竭的患者可有新出现的肺部啰音或原有啰音增加。

【诊断要点】

1. 表现为急性胸痛时，要注意与急性肺动脉栓塞、急性主动脉夹层、急性心包炎及急性胸膜炎等相鉴别。

2. 心电图有典型的动态改变　发病数小时内可为正常或出现异常高大两肢不对称的 T 波；数小时后 ST 段明显抬高，弓背向上；数小时至 2 天内出现病理性 Q 波。部分患者可表现为新出现的左束支传导阻滞。表 8-1 列出初始诊断步骤建议。

表 8-1　　　　　　　　　　初始诊断建议

建　议	建议分类	证据级别
首次医疗接触时应当尽快获得 12 导联 ECG 结果，目标是延迟≤10 分钟	I	B
在所有疑诊 STEMI 患者应当尽快开始 ECG 监测	I	B
建议急性期常规抽血测定血清心肌坏死标志物但是不能等待结果后才开始再灌注治疗	I	C
在高度怀疑后基底段心肌梗死（旋支闭塞）的患者，应当考虑使用后胸壁导联（$V_7 \sim V_9 \geqslant 0.05$ mV）	IIa	
在不确定的情况下，超声心动图检查可协助诊断，但是不应当延迟血管造影	IIb	C

3. 心肌损伤标志物　包括肌钙蛋白（cTnI 或 cTnT）、肌酸激酶同工酶

（CK-MB）和肌红蛋白明显升高，其动态变化有助于心肌梗死的诊断，且有助于罪犯血管的开通和预后的判定。

4. 超声心动图　主要用于鉴别诊断主动脉夹层、心包炎和肺动脉栓塞等。在心肌缺血损伤数分钟内，可发现节段性室壁运动障碍，有助于心肌梗死的早期诊断。

【治疗方案和原则】

尽快恢复心肌的血液灌注，诊断 STEMI 后 120 分钟内（诊断 STEMI 至导丝通过梗死血管的时间）行急诊经皮冠脉介入治疗或 10 分钟内开始溶栓，以挽救濒死的心肌，防止梗死面积扩大，缩小心肌缺血范围，保护和维持心脏功能，及时处理严重心律失常，防止猝死。

1. 一般治疗和药物治疗

（1）监护：持续心电、血压和血氧饱和度监测，及时发现和处理心律失常、血流动力学异常和低氧血症。

（2）卧床休息和吸氧：可降低心肌耗氧量，减少心肌损害。对血流动力学稳定且无并发症的患者卧床休息 1～3 天，对病情不稳定及高危患者卧床时间应适当延长。

（3）建立静脉通道：保持给药途径畅通。

（4）镇痛：吗啡 3 mg 静脉注射，必要时每 5 分钟重复 1 次，总量不宜超过 15 mg。

（5）硝酸甘油：无禁忌证者通常使用硝酸甘油静脉滴注 24～48 小时，然后改用口服硝酸酯制剂，有心力衰竭的患者如血压 ≥90 mmHg，可予以硝酸甘油改善症状。硝酸甘油的禁忌证有低血压（收缩压 <90 mmHg）、严重心动过缓（<50 次/min）或心动过速（>100 次/min）。下壁伴右心室梗死时慎用，因其更易出现低血压。

（6）抗血小板聚集药：无禁忌证者即服水溶性阿司匹林或嚼服肠溶阿司匹林 150～300 mg，然后 75～150 mg/d，长期服用；氯吡格雷初始剂量 300 mg，75 mg/d 维持；GP Ⅱb/Ⅲa 受体拮抗药用于无复流或血栓并发症。

（7）抗凝治疗：肝素（或低分子肝素）应常规使用或与溶栓、PCI 联合应用。PCI 应用普通肝素建议剂量：未计划使用 GP Ⅱb/Ⅲa 受体拮抗药时初始剂量为 70～100 U/kg；计划使用 GP Ⅱb/Ⅲa 受体拮抗药时初始剂量为 50～70 U/kg。直接 PCI 时使用依诺肝素则为 0.5 mg/kg 静脉注射，随后皮下注射。溶栓治疗时当患者年龄<75岁：依诺肝素30 mg静脉注射，15分钟后给予1 mg/kg皮下注射每12小时一次，直至出院，最长8天，最初的两剂<100 mg。患者年龄>75岁：不给与静脉注射，第一次给予0.75 mg/kg皮下注射，最初两次剂量不超过75 mg。当肌酐清除率<30 mL/min时，不论年龄大小，每24小时皮下注射一次。

（8）β受体阻滞药：无禁忌证者常规使用。

（9）ACEI：适用于前壁STEMI、伴肺淤血、LVEF<40%的患者，不能耐受者可使用ARB替代。

（10）醛固酮受体拮抗药：LVEF≤40%合并心力衰竭或糖尿病接受ACEI、β受体阻滞剂治疗后无肾功能衰竭或高钾血症推荐使用。

（11）降脂治疗：早期开始他汀类降脂治疗，且长期服用。

（12）抗焦虑药：可考虑使用。

（13）纠正水、电解质及酸碱平衡失调。

（14）阿托品：主要用于下壁STEMI伴有窦性心动过缓、心室停搏和房室阻滞患者，可给阿托品0.5～1.0 mg静脉注射，必要时每3～5分钟可重复使用，总量应<2.5 mg。

（15）通便：所有患者均应使用缓泻剂，以防止便秘时排便用力导致心脏破裂或引起心律失常、心力衰竭。

2. 再灌注治疗（表8-2）　对于发病12小时内ST段持续抬高的STEMI患者或怀疑新发左束支阻滞的患者，应当尽早实施机械性（PCI）或药物性再灌注治疗。如120分钟内（诊断STEMI至导丝通过梗死血管的时间）可行急诊PCI治疗。如果超过120分钟，则从诊断STEMI开始10分钟内行溶栓治疗。需要注意的是从诊断STEMI开始到接受PCI再灌注治疗（导丝通过）的绝对时间，而非PCI至溶栓的延迟时间。STEMI患者再灌注治疗策略：①时间窗内接受急诊PCI治疗优于溶栓治疗；②发病12小时内不能及时行PCI治疗且无溶栓禁忌证推荐溶栓治疗；③可疑心肌梗死但无ST抬高的高危患者（如心源性休克，急性心力衰竭）推荐急诊PCI治疗；④症状发生超过12小时，如症状进行性加重或血流动力学不稳定，推荐急诊PCI治疗；⑤发病后12～48小时内入院的患者可行常规急诊PCI治疗；⑥STEMI 48小时后无症状患者不推荐行靶血管相关的常规PCI。

表 8-2 再灌注治疗的建议

建 议	建议分类	证据级别
再灌注治疗适用于所有发病<12 小时并且 ST 段持续性抬高或（推测的）新出现的左束支传导阻滞的患者	Ⅰ	A
再灌注治疗（首选直接 PCI）适用于存在持续性缺血证据，尽管发病>12 小时、胸痛消失或 ECG 已经回落基线	Ⅰ	C
发病 12~48 小时的稳定患者可以考虑再灌注治疗（直接 PCI）	Ⅱa	B
发病>48 小时的稳定患者，没有缺血的体征（无论是否溶栓），不建议常规对完全闭塞病变实施 PCI	Ⅲ	A

（1）急诊 PCI 治疗：首选桡动脉途径，推荐使用第二代药物洗脱支架，不推荐常规血栓抽吸、延迟支架植入。多支血管病变的 STEMI 患者可考虑出院前对非梗死相关血管进行常规血运重建，合并心源性休克、多支血管病变的 STEMI 患者可考虑完全血运重建；推荐术前应用 P2Y12 抑制药（替格瑞洛、普拉格雷或氯吡格雷）、阿司匹林，推荐常规使用肝素抗凝，如有肝素引起血小板减少者，PCI 期间可使用比伐卢定抗凝，如有证据提示无复流或栓塞并发症，可考虑 GP Ⅱb/Ⅲa 抑制药，不推荐急诊 PCI 期间使用磺达肝癸钠。

（2）溶栓治疗：溶栓需评估获益与风险，如无溶栓禁忌证，无急诊 PCI 的条件推荐急诊溶栓治疗。推荐使用纤维蛋白特异性药物（替奈普酶、阿替普酶、瑞替普酶）；溶栓治疗需联合抗血小板及抗凝治疗。所有患者溶栓后均推荐转入 PCI 治疗中心。溶栓失败、心电不稳定、缺血症状加重推荐行补救性 PCI；必要时溶栓 2~24 小时内行冠脉造影及 PCI 治疗。常用溶栓药物剂量及用法见表 8-3。

表 8-3 溶栓治疗时药物用量

药 物	治疗用量	禁忌证
链激酶	30~60 分钟静脉注射 150 万 U	使用过链激酶或阿尼普酶
阿替普酶（r-PA）	静脉注射 15mg，30 分钟内 0.75 mg/kg 静脉注射（最多 50 mg），随后 60 分钟内以 0.5 mg/kg 静脉注射（最多 35 mg）	

药　物	治疗用量	禁忌证
瑞替普酶（rPA）	30 分钟内分别静脉注射 10 U＋10 U	
替奈普酶（TNK-tPA）	静脉注射 体重＜60 kg 时 30 mg（6000 U） 体重＜70 kg 时 35 mg（7000 U） 体重＜80 kg 时 40 mg（8000 U） 体重＜90 kg 时 45 mg（9000 U） 体重＞90 kg 时 50 mg（10000 U） 75 岁以上患者剂量减半	

3．并发症的治疗

（1）急性左心力衰：吸氧、吗啡、呋塞米、硝酸甘油、多巴胺、多巴酚丁胺和 ACEI 等。

（2）低容量、低血压：补液和升压药等。

（3）心源性休克：升压＋增加组织灌注。

（4）心律失常：抗心律失常药、电复律或起搏对症处理。

（5）机械并发症：尽快行外科手术治疗。

4．出院后的长期治疗

（1）控制危险因素：戒烟、控制体重、降压、降脂、控制血糖等。

（2）抗栓：长期服用阿司匹林，接受直接 PCI 和溶栓治疗的患者服用氯吡咯雷至少 12 个月，没有接受再灌注治疗的患者也可服用 12 个月。

（3）防止心室重塑和心脏性猝死：无禁忌证者应长期服用 β 受体阻滞药和 ACEI（或 ARB）。

（4）降脂：首选他汀类药物，治疗目标是低密度脂蛋白胆固醇水平＜1.8 mmol/L，或者是在原基础值下降 50％。

（5）体力活动：运动治疗一直应用于 STEMI 后的康复，它可以减少危及生命的疾病相关的焦虑并且提高患者的自信心。关于何时恢复日常活动并没有制订能够得到广泛接受的建议。做出这一决定应当个体化考虑，要根据左心室功能情况和是否达到完全再血管化以及控制心室率进行调整。

〔胡信群〕

冠状动脉非阻塞性心肌梗死

【概述】

急性心肌梗死大多是由于冠状动脉阻塞所引起的，但仍有 1%～14% 的急性心肌梗死病例行冠脉造影时未见明显冠状动脉阻塞，被称之为冠状动脉非阻塞性心肌梗死（MINOCA）。2017 年欧洲指南提出 MINOCA 既满足 1 型也满足 2 型心肌梗死的诊断标准，常见发病原因包括心外膜冠状动脉异常氧供需失衡、冠状动脉内膜功能异常以及心碎综合征等未累及冠状动脉的心肌疾病。严格地讲，MINOCA 只是一个笼统的、初步诊断，明确基础病因及发病机制对于优化治疗和改善预后具有重要意义。

【临床表现】

临床表现与冠状动脉阻塞性心肌梗死患者的表现一致，可有胸痛等缺血症状，并有新发或可疑 ST 段抬高，新发左束支传导阻滞或病理性 Q 波等心电图改变，以及心脏生物标志物动态变化等心肌梗死表现。与冠状动脉阻塞性心肌梗死患者相比，MINOCA 患者较年轻，女性更多见。MINOCA 患者 1 年死亡率约为 3.5%，46% 的 MINOCA 患者伴有可诱发冠状动脉痉挛，诱发痉挛的患者预后较差。

【诊断要点】

1. 符合急性心肌梗死诊断标准（根据心肌梗死全球统一定义）。

2. 冠状动脉造影显示非阻塞性冠状动脉疾病，即任意可能的梗死相关血管造影未见狭窄 ≥ 50%。

3. 排除其他引起急性心肌梗死临床表现的已临床明确诊断的疾病（如肺栓塞等）。

MINOCA 是一组发病机制不同的异质性疾病，基础病因也不同，需要通过准确、严谨的诊断流程来加以鉴别。ST 段抬高型心肌梗死患者在行冠状动脉造影排除了冠状动脉阻塞之后，应行左心室造影或心脏彩超检查，以评测室壁运动及心包积液，若有可疑发现，应进一步检查。心脏核磁检查对于鉴别 MINOCA 的病因非常有帮助，应在起病 2 周之内进行。

【治疗方案和原则】

1. 针对基础病因进行治疗。

2. 由斑块破裂、血栓形成而导致的 MINOCA 患者，按冠心病二级预防治疗。

3. 冠状动脉痉挛所致，可给予钙通道拮抗药或硝酸酯类药物。

4. 原发性冠状动脉夹层所致，IVUS、OCT 检查均未发现冠状动脉粥样硬化，一般不主张置入支架，他汀类药物、抗血小板治疗疗效亦有限。

〔叶慧俊〕

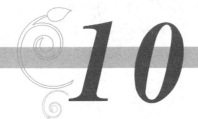

10 无症状冠心病

【概述】

无症状冠心病又称隐匿性冠心病。其患者无主观临床症状，但有心肌缺血的病史或客观依据：心电图运动试验阳性；冠状动脉造影有明显的血管狭窄；未被识别或无症状的心肌梗死；心电图检查发现陈旧性心肌梗死图形；放射性核素心肌显像（静息或负荷试验）示心肌缺血表现等。病因为冠状动脉粥样硬化，病变较轻或有较好的侧支循环建立。无症状冠心病可导致严重心律失常、心肌梗死及猝死，故不可忽视。

【临床表现】

患者多属中年以上，无心肌缺血的症状，在体格检查时发现心电图（静息、动态或负荷试验）有 ST 段压低、T 波倒置，或放射性核素心肌显像（静息或负荷试验）示心肌缺血表现，通常伴有冠心病危险因素，如吸烟、糖尿病等，一般预后较好，但它可能突然转为心绞痛或心肌梗死，亦可能逐渐演变为心脏扩大，发生心力衰竭或心律失常，个别患者亦可能猝死。

【诊断要点】

1. 冠心病高危人群。

2. 具有心肌缺血客观证据：经动态心电图、运动平板、核素运动心肌灌注显像和/或冠状动脉造影等检查证实。

3. 临床分型

Ⅰ型：完全无症状性心肌缺血。

Ⅱ型：心肌梗死后无症状性心肌缺血。

Ⅲ型：心绞痛同时伴有无症状性心肌缺血。

【治疗方案和原则】

1. 控制冠心病危险因素。

2. 冠心病二级预防。

3. 冠状动脉血运重建：适应于药物治疗后频繁、持续发作无症状性心肌缺血者。

〔叶慧俊〕

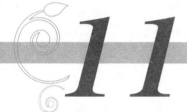

11 心脏 X 综合征

【概述】

具有劳力性心绞痛或心绞痛样不适的症状，有活动平板心电图运动试验阳性、ST 段压低等心肌缺血的客观证据，而冠状动脉造影示冠状动脉正常且可排除冠状动脉痉挛等因素所致的一组临床综合征。曾称为心脏 X 综合征（CSX），后有学者建议称为微血管性心绞痛（MVA），其可能的发病机制是由于冠状动脉小于 200 μm 的微血管及其微循环的结构和功能发生异常所致。

【临床表现】

心脏 X 综合征是指有典型的心绞痛症状，特别是劳累性心绞痛，运动负荷试验有缺血型 ST 段压低，但在麦角新碱试验前后的冠状动脉造影均正常，并排除可导致心电图缺血性改变的其他心脏病。有研究发现因心绞痛而行冠脉造影中，有 10%～20% 的患者没有器质性冠状动脉狭窄或痉挛。心脏 X 综合征多见于 50 岁左右的患者，女性多见，尤其是绝经前女性，主要表现为发作性胸骨后疼痛，多数患者的胸痛与心肌耗氧量增加，如劳累、情绪激动等有关；也有一部分患者诱发胸痛的体力负荷的阈值不恒定，休息时也可发作；部分患者胸痛常持续较长时间（＞30 分钟），且含服硝酸甘油效果不佳，胸痛症状反复发作。

【诊断要点】

1. 有劳累型心绞痛症状。

2. 心电图运动试验阳性（ST 段缺血型压低≥0.1 mm）；或动态心电图检测出现至少一次 ST 段缺血型压低≥0.1 mm。

3. 冠状动脉造影正常，无自发或诱发（冠状动脉内麦角新碱激发试验）冠状动脉痉挛表现。

【治疗方案和原则】

治疗目的主要是缓解症状，减轻反复发作胸痛的痛苦。

1. 减少心肌耗氧量和改善冠脉储备功能　①常用硝酸酯、β受体阻滞药、钙通道拮抗药，可单一或联合治疗，但个体反应不同，治疗效果可能不理想；②也可使用尼可地尔和曲美他嗪等；③上述治疗无效者，可试用氨茶碱（由于其对抗腺苷的作用，对改善症状和缺血性 ST-T 改变有效）或抗抑郁药。

2. 合并高脂血症应用他汀类药物。

3. 合并高血压、糖尿病应用 ACEI 类药物。

〔叶慧俊〕

12 心肌桥

【概述】

心肌桥是一种先天性异常。心外膜冠状动脉（多见于前降支）近段或中段被浅层心肌覆盖，行走一段短距离后又暴露于心肌外，被心肌覆盖的冠状动脉段称为壁冠状动脉，覆盖于冠状动脉上的浅层心肌被称为肌桥，就像一座桥梁横跨于冠状动脉之上。壁冠状动脉也可见于对角支或左回旋支及钝缘支，较少见于右冠。壁冠状动脉段虽较少发生动脉粥样硬化病变，但其近端易于发生动脉粥样硬化，这可能是因为肌桥近端管腔内压力常高于正常冠状动脉内压力，受剪切应力的损害有关。冠状动脉造影发现壁冠状动脉管腔在心脏收缩期时明显小于其在舒张期时的管径，轻者收缩期管径为舒张期管径的 $60\%\sim70\%$，重者小于 25%，甚至完全闭塞。

【临床表现】

心肌桥的临床表现与分型密切相关，轻者可无症状，重者可引起心肌梗死、心肌顿抑、房室阻滞、室性心律失常、晕厥以及猝死等。

1. 表浅型　因心肌桥薄而短，对冠状动脉血流影响较小，多数可无心肌缺血症状或心电图改变。

2. 纵深型　因心肌桥厚而长，对冠状动脉血流影响大，而出现心绞痛，心电图出现心肌缺血的 ST-T 改变，如果心肌桥并发冠状动脉粥样硬化斑块破裂或继发血栓形成，则可出现心肌梗死的临床症状及相应的心电图改变，心肌桥合并快速型心律失常时更易发生心肌缺血。

心肌桥也可与心肌病、冠心病等其他疾病并存，有研究表明心肌桥患者冠状动脉易诱发痉挛。

【诊断要点】

1. 冠状动脉造影　主要根据收缩期该节段血管腔被挤压，而舒张期该段血管腔完全或部分恢复正常，即所谓"挤奶现象"。

2. 冠状动脉腔内超声检查　冠状动脉腔内超声可准确评估壁冠状动脉血管的解剖结构，了解其管腔横切面在心动周期中的形态变化。在心肌桥血管腔内超声影像上发现壁冠状动脉处均有特征性的低回声或无回声的"半月形"暗区，位于心外膜和血管壁之间，被称为"葛氏现象"。

3. 冠状动脉腔内多普勒检查　冠状动脉腔内多普勒能准确而清晰地显示壁冠状动脉血流速率的变化，心肌桥处血流呈现特征性的舒张早期指尖样前向血流，即所谓的"指尖现象"。其特征为舒张早期血流急剧增加，随后血流迅速下降，舒张中期至末期血流相对平稳。当收缩期一开始，血流速率再次迅速下降，在严重病例中血流停止，甚至产生逆向血流。血流速率的舒张期/收缩期比值显著升高，这些形成了壁冠状动脉血流动力学的特征性表现。

4. 多排螺旋 CT（MDCT）血管成像　是检测心肌桥的非侵入性工具。

【治疗方案和原则】

心肌桥一般来说预后较好，未合并冠状动脉粥样硬化者中约有 12% 患者有心绞痛症状；偶有引起急性心肌梗死、运动后室性心动过速或猝死报道，所以心肌桥并不一定都是良性，有症状者应给予适当治疗。

1. β受体阻滞药和钙通道拮抗药，如维拉帕米和地尔硫革对收缩期壁冠状动脉受压引起的心绞痛可能有效。

2. 硝酸酯类增加心肌桥处血管的逆向血流，减少冠状动脉血流储备，加重心肌缺血，故一般不建议使用。

3. 抗血小板聚集药用于合并冠心病患者。

4. 如果药物治疗无效时，可以考虑在壁冠状动脉内植入支架，以缓解症状。但支架再狭窄和冠状动脉穿孔等并发症的发生率高，因此介入治疗并不是最好的选择。单纯的 PTCA 对心肌桥毫无意义，如选择介入治疗应选用药物洗脱支架，并注意支架直径不宜过大、扩张压力不宜过高，目前观点大多不主张支架植入。

5. 如在心肌桥近端冠状动脉有粥样硬化狭窄病变，行 PCI 术应注意在壁冠状动脉内发生血栓的潜在性危险。

6. 外科手术　经药物治疗仍有缺血证据的患者宜先行冠状动脉内超声（IVUS）检查，以确定有无合并动脉粥样硬化斑块，对于单纯心肌桥患者心肌桥松解术是有效的方法，然而，心肌桥松解术止血困难，冠状动脉不易游离，术后瘢痕组织可加重局部压迫，亦有导致室壁瘤的可能。对于合并动脉粥样硬化斑块的心肌桥患者 CABG 可能是较好的选择，但 CABG 术后远端冠状动脉亦可出现竞争血流。

〔叶慧俊〕

13

心脏瓣膜病

心脏瓣膜病是由于炎症、黏液样变性、退行性改变、先天性畸形、缺血性坏死或创伤等原因引起的心脏单个或多个瓣膜的结构或功能异常，导致瓣膜口狭窄和/或关闭不全，最终导致心脏扩大、心力衰竭的一组疾病。风湿性心脏瓣膜病在我国的发病率已有明显下降，而老年人的瓣膜钙化、冠心病等其他原因所致的心脏瓣膜病日益增多。2014 美国心脏瓣膜病管理指南提出将心脏瓣膜病分为 A、B、C、D 4 期，分别是危险期、进展期、无症状重度病变期和有症状重度病变期（见表13-1）。同时该指南还增加了手术风险评分系统（见表13-2），将患者的手术风险分为低危、中危、高危和禁忌，并强调除评分外，还应重视个体化评估和决策。

表13-1　　　2014美国心脏瓣膜病管理指南对心脏瓣膜病的分期

分　期	定　义	描　述
A期	危险期	具有发生瓣膜病的危险因素
B期	进展期	有进展性瓣膜病的患者（无症状的轻至中度病变）
C期	无症状重度病变期	C1期：左、右心室处于代偿期
		C2期：左、右心室处于失代偿期
D期	有症状重度病变期	有瓣膜病症状的患者

表13-2　　2014美国心脏瓣膜病管理指南的心脏瓣膜病手术风险评估

指　标	低危（满足所有标准）	中危（符合以下任何一项标准）	高危（符合以下任何一项标准）	禁忌（符合以下任何一项标准）
评分	<4%	4%～8%	>8%	预计手术死亡风险或1年全因死亡率>50%
虚弱程度	无	轻度	中度至重度	术后不能改善
主要脏器损害	无	1个	2个	3个或以上
手术操作相关损害	无	可能有	很可能有	严重损害

二尖瓣狭窄

【概述】

各种原因损害二尖瓣装置结构（包括瓣环、瓣叶、腱索和乳头肌）中的某一部分，致使二尖瓣口不能适当地开放，心室舒张期左心房的血流进入左心室受限，即称为二尖瓣狭窄。正常二尖瓣口面积为 $4\sim6~cm^2$，当瓣口面积 $<2~cm^2$ 时即可出现二尖瓣狭窄的相应表现。二尖瓣狭窄最常见病因为风湿热，约半数患者无急性风湿热史，但多有反复链球菌扁桃体炎或咽峡炎史。其他少见原因有先天性畸形、二尖瓣环钙化、左心房黏液瘤、结缔组织病等。

【临床表现】

1. 症状　劳力性呼吸困难为最常见早期症状。可有乏力、心悸、咳嗽、咯血、声嘶等症状，严重者可出现端坐呼吸和夜间阵发性呼吸困难，甚至发生急性肺水肿。病情进展至右心衰时，可出现腹胀、少尿、水肿等症状。

2. 体征　常有"二尖瓣面容"，心界可向左扩大，心尖区可闻及的舒张期隆隆样杂音，常伴第一心音亢进和开瓣音；肺动脉高压时可出现 P_2 亢进和分裂，胸骨左缘第 2 肋间可闻及舒张早期吹风样杂音（Graham Steell 杂音）；右心室扩大伴三尖瓣关闭不全时，胸骨左缘第 4、第 5 肋间有收缩期吹风样杂音；可出现心房颤动，心音强弱不等，心律绝对不规则，有脉搏短绌。右心衰时，可有颈静脉怒张、肝大、下肢水肿。

【诊断要点】

1. 有乏力、劳力性呼吸困难。

2. 心尖区可闻及舒张期隆隆样杂音。

3. 心电图、X 线胸片显示左心房、右心室大。X 线下心影呈梨形，右心缘有双心房影，可见肺淤血、间质性肺水肿征象。

4. 超声心动图为确诊方法，可显示二尖瓣前后叶回声增强、增厚，有时见结节、钙化，二尖瓣活动幅度减小及开口面积减小。可评估严重程度，瓣口面积 >1.5 cm^2 为轻度、$1\sim1.5$ cm^2 为中度、<1 cm^2 为重度。同时可发现左心房扩大，右心室肥大。食管超声心动图有助于检查左心耳及左心房附壁血栓。

【治疗方案和原则】

1. 内科治疗　①既往患有急性风湿热或风湿性心脏炎，都要接受恰当的抗生素预防治疗复发，一般持续至 40 岁，可应用苄星青霉素 120 万 U，每 4 周肌内注射 1 次，对苄星青霉素过敏的患者可用红霉素。②注意预防感染性心内膜炎。③无症状患者避免过度的体力活动，定期（6～12 个月）复查。④并发心房颤动和血栓栓塞的患者如无禁忌证，需要长期应用华法林抗凝治疗，应根据 INR 调节华法林的剂量，将 INR 控制在 2～3 的范围。⑤并发心房颤动的患者，可使用地高辛，可以加用 β 受体阻滞药或地尔硫䓬以控制心室率。⑥并发右心衰的患者可使用利尿药和地高辛等。⑦并发急性肺水肿的患者，应静脉注射利尿药，使用硝酸酯类扩张静脉系统药物，避免使用正性肌力药（除非为快速心房颤动）。⑧大量咯血的患者，应取坐位，使用吗啡及静脉注射利尿药。

2. 介入治疗　经皮球囊二尖瓣成形术为缓解单纯二尖瓣狭窄的首选方

法。介入治疗的适应证为：①心功能Ⅱ～Ⅳ级。②瓣膜无明显钙化，腱索、乳头肌无明显病变。③二尖瓣口面积<1.5 cm²。④经食管超声探查左心房内无血栓。⑤近期无风湿活动或感染性心内膜炎已完全控制。

3. 外科治疗　对于瓣膜僵硬钙化、病变累及腱索和乳头肌的患者或存在中度二尖瓣反流的患者，通常采取人工瓣膜置换术。

二尖瓣关闭不全

【概述】

二尖瓣装置结构中的任意部分发生结构异常或功能障碍造成二尖瓣口关闭不全，使心室在收缩时左心室血液反流入左心房，即称二尖瓣关闭不全。可分为急性二尖瓣关闭不全和慢性二尖瓣关闭不全。以慢性者多见，病因有风湿性心脏病、二尖瓣脱垂、老年二尖瓣退行性变、左心室增大所致功能性二尖瓣关闭不全等。急性者常由腱索断裂、乳头肌及人工瓣损坏等引起。

【临床表现】

1. 慢性二尖瓣关闭不全　①症状：轻度反流患者多无明显症状，中度以上反流者可出现乏力、劳力性呼吸困难。较晚期可出现急性肺水肿、咯血和右心衰症状。②体征：心尖搏动弥散呈抬举性，心界向左下扩大，心尖区可闻及全收缩期吹风样杂音，可向左腋下传导或胸骨左缘及心底部传导。反流严重时，心尖区可闻及第三心音及紧随其后的短促隆隆样舒张期杂音。右心衰时，可有颈静脉怒张、肝大、下肢水肿。

2. 急性二尖瓣关闭不全　①症状：轻度反流可出现轻微劳力性呼吸困难，严重时可很快发生急性左心衰或肺水肿。②体征：心尖搏动呈抬举性，肺动脉瓣区第二心音亢进，常可闻及第四心音，心尖区反流性杂音于第二心音前终止，而非全收缩期杂音，杂音低调、呈递减型，不如慢性者响。

【诊断要点】

1. 有乏力、劳力性呼吸困难。

2. 心尖区可闻及全收缩期吹风样杂音向左腋下传导。

3. 心电图、X线胸片提示左心房、左心室扩大。左心衰时，X线胸片可见肺淤血和间质性肺水肿征象。

4. 超声心动图是诊断的重要依据，可显示二尖瓣关闭不全的形态学改变，并有助于明确病因。脉冲式多普勒和彩色多普勒血流显像可测定左心房内最大反流束面积，半定量反流程度，<4 cm^2 为轻度，$4\sim8$ cm^2 为中度，>8 cm^2 为重度。

【治疗方案和原则】

1. 急性二尖瓣关闭不全　治疗目的是降低肺静脉压、增加心排血量和纠正病因。

（1）内科治疗：一般为术前过渡措施。可静脉滴注硝普钠或硝酸甘油，静脉注射利尿药治疗。

（2）经皮主动脉内球囊反搏装置（IABP）治疗：对于无左心室肥厚、扩张而出现急性肺水肿、心源性休克者，尤其是心肌梗死后发生乳头肌、腱索断裂时，IABP 治疗有助于稳定病情过渡到外科手术治疗。

（3）外科治疗：医源性或感染性心内膜炎和腱索断裂引起的急性二尖瓣关闭不全，经内科或 IABP 治疗无效者，需立即行二尖瓣成形术或瓣膜置换术。

2. 慢性二尖瓣关闭不全

（1）内科治疗：风湿性二尖瓣关闭不全的患者需接受恰当的抗生素预防治疗，以免复发，处理同二尖瓣狭窄；注意预防感染性心内膜炎；无症状及心功能正常患者，无需特殊治疗，定期复查；并发心房颤动的患者，可用地高辛和（或）β受体阻滞药、地尔硫䓬控制心室率；心房颤动且 CHA2DS2-VASc 分数 $\geqslant2$ 的患者应该使用抗凝药物，可以使用直接口服抗凝药物（DOAC）代替华法林；并发心力衰竭的患者，可口服利尿药、地高辛等。

（2）外科治疗：是恢复瓣膜关闭完整性的根本措施。应正确把握手术时机，在发生不可逆的左心室功能不全之前施行手术方能取得良好的远期预后。左心室功能严重受损，LVEF$<30\%$、左心室舒张末内径>80 mm，已不宜行手术治疗。外科手术的方式有二尖瓣成形术和二尖瓣置换术两种。二尖瓣置换术的适应证为：①有症状的重度二尖瓣关闭不全，LVEF$>30\%$，左心室收缩末内径（LVESD）<55 mm；②无症状的重度二尖瓣关闭不全患者，伴有左心室功能不全，LVESD$\geqslant40$ mm 和/或 LVEF$\leqslant60\%$；③无症状的严重二尖瓣关闭不全，左心室功能大致正常，有新发生的心房颤动或肺动脉高压（静息肺动脉收缩压>50 mmHg）或呈连枷样瓣叶，也可考虑外科手术；④严重二尖瓣关闭不全伴重度左心室功能不全，LVEF$<30\%$ 和/或 LVESD>55 mm，药物治疗效果不佳，持久性瓣膜修复的可能性大，伴发疾病较少的患者，可考虑外科手术。如为瓣环扩张或瓣膜病变轻、活动度好、非风湿性关闭不全的病例，如二尖瓣脱垂、腱索断裂等，是行二尖瓣成形术的适应证。近年欧美指南均特别强调对于有手术指征的二尖瓣关闭不全患者，优先推荐二尖瓣成形术，理由如下：①二尖瓣成形术较二尖瓣置换术的手术死亡率更低；②二尖瓣成形术由于保持了二尖瓣结构的完整性较二尖瓣置换能更好地保护左心室收缩功能；③二尖瓣成形可以避免人工瓣膜固有的风险如机械瓣的栓塞或抗凝出血或生物瓣衰败等。2017 AHA/ACC 指南推荐将二尖瓣修复用于病变局限于前叶或前叶及后叶且预期可成功、持久修复的重度原发性二尖瓣关闭不全患者或病变局限于后叶的重度原发性二尖瓣关闭不全患者。病变仅累及后叶且累及范围不超过后叶 1/2 的重度原发性二尖瓣关闭不全被视为二尖瓣置换的禁忌证，除非尝试修复失败。

有研究数据显示，LVEF＜60％是原发性二尖瓣关闭不全患者死亡的独立预测因素，早期手术可明显改善患者的长期预后、降低心力衰竭的风险。为使原发性二尖瓣关闭不全患者的左心室功能获得最大程度的保护或逆转，2017AHA/ACC 指南认为，对于左心室功能保留（LVEF＞60％和左心室收缩末期直径＜40 mm）的重度原发性二尖瓣反流的无症状患者，如果系列影像学检查显示左心室逐渐增大或 LVEF 逐渐下降，选择早期手术干预是合理的（Ⅱa 类推荐）。

对于有症状的重度继发性二尖瓣关闭不全患者，在冠状动脉旁路移植术（CABG）或行主动脉瓣置换手术同时可考虑行二尖瓣手术（Ⅱa 类推荐）。在没有其他心脏手术指征时进行单纯二尖瓣手术为Ⅱb 类推荐。不推荐对中度慢性缺血性二尖瓣关闭不全患者在 CABG 时同期进行二尖瓣修复。

（3）介入治疗：MitraClip 缘对缘修复系统是目前美国 FDA 批准的唯一一种经导管二尖瓣修复器械，批准的适应证为无法接受外科手术的原发性退行性二尖瓣关闭不全患者。经导管二尖瓣置换技术的发展目前尚处于起步阶段。不过在不久的将来，经导管二尖瓣置换术有望成为那些因为二尖瓣解剖条件不佳或手术风险过高而不适合进行修复或外科置换的重度二尖瓣关闭不全患者的优选治疗方案。

主动脉瓣狭窄

【概述】

主动脉瓣狭窄最常见的病因是风湿性心脏病，先天性二叶瓣或单叶瓣畸形和退行性老年钙化性主动脉瓣狭窄。

【临床表现】

成人主动脉瓣狭窄病情进展缓慢，可多年无症状，轻中度主动脉瓣狭窄可终身无症状。而一旦出现症状，如不及时解除狭窄，则预后很差。

1. 症状　呼吸困难、心绞痛和晕厥为主动脉狭窄常见的三联征。症状多发生在运动或用力时，严重心力衰竭可致端坐呼吸和肺水肿。心绞痛主要由于肥厚心肌需氧量增加及冠状动脉储备血流减少所致，50%患者合并明显的冠状动脉狭窄。晕厥主要因脑血流灌注下降所致，室上性和室性心律失常可引起心排血量突然下降，导致晕厥，甚至猝死。

2. 体征　主动脉瓣区第二心音减弱或消失，第二心音可呈逆分裂。肥厚的左心房收缩可产生第四心音。可在胸骨右、左缘和心尖区闻及不随呼吸而改变的主动脉瓣喷射音。在第一心音后开始有呈递增-递减、粗糙、吹风样喷射性收缩期杂音，在胸骨右缘第2或左缘第3肋间最响，可向颈动脉及胸骨左下缘传导，常伴震颤。杂音的强度、持续时间及构成与狭窄的严重程度有关。在老年退行性钙化性狭窄，杂音在心底部，粗糙，可传至心尖区，呈乐音性。此外，可发现动脉搏动上升缓慢，细小而持续（细迟脉）。在晚期，收缩压和脉压均下降。

【诊断要点】

1. 有劳力性呼吸困难。

2. 主动脉瓣区收缩期喷射性杂音。

3. 心电图、X线胸片显示左心室肥大。

4. 超声心动图显示主动脉瓣开放受限，瓣口血流速度加快，左心室肥厚，有助于确定主动脉瓣狭窄的诊断。多普勒超声可以通过记录异常湍流而准确发现瓣膜狭窄，还可计算跨膜压差以及瓣口面积，定量狭窄程度。成人主动脉瓣口面积≥3.0 cm²。瓣口面积减少，>1.5 cm²为轻度狭窄，1~1.5 cm²为中度狭窄，<1 cm²为重度狭窄。以跨瓣压差判断，平均压差<25 mmHg为轻度狭窄，>40 mmHg为重度狭窄。

【治疗方案和原则】

1. 内科治疗　①无症状患者无需特殊药物治疗，应定期随访。无症状的轻度狭窄患者每2年复查1次，应包括超声心动图定量测定。无症状的中度和重度狭窄患者，应避免剧烈体力活动，每6~12个月复查1次。②预防感染性心内膜炎。③心力衰竭患者，可用洋地黄和小心应用利尿药，慎用硝酸酯类及血管紧张素转换酶抑制药等扩血管药，以防血压过低。

2. 外科治疗　人工瓣膜置换术（SAVR）为主要手术治疗方法。适应证主要包括：①重度主动脉瓣狭窄伴有任何相关症状的患者；②重度主动脉瓣狭窄，需行冠脉旁路移植术、升主动脉手术或其他瓣膜手术的患者；③无症状的重度主动脉瓣狭窄，LVEF<50%而无其他原因的患者；④无症状的重度主动脉瓣狭窄，在运动试验中早期出现相关症状的患者。

3. 介入治疗　①经皮球囊主动脉瓣成形术：已证明不能降低死亡率，且有较高的再狭窄率。仅对于血流动力学不稳定行外科手术高危的患者或严重主动脉瓣狭窄伴有相应症状而需行紧急大型非心脏手术的患者，此手术可以考虑作为外科手术或经导管主动脉瓣置入术（TAVR）的过渡。②经导管主动脉瓣置换术（TAVR）：TAVR的适应证主要是有症状的重度主动脉瓣狭窄患者，经评估无法接受SAVR治疗且预期寿命超过1年的患者。近年来，TAVR在欧美发达国家已经成为外科手术风险高、有明显症状的重度主动脉瓣狭窄患者的主要治疗方式，并被越来越多地应用于治疗外科手术中危甚至低危的患者，并证实其疗效不劣于SAVR。在2017 AHA/ACC指南更新中提高了在上述不同风险患者中TAVR的推荐级别，但仍强调对于SAVR或TAVR干预方式的选择，应由多学科组成的心脏瓣膜团队从多个方面进行评估，包括外科手术风险、患者的一般情况、并存的疾病、患者的意愿等。该指南认为，在心脏瓣膜团队评估后，SAVR高危的严重症状性主动脉瓣狭窄患者，根据患者的具体情况可选择SAVR或TAVR（Ⅰ类推荐）；在心脏瓣膜团队评估后，对于中危的严重症状性主动脉瓣狭窄患者，TAVR是SAVR的合理替代（Ⅱa类推荐）。

主动脉瓣关闭不全

【概述】
主动脉瓣关闭不全可以由主动脉瓣及主动脉根部异常所致。导致瓣膜异常的常见病因为风湿性心脏病、感染性心内膜炎、退行性瓣膜钙化、二叶主动脉瓣和主动脉瓣黏液样变性；主动脉根部异常的病因主要为马方综合征、主动脉夹层、梅毒性主动脉炎、结缔组织病、严重高血压和/或动脉粥样硬化等原因引起的主动脉根部扩张和主动脉瓣环扩大。临床上分为慢性主动脉瓣关闭不全和急性主动脉瓣关闭不全。急性主动脉瓣关闭不全主要发生于感染性心内膜炎和主动脉夹层。

【临床表现】

1. 慢性主动脉瓣关闭不全 ①症状：患者可多年无症状，但一旦出现症状，则病情迅速进展。患者可出现心悸、心绞痛和充血性心力衰竭等表现。②体征：可出现收缩压升高、舒张压降低、脉压增大和水冲脉、股动脉枪击音和毛细血管搏动征等周围血管征。第一心音减弱，心尖区常有第三心音，主动脉瓣及主动脉瓣第二听诊区可闻及叹气样递减型舒张早期杂音。重度反流者，常在心尖区听到柔和、低调的舒张期中晚期隆隆样杂音（Austin Flint 杂音）。

2. 急性主动脉瓣关闭不全 ①症状：主要表现为急性左心衰和低血压。②体征：收缩压、舒张压和脉压正常或舒张压稍低，脉压稍增大。无明显周围血管征。心动过速常见。第一心音减弱，第二心音肺动脉瓣成分增强，第三心音常见。主动脉瓣舒张期杂音较慢性者短且柔和，常可在舒张中期闻及 Austin Flint 杂音。

【诊断要点】

1. 有乏力、劳力性呼吸困难。

2. 主动脉瓣区和/或主动脉瓣第二听诊区舒张期叹气样杂音，脉压增大，出现周围血管征。

3. 心电图、X 线胸片示左心室肥大。

4. 超声心动图 二维超声心动图可显示瓣膜和主动脉根部的形态改变，提供病因线索，并测定左心室大小和功能。多普勒超声心动图可探及主动脉瓣反流并评价反流程度。经食管超声评估瓣叶、主动脉根部和瓣环的结构有价值，可用于主动脉夹层和感染性心内膜炎的诊断。

【治疗方案和原则】

1. 内科治疗 ①无症状者不需要特殊治疗，中度以上主动脉瓣关闭不全的患者应避免重体力劳动及剧烈运动。每 1～2 年随访 1 次，进行系列超声心动图检查。②预防感染性心内膜炎，有风湿性活动患者应预防风湿热，梅毒性主动脉炎应予以一个疗程青霉素治疗。③重度左心室扩张患者，即使无症状，可使用血管紧张素转换酶抑制药，出现左心衰时应用血管紧张素转换酶抑制药和利尿药，必要时可加用洋地黄类药物。急性肺水肿患者可静脉应用有效的襻利尿药，静脉给予吗啡，静滴硝普钠改善肺淤血。

2. 外科治疗　瓣膜置换术或瓣膜修补术为根本治疗措施。手术适应证包括：①有症状的严重慢性主动脉瓣关闭不全患者；②无症状的严重主动脉瓣关闭不全，左心室功能受损（LVEF≤50％）或左心室明显扩大（左心室收缩末期直径＞50 mm）或需行 CABG 或升主动脉或其他瓣膜手术或主动脉根部严重扩张的患者；③血流动力学不稳定者，主动脉夹层即使伴轻或中度主动脉瓣反流，需紧急手术；④真菌性心内膜炎患者，无论反流轻重，几乎均需手术治疗。此外，对于无症状的重度主动脉瓣关闭不全患者，左心室收缩功能正常及左心室明显扩大（左心室舒张末期直径＞65 mm），如手术低危，特别是如有左心室进行性扩大的证据，可以考虑主动脉瓣置换。LVEF≤15％～20％、LVEDD≥80 mm 为手术的禁忌证。

需要特别指出的是，对于主动脉瓣重度关闭不全诊断明确的患者，手术指征的判定依据首先是有无症状，包括有无心功能不全表现及心力衰竭病史；再看 LVEF 值是否降低，最后才是左心室内径。因为对于主动脉瓣病变，一旦发生左心功能不全，说明心功能代偿不佳，应尽早手术干预，而不宜机械地按照上述心室内径的手术标准做决定。

三尖瓣狭窄

【概述】

三尖瓣狭窄最常见病因为风湿性心脏病，常伴有关闭不全、二尖瓣和主动脉瓣损害，单独存在者极少见。其他罕见病因有类癌综合征、感染性心内膜炎和先天性三尖瓣闭锁等，右心房肿瘤也可导致类似本病的表现。

【临床表现】

1. 症状　心排量低引起疲乏，体循环淤血致腹胀。可并发心房颤动和肺栓塞。

2. 体征　颈静脉扩张；胸骨左下缘三尖瓣开瓣音，胸骨左缘第4、第5肋间或剑突附近（三尖瓣区）可有弱而短的舒张期隆隆样杂音，吸气时增强，呼气时减弱；肝大伴收缩期前搏动；腹水及全身水肿。

【诊断要点】

1. 三尖瓣区闻及舒张期隆隆样杂音吸气时增强，体循环淤血明显，而无明显肺淤血表现。

2. 心电图提示右心房增大；X线检查显示心影扩大，右心房和上腔静脉突出。

3. 超声心动图对于诊断具有较高的敏感性和特异性，可见三尖瓣叶增厚，舒张期呈圆顶型；多普勒超声心动图可以精确计算舒张期跨瓣压差，＞2 mmHg时狭窄诊断即可成立。彩色多普勒血流显像可见三尖瓣口右心室侧高速"火焰形"射流。

【治疗方案和原则】

1. 内科治疗　以限盐、利尿为主，目的在于减轻体循环淤血症状，心房颤动患者应控制其心室率。

2. 外科或介入治疗　有症状的严重三尖瓣狭窄（舒张期跨瓣压差＞5 mmHg或瓣口面积＜2.0 cm²）应考虑手术治疗。包括人工瓣膜置换术和经皮球囊三尖瓣成形术。机械瓣置换易出现血栓栓塞，故人工瓣膜置换术推荐使用生物瓣。对于单纯三尖瓣狭窄的患者或伴有二尖瓣狭窄拟行经皮球囊二尖瓣成形术的患者，可以考虑行经皮球囊三尖瓣成形术。

三尖瓣关闭不全

【概述】

三尖瓣关闭不全多为功能性，由于右心室扩张、瓣环扩大，心脏收缩时瓣叶不能闭合所致。常见于右心室负荷增加或肺动脉高压，如风湿性二尖瓣疾病、先天性心脏病（肺动脉瓣狭窄、艾森曼格综合征）和肺源性心脏病等。器质性三尖瓣关闭不全较少见，包括三尖瓣下移畸形（Ebstein畸形）、风湿性心脏病、三尖瓣脱垂、感染性心内膜炎、冠心病、类癌综合征等。

【临床表现】

1. 症状　严重患者表现为疲乏、腹胀等症状。并发症有心房颤动和肺栓塞。

2. 体征　颈静脉怒张伴收缩期搏动，吸气时增强，反流严重患者收缩期可出现颈静脉杂音并震颤。重度反流患者，胸骨左下缘可闻及第三心音。胸骨左下缘或剑突区（三尖瓣区）可闻及高调、吹风样全收缩期杂音，吸气时增强，右心室显著扩张占据心尖区时，杂音在心尖区最明显。严重反流患者，胸骨左下缘可闻及短促的舒张期隆隆样杂音。三尖瓣脱垂时有收缩期喀喇音。可触及肝脏收缩期搏动。体循环淤血征。

【诊断要点】

1. 三尖瓣区可闻及吹风样全收缩期杂音，吸气时增强，体循环淤血征。

2. 心电图显示右心房增大、不完全性右束支阻滞和心房颤动；X线检查发现右心房、右心室增大，上腔静脉和奇静脉扩大。

3. 超声心动图有助于三尖瓣关闭不全病因诊断。彩色多普勒血流显像可以判定瓣膜反流程度。

【治疗方案和原则】

1. 内科治疗　对于右心衰者，应限盐，应用利尿药、洋地黄类药物和血管扩张药；控制心房颤动的心室率。

2. 外科治疗　①继发于二尖瓣或主动脉瓣疾病者，在这些瓣膜的人工瓣膜置换术中可探测三尖瓣的反流程度，对于轻中度反流（B期），如有三尖瓣环扩张的证据，可行瓣环成形术，重者行瓣环成形术或人工瓣膜置换术。②三尖瓣下移畸形、类癌综合征、感染性心内膜炎等所致的器质性三尖瓣关闭不全等需做人工瓣膜置换术。

肺动脉瓣狭窄

【概述】

肺动脉瓣狭窄大多数为先天性畸形，少数与风湿热、类癌综合征有关。

【临床表现】

1. 成人患者可无症状，部分患者可表现为劳累后心悸、气促、胸痛或晕厥。

2. 心脏听诊第二心音肺动脉瓣成分减弱或消失。胸骨左缘第2肋间可闻及粗糙收缩期喷射性杂音，常伴有收缩期震颤。

【诊断要点】

1. 有劳累后心悸、气促、胸痛或晕厥。

2. 肺动脉瓣区有收缩期杂音。

3. 心电图可显示右心室肥大。胸部X线检查可见右心室扩大，肺动脉段凸出，肺门血管影减少。

4. 超声心动图可确定肺动脉瓣狭窄的性质、部位和程度。

【治疗方案和原则】

1. 轻度狭窄（右心室与肺动脉收缩期压力差≤40 mmHg）一般可不予治疗，注意随访观察。

2. 有症状的中度狭窄（压力阶差 41～79 mmHg）可行球囊瓣膜成形术。重度狭窄（峰压力阶差≥80 mmHg）更应行球囊瓣膜成形术。瓣膜无弹性球囊瓣膜成形术效果差，需行生物瓣置换术或肺动脉瓣同种异体移植。

肺动脉瓣关闭不全

【概述】

肺动脉瓣关闭不全可由多种原因所致，最常见病因为继发于肺动脉高压的肺动脉根部扩张，其他病因包括风湿性心脏病、感染性心内膜炎、原发性肺动脉扩张、先天性瓣膜发育异常、肺动脉瓣缺如或发育不良和梅毒等。

【临床表现】

1. 症状　合并肺动脉高压者可出现右心功能不全表现。在多数患者中，肺动脉瓣关闭不全的症状常被原发病所掩盖。

2. 体征　胸骨左缘第 2 肋间可扪及肺动脉收缩期搏动，伴或不伴收缩或舒张期震颤。肺动脉高压时，第二心音肺动脉瓣成分增强，第二心音分裂，胸骨左缘第 2 肋间可闻及收缩期喷射音。继发于肺动脉高压者，胸骨左缘第 2～第 4 肋间可闻及叹气样高调呈递减的舒张期早期杂音，称为 Graham Steell 杂音，于吸气时增强。

【诊断要点】

1. 胸骨左缘第 2～第 4 肋间闻及吸气增强的舒张期杂音，肺动脉瓣第二心音增强和第二心音分裂。

2. 心电图有右心室肥大征。

3. X 线检查示肺动脉段突出，可有右心室扩大。

4. 超声心动图：彩色多普勒可早期发现肺动脉反流，半定量反流程度，二维超声心动图有助于明确病因。

【治疗方案和原则】

应着重对原发病进行治疗。出现右心衰的患者可给予利尿药、地高辛等药物治疗。难治性右心衰时，方考虑生物瓣置换术、肺动脉同种异体移植术或经皮肺动脉瓣置换术。

多瓣膜病

【概述】

多瓣膜病又称联合瓣膜病，是指两个或两个以上瓣膜同时受累者。常见的多瓣膜病有二尖瓣狭窄或关闭不全合并主动脉瓣关闭不全或狭窄，其次为二尖瓣、主动脉瓣和三尖瓣病变同时存在，而合并肺动脉瓣病变者较少见。病因多为风湿性，少数为老年性退行性改变。此外，感染性心内膜炎、瓣膜黏液样变性、马方综合征、系统性红斑狼疮等也可造成联合瓣膜损害。联合瓣膜病变在病理生理上往往使病情加重，病程发展更快，对心脏功能造成综合性不良影响。而且其预后比单一瓣膜病变的预后更差。

【临床表现】

1. 二尖瓣狭窄伴主动脉瓣关闭不全　①主动脉关闭不全的患者，如果在早期出现呼吸困难、肺水肿、咯血应考虑合并二尖瓣狭窄可能。②二尖瓣狭窄导致左心室舒张期回心血量减少，可延缓主动脉瓣关闭不全引起的左心室扩大；同时由于左心排血量减少，周围血管征常不明显。③2/3 的重度二尖瓣狭窄患者胸骨左缘可闻及舒张早期叹气样杂音，其中大部分由主动脉瓣关闭不全所致，少部分为 Graham Steell 杂音。

2. 二尖瓣狭窄伴主动脉瓣狭窄　①当前者轻后者重时，左心室舒张末期压增高，易致左心衰，患者可早期表现呼吸困难、咳嗽、咯血或肺水肿。当前者重后者轻，二尖瓣狭窄使左心室充盈减少，从而可延缓左心室肥厚并减少心肌耗氧，故较少出现心绞痛。②第一心音增强及开瓣音可不明显，心尖区舒张期杂音强度可减弱。

3. 二尖瓣关闭不全伴主动脉瓣狭窄　由于左心室流出道受阻，可加重二尖瓣反流，进一步减少左心室排血，故使肺淤血提早发生，患者运动耐量降低更明显。可表现为晕厥、心绞痛、早发呼吸困难、疲乏无力。

4. 二尖瓣关闭不全伴主动脉瓣关闭不全　①由于二尖瓣和主动脉瓣关闭不全均增加左心室容量负荷，左心室极易发生扩大和衰竭，患者可较早出现左心衰表现。②特征性的心尖区收缩期杂音及主动脉瓣或主动脉瓣第二听诊区舒张期杂音可提示两种病变并存，第三心音常见，脉压增宽及周围血管征明显。

5. 二尖瓣狭窄伴三尖瓣关闭不全和/或肺动脉瓣关闭不全　多见于晚期风湿性二尖瓣狭窄，三尖瓣关闭不全和肺动脉瓣关闭不全多为相对性。患者可出现气促和体循环淤血表现。

【诊断要点】

1. 有劳力性呼吸困难。

2. 多个瓣膜听诊区可闻及心脏杂音。

3. 心电图可出现心房、心室增大，房性或室性早搏，心房纤颤，心肌劳损或缺血，左束支或右束支阻滞等异常。

4. 胸部 X 线可出现心影增大、肺动脉段突出、肺淤血等。

5. 超声心动图检查对诊断和鉴别某个心脏瓣膜病或多个瓣膜病具有重要意义。必要时，可行左、右心导管检查和心血管造影，进一步明显诊断。

40 岁以上男性、绝经后女性或存在冠心病危险因素的患者，多需行冠状动脉造影，以排除冠状动脉病变。如同时存在冠状动脉狭窄或闭塞，应在瓣膜置换的同时行冠状动脉旁路移植术，否则将影响瓣膜置换术的疗效。

【治疗方案和原则】

1. 内科治疗　心功能代偿期或病变较轻者，可予内科对症治疗，预防风湿活动和感染性心内膜炎，治疗并发症（如心律失常、心力衰竭、血栓栓塞、咯血等）。

2. 外科治疗　多瓣膜人工瓣膜置换术死亡危险高，预后不良，术前确诊和明确相对严重程度对治疗决策至关重要。例如，严重二尖瓣狭窄可掩盖并存的主动脉瓣疾病，如手术纠正前者，将致左心室负荷剧增，引起急性肺水肿，增加手术死亡率。左心人工瓣膜置换术时，如不对明显受累的三尖瓣作相应手术，术后临床改善可能不佳。继发于主动脉瓣关闭不全的二尖瓣关闭不全，轻者于主动脉瓣置换后可缓解，较重者需作瓣环成形术。瓣膜病进行手术置换或修补瓣膜的适应征主要包括：①所有瓣膜性心脏病伴心力衰竭者（NYHA 分级 2 级以上）；②有症状的重度瓣膜病变患者。因为有充分证据表明，手术治疗是有效和有益的，可改善患者的长期预后。

〔李向平〕

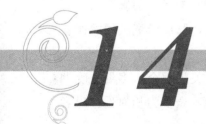

14 感染性心内膜炎

【概述】

感染性心内膜炎（IE）是由细菌等病原体感染所致的心内膜、瓣膜或邻近大动脉内膜炎症和伴随的全身性病理过程。按发病情况及病程，可分为急性和亚急性。临床上以亚急性感染性心内膜炎较为常见，多由毒力低的身体某些部位的常在菌所致，起病缓，病程较长。急性感染性心内膜炎常由毒力强的化脓细菌引起，它们多由身体的其他部位或全身感染侵入心内膜，且病情急，病程短，如不积极治疗，多于数周内死亡。根据感染的部位和是否存在心内植入物，可分为左心自体瓣、左心人工瓣、右心和器械相关性感染性心内膜炎。根据获得的方式，可分为医疗保健相关性、社区获得性和静脉药瘾相关性感染性心内膜炎。

感染性心内膜炎的致病微生物主要为细菌，也可为真菌、病毒、立克次体、衣原体等。急性感染性心内膜炎常见的致病菌为金黄色葡萄球菌、肺炎链球菌、脑膜炎奈瑟菌、流感嗜血杆菌等。亚急性感染性心内膜炎则以甲型溶血性链球菌、肠球菌、表皮葡萄球菌等感染常见。

随着抗生素的大量应用以及近年来心脏手术、瓣膜置换、心脏介入诊断和治疗等技术的开展和吸毒者的增加，感染性心内膜炎的致病菌种类发生了改变。虽然链球菌属仍然占较大比例，但葡萄球菌、革兰阴性杆菌的比例有显著增高。不同类型的感染性心内膜炎其致病菌有所不同，自体瓣的感染以链球菌属为主，而术后早期（<12个月）人工瓣和吸毒者的瓣膜感染则以葡萄球菌和革兰阴性杆菌为主，真菌及混合感染亦不少见。术后晚期（>12个月）人工瓣心内膜炎虽然感染途径和方式与自体瓣相似，但表皮葡萄球菌感染明显高于自体瓣心内膜炎。

【临床表现】

1. 全身中毒表现　①发热：为本病的最常见症状，除基础状态差的老年人或心肾衰竭的重症患者外，大多数患者在病程中均有不同程度的发热，可伴有全身不适、乏力、纳差、头痛、关节肌肉疼痛、体重减轻等非特异症状。②进行性贫血：随着病程的延长，贫血呈进行性加重。③杵状指（趾）、脾大等。

2. 心脏杂音　大多数患者可闻及心脏杂音，可以由基础心脏病或心内膜炎导致瓣膜损害所致。急性者比亚急性者更容易出现杂音强度和性质改变，或出现新的杂音。

3. 动脉栓塞　可发生脑、肾、脾、肺、肠系膜、视网膜、冠状动脉和肢体动脉栓塞。

4. 皮肤、黏膜病损 ①瘀点：由于毛细血管栓塞或毒素使其脆性增加而破裂出血所致。多见于眼结膜、口腔黏膜以及前胸皮肤，中心可发白。②Osler 结节：为隆起紫红色痛性结节，大小为 5~15 mm，多见于手指、足趾端掌面，可能为免疫反应所致。③Janeway 损害：位于手掌或足底红色无痛皮损，大小为 1~4 mm，多见于急性者，可能为微栓塞所致。④甲床下条状出血：远端不到达甲床前边缘，有压痛。⑤Roth 点：位于眼底或眼结膜中心发白的絮状出血区，多见于亚急性者。

5. 并发症 ①充血性心力衰竭：为最常见并发症，主要由瓣膜关闭不全引起。②细菌性动脉瘤：多无症状，可扪及搏动性肿块。③迁移性脓肿：多发生于肝、脾、骨骼和神经系统。④神经系统：除脑栓塞外，可出现脑细菌性动脉瘤、脑出血、脑脓肿、中毒性脑病、化脓性脑膜炎的表现。⑤肾脏损害：肾小球肾炎、肾梗死等。

【诊断要点】

血培养是诊断 IE 的重要方法，血样本应在抗生素治疗开始前在严格无菌操作下采集。2015 年欧洲心脏病学会（ESC）IE 管理指南强调多模态成像技术在 IE 的诊断中的重要作用。经胸超声心动图（TTE）可作为疑诊 IE 患者首选的影像学检查。临床疑似 IE，TTE 为阳性或非诊断性结果的患者及临床疑诊为 IE 且植入心脏瓣膜或心脏内装置的患者，推荐再行经食管超声心动图（TOE）检查。初步检查为阴性，但临床仍高度怀疑 IE 的患者，推荐 5~7 天内再次行 TTE 和/或行 TOE 检查。如怀疑出现新的 IE 并发症（如新出现心脏杂音、栓塞、持续性发热、心力衰竭、脓肿或房室阻滞）时，应尽早复查 TTE 和/或 TOE。所有需要外科手术的 IE 患者，推荐术中行超声心动图检查。必要时行多层螺旋 CT、磁共振、18F-氟脱氧葡萄糖正电子发射断层扫描（PET）/CT 或其他成像技术。

以往 IE 的诊断标准多采用修订后的 Duke 诊断标准，2015 年 ESC 指南在此诊断标准基础上补充了 3 点（见表 14-1）：①心脏 CT 发现心脏瓣膜周围病变。②人工瓣膜（植入超过 3 个月）疑似发生 IE，经 18F-FDG PET/CT 或放射性标记白细胞 SPECT/CT 发现植入部位附近存在异常活动。③通过成像技术发现近期发生栓塞事件或感染性动脉瘤。前两项应视为主要诊断标准，第 3 项应视为次要诊断标准。

表 14 - 1　　　　　　　　感染性心内膜炎诊断标准

（一）主要标准

1. 血培养阳性

（1）两次不同时间血培养为 IE 典型的病原体　①甲型溶血性链球菌、牛链球菌或 HACEK 组微生物；或②社区获得性金黄色葡萄球菌或肠球菌（在无原发病灶时）

（2）IE 典型的病原体血培养持续阳性　①抽血时间相隔 12 小时以上至少有两次血培养阳性；或②所有 3 次或在≥4 次中的大多数血培养阳性（第 1 次与最后一次血培养至少间隔 1 小时）

（3）Q 热病原体（伯纳特立克次体）单次血培养阳性或其 IgG 抗体滴度大于 1∶800

2. 成像技术显示 IE

（1）超声心动图检查阳性　①赘生物；②脓肿、假性动脉瘤或心内瘘；③瓣膜穿孔或动脉瘤；④人工瓣膜有新的部分裂开

（2）经 18F-FDG PET/CT（当假体植入超过 3 个月）或放射性标记白细胞 SPECT/CT 发现植入部位附近存在异常活动

（3）心脏 CT 确定发现心脏瓣膜周围病变

（二）次要标准

1. 易感性　存在易感的心脏疾病或静脉药瘾者

2. 发热　体温≥38 ℃

3. 血管征象（仅包括通过成像技术发现的血管事件）　重要动脉栓塞，化脓性肺梗死，细菌性动脉瘤，颅内出血，结膜出血或 Janeway 损害

4. 免疫征象　肾小球肾炎，Osler 结节，Roth 点或类风湿因子阳性

5. 微生物学证据　血培养阳性但未达到上述主要标准，或有与 IE 相关的病原体活动性感染的血清学证据

---

　　1. 确诊 IE　①2 项主要标准；或②1 项主要标准加 3 项次要标准；或③5 项次要标准。

　　2. 可能为 IE　①1 项主要标准加 1 项次要标准；或②3 项次要标准。

【治疗方案和原则】

　　IE 的治疗目的主要是杀灭赘生物中的病原体，防治并发症。

　　1. 抗生素治疗　①基本原则：应早期、足量、长疗程，静脉使用杀菌剂；②应根据治疗反应和药敏试验结果及时调整药物种类和剂量；③抗生素的选择：对确定的细菌应选择敏感的抗生素治疗（具体药物及用法见表 14 - 2～表 14 - 4），致病菌未确定或血培养阴性者可经验性用药（表 14 - 5）。

表 14-2　口腔链球菌和 D 组链球菌所致感染性心内膜炎的抗生素治疗方案

抗生素	剂量及用法	疗程（周）
（一）对青霉素敏感的菌株		
（MIC≤0.125 mg/L）		
1. 标准治疗		
青霉素 G[b]	1200 万～1800 万 U/d iv 分 6 次	4[c]
或阿莫西林[d]	100～200 mg/（kg·d）iv 分 4～6 次	4[c]
或头孢曲松[e]	2g/d iv 或 im 1 次/d	4[c]
	儿童剂量[f]	
	青霉素 G 20 万 U/（kg·d）iv 分 4～6 次	
	阿莫西林 300 mg/（kg·d）iv 分 4～5 次	
	头孢曲松 100 mg/（kg·d）iv 或 im 每天 1 次	
2. 2 周治疗[g]		
青霉素 G	1200 万～1800 万 U/d iv 分 6 次	2
或阿莫西林[d]	100～200 mg/（kg·d）iv 分 4～6 次	2
或头孢曲松[e]	2g/d iv 或 im 每天 1 次	2
联合		
庆大霉素[h]	3 mg/（kg·d）iv 或 im 每天 1 次	2
或奈替米星	4～5 mg/（kg·d）iv 每天 1 次	2
	儿童剂量[f]	
	青霉素、阿莫西林和头孢曲松如上述	
	庆大霉素 3 mg/（kg·d）iv 或 im 每天 1 次或分 3 次	
3. β 内酰胺过敏的患者		
万古霉素[i]	30 mg/（kg·d）iv 分 2 次	
	儿童剂量[f]	4[c]
	40 mg/（kg·d）iv 分 2～3 次	
（二）对青霉素相对耐药		
的菌株（MIC 0.125		
～2 mg/L）		
1. 标准治疗		
青霉素 G	2400 万 U/d iv 分 6 次	4[c]
或阿莫西林[d]	200 mg/（kg·d）iv 分 4～6 次	4[c]
联合庆大霉素[h]	3 mg/（kg·d）iv 或 im 每天 1 次/d	2

续表

抗生素	剂量及用法	疗程（周）
2. β内酰胺过敏的患者		
万古霉素[i]	30 mg/（kg·d）iv 分 2 次	4[c]
	儿童剂量[f]	
	40 mg/（kg·d）iv 分 2～3 次	
联合庆大霉素[h]	3 mg/（kg·d）iv 或 im 每天 1 次	2

注：b 适用于＞65 岁的老年人或合并肾功能不全的；c 人工瓣心内膜炎使用 6 周；d 或氨苄西林，剂量同阿莫西林；e 适用于门诊院；f 儿童剂量不能超过成人剂量；g 仅用于没有并发症的自体瓣心内膜炎；h 应 1 周检查 1 次肾功能和庆大霉素的血清浓度，当每天 1 次给药时，药物血清谷浓度应＜1 mg/L，峰浓度（注药后 1 小时）应该为 10～12 mg/L；i 万古霉素的血清谷浓度应达到 10～15 mg/L，峰浓度（注药后 1 小时）应达到 30～45 mg/L。

表 14 - 3 　　葡萄球菌属引起的感染性心内膜炎抗生素治疗方案

抗生素	剂量及用法	疗程（周）
（一）自体瓣		
1. 甲氧西林敏感的葡萄球菌		
氟氯西林或氯唑西林或苯唑西林	12g/d iv 分 4～6 次	4～6
联合庆大霉素[a]	3 mg/（kg·d）iv 或 im 分 2～3 次	3～5 天
	儿童剂量[b]	
	苯唑西林和氯唑西林 200 mg/（kg·d）iv 分 4～6 次	
	庆大霉素 3 mg/（kg·d）iv 或 im 分 3 次	
2. 青霉素过敏或耐甲氧西林的葡萄球菌		
万古霉素[c]	30 mg/（kg·d）iv 分 2 次	4～6
联合庆大霉素[a]	3 mg/（kg·d）iv 或 im 分 2～3 次	3～5 天
	儿童剂量[b]	
	万古霉素 40 mg/（kg·d）iv 分 2～3 次	
（二）人工瓣		
1. 甲氧西林敏感的葡萄球菌		

抗生素	剂量及用法	疗程（周）
氟氯西林或氯唑西林或苯唑西林	12g/d iv 分 4～6 次	≥6
联合		
利福平[d]	1200 mg/d iv 或口服 分 2 次	≥6
和庆大霉素[e]	3 mg/（kg·d）iv 或 im 分 2～3 次	
	儿童剂量[b]	2
	苯唑西林和氯唑西林同上	
	利福平 20 mg/（kg·d）iv 或口服分 3 次	
2. 青霉素过敏患者或耐甲氧西林的葡萄球菌		
万古霉素[c]	30 mg/（kg·d）iv 分 2 次	≥6
联合		
利福平[d]	1200 mg/d iv 或口服 分 2 次	≥6
和庆大霉素[e]	3 mg/（kg·d）iv 或 im 分 2～3 次	2
	儿童剂量同上[b]	

注：a 联合应用庆大霉素的益处尚不十分明确，应用时伴随毒副作用的增加，因此并非必选。b 儿童剂量不应超过成人剂量。c 万古霉素的谷浓度必须达到 25～30 mg/L。d 利福平能促进华法林及其他药物的肝脏代谢；利福平在人工瓣心内膜炎中起着特殊的作用，因为它能阻止细菌定植在外来材料上；利福平必须和其他抗葡萄球菌药物联用以避免细菌产生耐药。e 尽管联用庆大霉素的益处尚不明确，但仍建议用于人工瓣心内膜炎中，每周应检测血药浓度和肾功能（肾功能不全者 1 周 2 次），若分 3 次给药，谷浓度应该<1 mg/L，峰浓度（给药 1 小时后）应在 3～4 mg/L。

表 14-4　　　　　肠球菌所致感染性心内膜炎的治疗方案

抗生素	剂量及用法	疗程（周）
对β-内酰胺和庆大霉素敏感株（耐药株详见[a,b,c]）		
阿莫西林	200 mg/（kg·d）iv 分 4～6 次	4～6[d]
联合庆大霉素[e]	3 mg/（kg·d）iv 或 im 分 2～3 次	4～6
	儿童剂量[f]	
	阿莫西林 300 mg/（kg·d）iv 分 4～6 次	
	庆大霉素 3 mg/（kg·d）iv 或 im 分 3 次	

续表

抗生素	剂量及用法	疗程（周）
	或	
氨苄西林	200 mg/（kg·d）iv 分 4～6 次	4～6[d]
联合庆大霉素[e]	3 mg/（kg·d）iv 或 im 分 2～3 次	4～6
	儿童剂量[f]	
	氨苄西林 300 mg/（kg·d）iv 分 4～6 次	
	庆大霉素同上	
	或	
万古霉素[g]	30 mg/（kg·d）iv 分 2 次	6
联合庆大霉素[e]	3 mg/（kg·d）iv 或 im 分 2～3 次	6
	儿童剂量[f]	
	万古霉素 40 mg/（kg·d）iv 分 2～3 次。	
	庆大霉素同上	

注：a 对高浓度庆大霉素耐药（MIC＞500 mg/L）。如果对链霉素敏感，可用链霉素代替庆大霉素，15 mg/（kg·d），分 2 次；否则，使用长疗程 β-内酰胺方案。近年有人建议联合使用氨苄西林和头孢曲松治疗耐庆大霉素的粪肠球菌所致的心内膜炎。b 对 β-内酰胺耐药。①如果是因为产生 β-内酰胺酶，可以氨苄西林-舒巴坦代替氨苄西林，或阿莫西林-克拉维酸代替阿莫西林；②如果是因为 PBP5 改变，则用万古霉素方案。c 对氨基糖苷类、β-内酰胺类、万古霉素类多重耐药。建议：①利奈唑胺 2×600 mg/d iv 或口服，疗程≥8 周（主要是血液学毒性）；②奎奴普丁-达福普丁 3×7.5 mg/（kg·d），疗程≥8 周；③β-内酰胺类联合包括亚胺培南加氨苄西林或头孢曲松加氨苄西林，疗程≥8 周。d 症状＞3 个月和在人工瓣心内膜炎的患者中建议使用 6 周治疗方案。e 使用氨基糖苷类患者需监测血药浓度和肾功能。f 儿童用药剂量不能超过成人剂量。g 对于 β-内酰胺过敏患者，使用万古霉素时应监测血药浓度。

表 14-5　　　　感染性心内膜最初的经验性抗生素治疗方案

（在病原体分离之前或未分离到病原体）

抗生素	剂量及用法	疗程（周）	备 注
（一）自体瓣			
氨苄西林	12g/d 分 4 次静脉滴注	4～6	血培养阴性的感染性
或阿莫西林	12g/d 分 6 次静脉滴注	4～6	心内膜的治疗要咨询
或青霉素	1200～1800 万 U/d 分 4～6 次静滴	4～6	感染学专家
联合庆大霉素	2 mg/（kg·d）iv 或 im 分 2 次		在获知培养结果前应
			用尚存在争论

抗生素	剂量及用法	疗程（周）	备 注
万古霉素	30 mg/（kg·d）iv 分 2 次	4～6	主要用于对 β-内酰胺
联合庆大霉素	3 mg/（kg·d）iv 或 im 分 2～3 次	4～6	不能耐受的患者
联合环丙沙星	1000 mg/d 口服分 2 次或 800 mg/d iv 分 2 次	4～6	环丙沙星对巴尔通体属不一定有效，如有巴尔通体属感染可能则可加用强力毒素
（二）人工瓣（早期，手术后<12 个月）			
万古霉素	30 mg/（kg·d）iv 分 2 次	6	若疗效不佳，应考虑
联合庆大霉素	3 mg/（kg·d）iv 或 im 分 2～3 次	2	手术和扩大抗生素谱
联合利福平	1200 mg/d 口服分 2 次		至覆盖革兰阴性菌
（三）人工瓣（晚期，手术后≥12 个月）			
同自体瓣方案			

2. 特殊类型感染性心内膜炎的治疗

（1）人工瓣膜心内膜炎（PVE）：是最严重的感染性心内膜炎，医院内死亡率高达 20%～40%。PVE 的抗生素治疗和自体瓣心内膜炎（NVE）类似。金黄色葡萄球菌性 PVE 例外，它需要延长抗菌疗程（特别是氨基糖苷类药）而且也经常使用利福平。PVE 的手术治疗原则也遵从 NVE 的手术原则。经规律治疗无效的患者多推荐采取手术。彻底手术是指清除所有异物，包括原来的人工瓣膜以及先前手术遗留的钙化。尽管 PVE 的最佳治疗方案仍有争议，但对于 PVE 并发心力衰竭、严重的人工瓣膜功能不全、瓣膜周围脓肿或持续性发热等高危患者，手术治疗被认为是最佳的疗法。所有的早期 PVE 都应考虑手术，因为早期 PVE 多由葡萄球菌及其他侵袭力强的生物引起。相反，非葡萄球菌和非真菌的晚期 PVE 可以采取保守治疗。但是，用药物治疗的患者需要严密地追踪，因为后期仍存危险。

（2）心脏装置（CD）相关的感染性心内膜炎：包括永久起搏器（PPM）和埋藏式复律除颤器（ICD）的感染，死亡率很高，诊断和治疗都相当困难。首先必须区分装置局部感染（LDI）和心脏装置相关性感染性心内膜炎（CDRIE），两者的区分有时很困难。在 77% 的 CDRIE 病例中血培养阳性。葡萄球菌是最常见的病原体，在急性 PPM 感染中金黄色葡萄球菌最多。大多数 CDRIE 患者必须延长抗生素治疗的疗程并移除心脏装置。当患者有巨大的赘生物而经皮移除困难或三尖瓣严重受累时，应外科手术移除移植物。心脏装置移除后，建议重新评估植入装置的必要性。对于再植入术的时间和部位应根据患者情况而定。应避免立即再植入，因为有造成新感染的可能。也不宜临时起搏，因可能增加感染的风险。如进行再植术，通常在对侧开通新的静脉通道。如有必要立即进行，可以选择在心外膜植入。一般再植术可延长数天或数周，可减少感染的风险。移植术之前应预防性运用抗生素治疗。

（3）右心感染性心内膜炎：占所有 IE 的 5％～10％，可见于 PPM、ICD、中心静脉置管或先天性心脏病（CHD）患者，但主要见于静脉吸毒者（IVDAs）。三尖瓣是 IVDAs 常见感染部位。葡萄球菌是主要病原体（60％～90％），革兰阴性细菌、真菌、肠球菌、链球菌属和多种微生物感染较少见。右心自体瓣心内膜炎预后相对较好，其住院死亡率＜10％。右心自体瓣心内膜炎，抗菌谱必须覆盖金黄色葡萄球菌，特别是 IVDAs 或静脉导管相关感染。如为甲氧西林敏感的金黄色葡萄球菌，用 2 周的苯唑西林（或氯唑西林）治疗即可。如上述治疗临床疗效反应慢，赘生物＞20 mm，并发右心衰、急性呼吸衰竭、脓毒病灶肺外转移（包括脓胸）、心外并发症，未使用耐酶青霉素，有严重免疫抑制（CD4 计数＜200/μL），心内膜炎涉及左心系统，则需采用标准的 4 周疗法。右心自体瓣心内膜炎存在以下情况时应考虑手术治疗：右心衰继发于严重三尖瓣反流并对利尿药反应差；微生物难以清除（如持续性真菌感染）或尽管经足量的抗生素治疗菌血症＞7 天（如金黄色葡萄球菌、铜绿假单胞菌）；肺栓塞复发有或未合并右心衰，三尖瓣赘生物＞20 mm。IVDAs 患者的手术指征应该更保守，因为 IVDAs 感染性心内膜炎的复发率更高，通常是因为长期的药物滥用。

（4）老年人感染性心内膜炎：老年人群心内膜炎预后较差，且并发症发生率高，易延误诊断。D组链球菌是引起心内膜炎较常见的病原菌，特别是在老年人中，与结肠疾病、多瓣膜疾病相关，并增加栓塞的危险。其次为肠球菌引起的心内膜炎。老年人感染性心内膜炎的手术指征与年轻人一样，有适应证者手术治疗是一种合理选择。

（5）妊娠合并感染性心内膜炎：妊娠期 IE 的发病率约为 0.006％；伴心脏瓣膜病或者先天性心脏病孕妇中，发病率为 0.5％。患病孕妇及其胎儿的病死率均较高，分别为 33％及 29％。最常见并发症为瓣膜关闭不全导致的心功能不全，其次为动脉栓塞。孕妇 IE 的治疗原则与非妊娠患者相同，但须考虑抗生素对胎儿的影响。在药物治疗无法控制病情后才建议对孕妇进行外科瓣膜手术及终止妊娠。最佳手术时机是妊娠 13～28 周之间；而对于妊娠 26 周以上的孕妇，拟进行体外循环下的瓣膜手术，建议在剖宫产后再施行外科手术。

3. 外科治疗　一般认为，对于抗生素治愈可能性很小的高危患者和没有严重的合并疾病或并发症但预计单用药物治疗难以康复的患者，应选择外科手术治疗。感染性心内膜炎早期手术的指征主要有心力衰竭、不能控制的感染和防止栓塞事件发生。

〔李向平〕

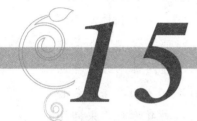

15　原发性扩张型心肌病

【概述】

扩张型心肌病（DCM）定义为出现左心室或双室扩大、收缩功能障碍，却没有其他负荷异常（高血压、瓣膜病）或冠状动脉病变造成的整体收缩功能损害。DCM 导致心力衰竭进行性加重，左心室收缩功能下降，室上性和室性心律失常，传导系统异常，血栓栓塞，猝死和心力衰竭相关的死亡。DCM 发病年龄范围大，可以发生于年幼的儿童，最常见于 30～40 岁。

【病因分类】

心肌病分为原发性和继发性，原发性 DCM 是包括家族性 DCM、获得性 DCM 和特发性 DCM；继发性 DCM 指全身性系统性疾病累及心肌，心肌病变仅仅是系统性疾病的一部分。

【临床表现】

1. 突出表现为左心衰的症状。因为排出量减少而引起的疲劳和软弱颇为常见。患者常不能耐受运动。右心衰是晚期的表现，预示预后特别差。

2. 体检常见不同程度的心脏扩大和充血性心力衰竭的表现。

3. 左心室来源的血栓造成的体循环血栓栓塞以及静脉系统的血栓造成

的肺栓塞为 DCM 常见的晚期并发症。

【首诊患者诊断策略】

1. 有冠状动脉疾病的危险因素或有早发冠状动脉疾病家族史的患者应该排除冠状动脉疾病。

2. 基础检查应包括肌酸激酶（CK）、肾功能、尿蛋白分析、肝功能检测、血红蛋白以及白细胞计数、血清铁、铁蛋白、钙、磷、钠尿肽以及促甲状腺激素。

3. 病因诊断。

4. 心脏磁共振有助于评估心室大小、功能以及组织特征。

5. 临床怀疑心肌炎的患者，推荐行心内膜心肌活检术（包括组织学、组织化学和多聚酶链式反应）进一步明确感染病原。临床怀疑贮积病或者代谢性疾病的患者，其他方法不能确定时也应考虑行心内膜心肌活检术。

6. 建议对扩张型心肌病患者的所有一级亲属行超声心动图和心电图筛查。

7. 家族性的扩张型心肌病或者散发病例有遗传性疾病临床表现的患者（如房室阻滞或者 CK 升高）应行基因检测。

8. 基因检测应根据现有的临床诊断证据，仅限于检测已知导致扩张型心肌病的基因。当家系结构适合进行分离分析时（如家系中有多个扩张型心肌病患者且可以获得 DNA），可以考虑应用新一代测序技术（包括肌联蛋白）开展大范围基因组分析。

【诊断标准】

（一）临床诊断标准

1. 左心室舒张末内径＞5.0 cm（女性）和＞5.5 cm（男性）（或大于年龄和体表面积预测值的 117%，即预测值 2 倍 SD＋5%）。

2. LVEF＜45% 或 LVFS＜25% 发病时除外高血压、心脏瓣膜病、先天性心脏病或缺血性心脏病。

（二）病因诊断

1. 家族性 DCM　符合 DCM 临床诊断标准，具备以下家族史之一者即可诊断：①在一个家系中（包括先证者在内）有两个或两个以上 DCM 患者。②在 DCM 一级亲属中有尸检证实为 DCM，或有不明原因的 50 岁以下猝死者。

2. 心动过速性 DCM　具有发作时间≥每天总时间的 12％～15％的持续性心动过速，心室率＞160 次/min。

【治疗方案和原则】

排除任何引起心肌疾病的可能病因并给予积极的治疗，如控制感染、严格限酒或戒酒、改变不良的生活方式等。治疗心力衰竭、预防栓塞、改善心肌代谢。

（一）DCM 早期阶段治疗（心功能Ⅰ级）

1. 病因治疗即免疫学治疗

（1）阻止抗体致病作用的治疗：针对抗心肌抗体阳性患者尽早应用 β 受体阻滞药或/和地尔硫䓬治疗，阻止抗体的致病作用，可以改善预后。

地尔硫䓬禁用于 LVEDd≥7.0 cm 和心功能Ⅱ～Ⅳ级患者。用法与剂量：地尔硫䓬 30 mg bid～tid 或地尔硫䓬缓释片 90 mg qd；酒石酸美托洛尔 25 mg～200 mg/d 或琥珀酸美托洛尔缓释片 23.75～190 mg/d，卡维地洛 2.5～20 mg，每天 2 次。

（2）免疫吸附治疗：清除 DCM 患者自身抗体有效改善心功能，IA/IgG 治疗可用于 AHA 阳性的 DCM 患者。

（3）免疫调节治疗：芪苈强心胶囊治疗新近诊断的 DCM 患者具有免疫调节和改善患者心功能的作用，中药党参、黄芪和葛根等具有降低 DCM 血浆神经内分泌因子如肾素、血管紧张素Ⅱ和调节炎症因子表达等作用。

2. 针对心室重构进行早期药物干预，包括 β 受体阻滞药和 ACEI/ARB，可减少心肌损伤和延缓病变发展，显著改善成年人心力衰竭和 DCM 患者的预后。

（二）DCM 中期阶段治疗（心功能Ⅱ～Ⅲ级）

针对心力衰竭病理生理机制中三大系统（交感神经系统、肾素血管紧张素醛固酮系统、利钠肽系统）的异常激活，采用三大类神经激素拮抗药包括 β 受体阻滞药、ACEI/ARB/血管紧张素受体脑啡肽酶抑制药（ARNI）和醛固酮受体拮抗药（MRA）治疗被证实能够降低心力衰竭患者的发病率和病死率。

1. 利尿药　存在液体潴留的患者应限制钠盐摄入和合理使用利尿药，利尿药通常从小剂量开始，如氢氯噻嗪 25 mg/d、呋塞米 10～20 mg/d、托拉塞米 10～20 mg/d，根据尿量口服补充氯化钾，或用复方盐酸阿米洛力

1～2片/d；并逐渐增加剂量直至尿量增加，体重每日减轻0.5～1.0 kg，液体潴留征消失后，提倡长期间断使用利尿药，伴低钠血症心力衰竭患者给予口服托伐普坦7.5～15 mg qd，每天1次，排水不排钠，使用利尿药治疗欠佳患者推荐超滤治疗清除液体潴留。

2. ACEI/ARB/ARNI的应用　所有无禁忌证者都应积极使用ACEI/ARB或沙库巴曲缬沙坦（ARNI）（Ⅰ类推荐，B级证据），它们均能改善心力衰竭患者的发病率和死亡率ACEI/ARB/ARNI的使用从小剂量开始，逐渐递增，直至达到目标剂量，滴定剂量及其过程需个体化。

3. 螺内酯　中、重度心力衰竭且无肾功能严重受损的患者可使用醛固酮受体拮抗药（MRA）螺内酯，10～20 mg/d（Ⅰ类推荐，A级证据）；对合并肾功能不全的患者建议谨慎使用或不使用，注意血钾监测，避免高钾血症。

4. 地高辛　用于快速心房颤动合并心力衰竭患者，减慢心室率，注意地高辛浓度的监测，地高辛0.125 mg，每天1次或隔天1次。

5. β受体阻滞药　对无禁忌证、病情稳定且LVEF<45%的患者应积极使用β受体阻滞药（Ⅰ类推荐，A级证据）；在ACEI和利尿药的基础上加用β受体阻滞药（无液体潴留、体重恒定）；使用方法：从小剂量开始，如患者能耐受则每2～4周将剂量加倍，以达到静息心率不小于50次/min为目标剂量或最大耐受量。

6. 伊伐布雷定　对经β受体阻滞药治疗后心率>70次/min的患者，可以使用伊伐布雷定2.5 mg～7.5 mg bid（Ⅱa类推荐，B级证据）；不提倡首先用伊伐布雷定控制患者心率，更强调β受体阻滞药治疗DCM的多种药理作用及其临床获益。

7. 心力衰竭的心脏再同步化（CRT）治疗　DCM心力衰竭患者心电图显示QRS波群时限延长>150毫秒则提示存在心室收缩不同步，可导致心力衰竭的死亡率增加；CRT适用于窦性心律且QRS波群≥150毫秒伴左束支阻滞，经标准和优化的药物治疗后仍持续有症状，且LVEF≤35%的患者（Ⅰ类推荐，A级证据）；由于DCM患者心室壁变薄，建议安装CRT电极前先进行UCG评价。

8. 心律失常和猝死的防治

（1）药物治疗：室性心律失常和猝死是DCM的常见症状，预防猝死主要是控制诱发室性心律失常的可逆性因素。纠正心力衰竭，降低室壁张力；纠正低钾低镁；改善神经激素机能紊乱，选用 ACEI 和 β 受体阻滞药；避免药物因素如洋地黄、利尿药的毒副作用。

（2）置入式心脏转复除颤器（ICD）：一级预防，经过≥3 个月的优化药物治疗后仍有心力衰竭症状、LVEF≤35％且预计生存期＞1 年、状态良好的 DCM 患者推荐 ICD 治疗（Ⅰ类推荐，B 级证据）。二级预防，对于曾发生室性心律失常伴血流动力学不稳定，且预期生存期＞1 年的状态良好患者推荐 ICD 治疗，降低 DCM 猝死及全因死亡风险（Ⅰ类证据，A 级推荐）。

9. 栓塞的防治　DCM 患者的心房、心室扩大，心腔内常见有附壁血栓形成，存在肝淤血，口服华法林时需调节剂量使国际化标准比值（INR）保持在 1.8～2.5 之间，或使用新型抗凝药如达比加群酯、利伐沙班；对于合并心房颤动的患者，CHA2DS2-VASc 评分中男性≥2 分、女性≥3 分者，应考虑接受口服抗凝治疗（Ⅰ类证据，A 级推荐）；单纯 DCM 患者如无其他适应证，不建议常规应用华法林和阿司匹林。

（三）DCM 晚期阶段的治疗（心功能Ⅳ级）

在 DCM 晚期阶段，出现顽固性终末期心力衰竭，常规药物治疗后心力衰竭症状仍然不能缓解的患者，可考虑静脉滴注正性肌力药物（多巴胺 3 μg/(kg·min)；多巴酚丁胺 2～5 μg/(kg·min)；米力农 25～50 μg/kg 负荷量，继以 0.375～0.750 μg/(kg·min)；左西孟旦 12 μg/kg 静脉注射 10 分钟，继以 0.1 μg/(kg·min)和血管扩张药的应用（硝酸甘油 5～10 μg/min）；硝普钠 0.3～5 μg/(kg·min)（＜72 小时）；萘西立肽（重组人 BNP）1.5～2 μg/kg 静脉注射，继以 0.01 μg/(kg·min)，作为姑息疗法短期治疗（3～5 天），以缓解症状。

1. 超滤治疗　床边超滤技术可以充分减轻 DCM 失代偿性心力衰竭患者的容量负荷，可以减少心力衰竭患者住院时间、降低患者再住院率。主要适应证：①利尿药抵抗患者；②近期液体负荷明显增加，体液潴留明显，心力衰竭症状进行性加重的患者。禁忌证：①低血压；②合并全身性感染，有发热、全身中毒症状、白细胞升高等表现；③血肌酐≥3 mg/dL（265 μmol/L）；④需要透析或血液滤过治疗者；⑤有肝素抗凝禁忌证患者。

2. 左心室辅助装置治疗　DCM 患者采用最佳的治疗方案仍进展到心力衰竭的晚期，在等待心脏移植期间可考虑使用左心室辅助装置进行短期过渡治疗。

3. 心脏移植　DCM 患者出现难治性心力衰竭（对常规内科或介入等方法治疗无效）时，心脏移植是目前唯一已确立的外科治疗方法，心脏移植的适应证。

（1）心肺运动测试峰耗氧量：对于不能耐受 β 受体阻滞药的患者，峰耗氧量＜14 mL/（kg·min）则应考虑心脏移植；对于正在使用 β 受体阻滞药的患者，峰耗氧量低于 12 mL/（kg·min）则应考虑心脏移植。

（2）对年龄＞70 岁的患者进行慎重选择后，可以考虑心脏移植。

（3）术前体重指数（BMI）＞35 kg/m² 的患者心脏移植术后预后更差，因此此类肥胖患者建议在术前将 BMI 降至≤35 kg/m²。

（四）心脏康复治疗

1. 注意休息　DCM 心力衰竭失代偿期床上肢体运动，以防血栓形成。

2. 限钠和限水　钠盐＜3 g/d，液体入量 1.0～1.5L/d。

3. 控制心力衰竭加重外在因素　控制体重（BMI 30～35 kg/m²），避免肥胖或恶病质；控制合并症如病毒感染、高血压、糖尿病、贫血等。

4. 适当运动　心力衰竭稳定后，进行适当的有氧运动。

5. 改善睡眠　作息时间规律，保证充足睡眠。

6. 加强心理辅导　正视 DCM 和心力衰竭、配合治疗，减轻精神压力。

〔谭茗月〕

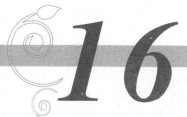

16 原发性肥厚型心肌病

【概述】

肥厚型心肌病（HCM）是一种以心肌肥厚为特征的心肌疾病，主要表现为左心室壁增厚，通常指二维超声心动图测量的室间隔或左心室壁厚度≥15 mm，或者有明确家族史者厚度≥13 mm，通常不伴有左心室腔的扩大，需排除负荷增加如高血压、主动脉瓣狭窄和先天性主动脉瓣下隔膜等引起的左心室壁增厚。是一种以心肌进行性肥厚、心室腔进行性缩小为特征，以左心室血液充盈受阻，舒张期顺应性下降为基本特点的心肌病。根据有无左心室流出道梗阻可将其分为梗阻型和非梗阻型两型。本病常有明显家族史，目前被认为是常染色体显性遗传疾病，肌节收缩蛋白基因突变是主要的致病因素。

【分型】

根据超声心动图检查时测定的左心室流出道与主动脉峰值压力阶差（left ventricular outflowtract gradient，LVOTG），可将 HCM 患者分为梗阻性、非梗阻性及隐匿梗阻性 3 种类型。安静时 LVOTG≥30 mmHg（1 mmHg＝0.133kPa）为梗阻性；安静时 LVOTG 正常，负荷运动时 LVOTG≥30 mmHg 为隐匿梗阻性；安静或负荷时 LVOTG 均＜30 mmHg 为非梗阻性。另外，约 3％的患者表现为左心室中部梗阻性 HCM，可能无左心室流出道梗阻，也无收缩期二尖瓣前向运动（systolic anterior motion，SAM）征象。有研究认为这类患者的临床表现及预后与梗阻性 HCM 相同，甚至更差。梗阻性、隐匿梗阻性和非梗阻性 HCM 患者比例约各占 1/3。这种分型有利于指导治疗方案选择，是目前临床最常用的分型方法。此外根据肥厚部位，也可分为心尖肥厚、右心室肥厚和孤立性乳头肌肥厚的 HCM。

【临床表现】

起病多缓慢。约 1/3 有家族史。男性明显多于女性，症状大多出现于 30～40 岁以前，多数患者无症状或仅有轻微症状，随年龄增加症状日趋明显。某些患者首发临床症状可以是猝死。

1. 主要症状

（1）呼吸困难：90％有症状的患者出现呼吸困难，多在劳累后出现，严重者呈端坐呼吸或夜间陈发性呼吸困难。

（2）心前区疼痛：大约 3/4 的患者出现心前区疼痛。常于劳累后出现，类似心绞痛，可典型或不典型，含化硝酸甘油后症状加重。

（3）头晕和昏厥：多在活动时发生，是由于心率加快，使原已舒张期充盈欠佳的左心室舒张期进一步缩短，加重充盈不足，心排血量减低，致血压下降所致。

（4）乏力、心悸：患者感心搏剧烈，可能由于心功能减退或心律失常所致。

（5）心力衰竭及猝死：多见于晚期患者，由于心肌顺应性减低，心室舒张末期压力显著升高，继而心房压增高，常合并心房颤动。晚期患者广泛心肌纤维化，心室收缩功能也减弱，易发生心力衰竭及猝死。

2．在无压力阶差的无症状患者，或心肌轻度肥厚，或心尖肥厚者可无异常体征。临床常见的异常体征包括以下几种。①心浊音界向左扩大：心尖搏动向左下移位，有抬举性，或有心尖双搏动。②胸骨左缘下段心尖内侧可闻及收缩中期或晚期喷射性杂音，向心尖而不向心底传导，可伴有收缩期震颤，见于有心室流出道梗阻的患者。③第二心音可呈反常分裂，是由于左心室射血受阻，主动脉瓣延迟关闭所致。第三心音常见于伴有二尖瓣关闭不全的患者。

【诊断要点】

1．有左心室流出道梗阻的患者具有特征性临床表现，诊断并不困难。

2．心电图　HCM 患者心电图变化出现较早，可先于临床症状，所有患者都应进行心电图检查。该检查灵敏度高，但特异度欠佳。超过 90％的 HCM 患者有心电图改变，多表现为复极异常。心电图改变包括明显的病理性 Q 波，尤其是下壁导联（Ⅱ、Ⅲ、aVF）和侧壁导联（Ⅰ、aVL 或 $V_4 \sim V_6$）；异常的 P 波；电轴左偏；心尖肥厚者常见 $V_2 \sim V_4$ 导联 T 波深倒置。

3．超声心动图　所有 HCM 患者均应进行全面的经胸超声心动图检查，包括二维超声、彩色多普勒、频谱多普勒、组织多普勒等。成人 HCM 超声心动图诊断标准：左心室心肌任何节段或多个节段室壁厚度≥15 mm，并排除引起心脏负荷增加的其他疾病，如高血压、瓣膜病等。推荐经胸超声心动图检查指征：①采用二维短轴检测左心室节段从基底至心尖最大舒张期室壁厚度。②对左心室舒张功能进行综合评价，包括二尖瓣流入血流的脉冲多普勒检查、二尖瓣环组织多普勒速度成像、肺静脉血流速率、肺动收缩压和左心房大小和容积测定。③对于静息 LVOTG<50 mmHg 的有症状患者，推荐在站、坐和半仰卧位的运动过程中行二维和多普勒超声心动图检查，检测左心室流出道梗阻和运动诱导的二尖瓣反流。④计划室间隔心肌消融术者行经冠状动脉超声心动图声学造影，以确定消融位置。对接受室间隔心肌切除术的患者，推荐行围手术期经食管超声心动图检查，以确认左心室流出道梗阻机制，指导制定手术策略，评价手术效果和术后并发症，并检测残余左心室流出道梗阻的程度。

4. 动态心电图监测　所有 HCM 患者均应行 24～48 小时动态心电图监测，以评估室性心律失常和猝死的风险，有助于判断心悸或晕厥的原因。

5. 运动负荷检查　左心室流出道与主动脉之间的 LVOTG 是动态变化的，受各种改变心肌收缩力和负荷量因素（如脱水、饮酒、饱食、运动、体位、用药等）的影响，因此对静息时无左心室流出道梗阻而有症状的患者，可做运动负荷检查，以排除隐匿性梗阻。运动负荷检查前应做好术前准备。检查时及恢复过程中应密切观注患者的症状、血压、心率、LVOTG 的变化以及有无新发的心律失常等情况，检查室应配备相应的急救人员及设施。

6. 心脏磁共振显像　心脏磁共振成像较超声心动图提供的信息更多。钆对比剂延迟强化（late gadolinium enhancement，LGE）是识别心肌纤维化最有效的方法，LGE 与死亡、SCD 等风险正相关。约 65% 的 HCM 患者出现 LGE，多表现为肥厚心肌内局灶性或斑片状强化，以室间隔与右心室游离壁交界处局灶状强化最为典型。推荐心脏磁共振成像检查指征：①可疑 HCM，但超声诊断不明确；②可疑心尖部或侧壁肥厚及非缺血性心尖室壁瘤的患者；③需进一步评估左心室结构（乳头肌病变等）及心肌纤维化；④与其他以左心室肥厚为表现的心肌病进行鉴别诊断；⑤拟行外科心肌切除术，如超声心动图不能清晰显示二尖瓣和乳头肌的解剖结构，可行心脏磁共振检查；⑥条件允许，所有确诊或疑似 HCM 的患者均应行心脏磁共振检查。

7. X 线胸片　HCM 患者 X 线胸片可见左心室增大，亦可在正常范围，可见肺部瘀血，但严重肺水肿少见。

8. 冠状动脉计算机断层成像或冠状动脉造影　适用于有明显心绞痛症状，冠状动脉的情况将影响下一步治疗策略的患者或拟行心脏手术的患者；对于有心脏停搏的成年幸存者，或合并持续性室性心律失常的患者也建议行冠状动脉评估。

9. 心内导管检查　疑诊 HCM，存在以下一种或多种情况，可行心内导管检查：①需要与限制型心肌病或缩窄性心包炎鉴别；②怀疑左心室流出道梗阻，但临床表现和影像学检查之间存在差异；③需行心内膜活检鉴别不同病因的心肌病；④拟心脏移植的患者术前评估。

10. 基因诊断　基因突变是绝大部分 HCM 患者的最根本原因，目前基层医生对基因诊断了解甚少，而基因诊断对于医生、HCM 患者及其家属又非常重要，应建立 HCM 及可疑患者、家系患者的基因诊断程序，故在此单独论述 HCM 的基因诊断。HCM 致病基因的外显率（即携带致病基因患者最终发生 HCM 的比率）为 $40\%\sim100\%$，发病年龄异质性也较大，对基因诊断结果解释应谨慎。

【治疗方案和原则】

（一）左心室流出道梗阻的治疗

1. 药物治疗

（1）Ⅰ类推荐：①对于静息时或刺激后出现左心室流出道梗阻的患者，推荐一线治疗方案为给予无血管扩张作用的 β 受体阻滞药（剂量可加至最大耐受剂量），以改善症状。②对于静息时或刺激后出现左心室流出道梗阻但无法耐受 β 受体阻滞药或有禁忌证的患者，推荐给予维拉帕米以改善症状（小剂量开始，剂量可加至最大耐受剂量）。但对 LVOTG 严重升高（$\geqslant100\ \text{mmHg}$）、严重心力衰竭或窦性心动过缓的患者，维拉帕米应慎用。③除 β 受体阻滞药外（或合并维拉帕米），丙吡胺可以改善静息或刺激后出现左心室流出道梗阻患者的症状（剂量可加至最大耐受剂量）。虽目前国内尚无此药，对有渠道购得的患者，可予以推荐。④治疗急性低血压时对液体输入无反应的梗阻性 HCM 患者，推荐静脉用苯肾上腺素（或其他单纯血管收缩药）。

（2）Ⅱa 类推荐：①静息时或刺激后左心室流出道梗阻的患者应避免使用动静脉扩张药，包括硝酸盐类药物和磷酸二酯酶抑制药。②对于 β 受体阻滞药和维拉帕米不耐受或有禁忌证的有症状左心室流出道梗阻患者，应考虑给予地尔硫䓬以改善症状（剂量可加至最大耐受剂量）。

（3）Ⅱb 类推荐：①对于静息或刺激后出现左心室流出道梗阻的无症状患者，可考虑采用 β 受体阻滞药或维拉帕米，以减小左心室压力。②对于有症状的左心室流出道梗阻患者，可考虑谨慎采用低剂量襻利尿药或噻嗪类利尿药改善劳力性呼吸困难。③可考虑给予丙吡胺作为单一疗法，改善静息或刺激后出现左心室流出道梗阻患者的症状。丙吡胺可增加房颤患者心室率，应用时需注意。

2. 经皮室间隔心肌消融术　经皮室间隔心肌消融术是通过导管将乙醇注入前降支的一或多支间隔支中，造成相应肥厚部分的心肌梗死，使室间隔基底部变薄，以减轻 LVOTG 和梗阻的方法。中短期的研究显示该方法可有效降低 LVOTG，改善症状、增加活动耐量。经皮室间隔心肌消融术适应证包括临床适应证、有症状患者血液动力学适应证和形态学适应证，具备这些适应证的患者建议行经皮室间隔心肌消融术，建议在三级医疗中心由治疗经验丰富的专家团队进行。

（1）临床适应证：①适合于经过严格药物治疗 3 个月、基础心率控制在 60 次/min 左右、静息或轻度活动后仍出现临床症状，既往药物治疗效果不佳或有严重不良反应、纽约心脏协会（NYHA）心功能 Ⅲ 级及以上或加拿大胸痛分级 Ⅲ 级的患者。②尽管症状不严重，NYHA 心功能未达到 Ⅲ 级，但 LVOTG 高及有其他猝死的高危因素，或有运动诱发的晕厥的患者。③外科室间隔切除或植入带模式调节功能的双腔（DDD）起搏器失败。④有增加外科手术危险的合并症的患者。

（2）有症状患者血液动力学适应证：经胸超声心动图和多普勒检查，静息状态下 LVOTG≥50 mmHg，或激发后 LVOTG≥70 mmHg。

（3）形态学适应证：①超声心动图示室间隔肥厚，梗阻位于室间隔基底段，并合并与 SAM 征有关的左心室流出道及左心室中部压力阶差，排除乳头肌受累和二尖瓣叶过长。②冠状动脉造影有合适的间隔支，间隔支解剖形态适合介入操作。心肌声学造影可明确拟消融的间隔支为梗阻心肌提供血液供应，即消融靶血管。③室间隔厚度≥15 mm。

（4）禁忌证：①非梗阻性 HCM。②合并必须行心脏外科手术的疾病，如严重二尖瓣病变、冠状动脉多支病变等。③无或仅有轻微临床症状，无其他高危因素，即使 LVOTG 高亦不建议行经皮室间隔心肌消融术。④不能确定靶间隔支或球囊在间隔支不能固定。⑤室间隔厚度≥30 mm，呈弥漫性显著增厚。⑥终末期心力衰竭。⑦年龄虽无限制，但原则上对年幼患者禁忌，高龄患者应慎重。⑧已经存在左束支阻滞。

（5）并发症：①死亡，治疗相关死亡率为 1.2%～4.0%。②高度或三度房室阻滞，发生率为 2%～10%，需安装起搏器进行治疗。③束支阻滞，发生率可达 50%，以右束支为主。④心肌梗死，与前降支撕裂、乙醇泄露、注入部位不当等有关。⑤急性二尖瓣关闭不全或室间隔穿孔。

3. 外科室间隔心肌切除术　主动脉瓣环下方 5 mm，右冠状动脉窦中点向左冠状动脉窦方向 10～12 mm，向心尖方向深达二尖瓣前叶与室间隔碰触位置，切除长约 3 cm 的心肌组织，切除厚度为室间隔基底部厚度的 50%。

（1）适应证：HCM 室间隔心肌切除最好由经验丰富的外科医生实施，在三级医疗中心开展，手术适应证如下。①同时满足以下 2 个条件：药物治疗效果不佳，经最大耐受剂量药物治疗仍存在呼吸困难或胸痛（NYHA 心功能Ⅲ或Ⅳ级）或其他症状（如晕厥、先兆晕厥）；静息或运动激发后，由室间隔肥厚和二尖瓣收缩期前移所致的 LVOTG≥50 mmHg。②对于部分症状较轻（NYHA 心功能Ⅱ级），LVOTG≥50 mmHg，但是出现中重度二尖瓣关闭不全、心房颤动或左心房明显增大等情况的患者，也应考虑外科手术治疗，以预防不可逆的合并症。

（2）并发症：心肌切除术出现完全性束支阻滞的风险约为 2%（在术前存在完全右束支阻滞的患者风险更高），其他的并发症还包括室间隔穿孔、心室破裂和主动脉瓣反流，但是在经验丰富的心脏中心上述并发症的发生率低。

（3）特殊问题处理：①二尖瓣异常。梗阻性 HCM 多合并二尖瓣关闭不全，绝大多数不需要实施二尖瓣手术，解除梗阻后二尖瓣反流大部分可消除。对于年龄≥55 岁的患者，应注意有无合并固有二尖瓣病变。相关的退行性二尖瓣疾病（如腱索冗长或断裂）可在心肌切除术同时修复。②合并冠状动脉病变。对年龄≥40 岁的患者常规行冠状动脉造影检查，若合并严重冠状动脉病变，建议在行心肌切除术同时行冠状动脉血运重建治疗。③心肌桥。心肌桥多见于左前降支，HCM 合并心肌桥发生率为 15%～40%。如果考虑 HCM 患者的胸痛等症状与心肌桥相关，可在心肌切除术同时，切开肌桥位置冠状动脉表面的心肌或行冠状动脉旁路移植术。④心房颤动。对于合并心房颤动的患者，建议在室间隔心肌切除术同时行心房颤动射频消融术。⑤右心室流出道梗阻。室间隔肥厚可发生在心脏的任何部位（包括右心室），由于右心室流出道梗阻也会引起 HCM 相似的胸闷和心力衰竭等症状，中重度右心室流出道梗阻需一并矫治。

4. 植入永久起搏器　植入 DDD 起搏器对有严重症状的梗阻性 HCM 可能有效。有研究发现永久起搏缓解梗阻的效果与安慰组相同。对梗阻性 HCM 患者植入起搏器需注意两点：①心室起搏电极必须置于真正的右心室尖。②房室间期（AV 间期）必须短于患者窦性心律的 PR 间期。起搏器的原理是使用短的 AV 间期改变了左心室的激动顺序，远离肥厚室间隔部位的心肌提前激动和收缩，而室间隔的激动和收缩相对滞后，随之减轻左心室流出道梗阻。起搏治疗的疗效与选择合适的 AV 间期有关。对于部分静息或刺激时 LVOTG≥50 mmHg、窦性心律且药物治疗无效的患者，若合并经皮室间隔心肌消融术或外科室间隔切除术禁忌证，或术后发生心脏阻滞风险较高，应考虑房室顺序起搏并优化 AV 间期，以降低 LVOTG，并改善 β 受体阻滞药和/或维拉帕米的疗效。另外当存在房性心律失常药物控制心室率不满意时，可考虑行房室结消融加永久起搏器植入治疗。

（二）SCD 的预防

具备下述潜在 SCD 危险因素任意一项者可考虑植入 ICD：①心脏磁共振成像 LGE 阳性；②携带多个 HCM 致病基因突变（即致病突变个数>1）。对未行 ICD 植入的患者，定期（每 12～24 个月 1 次）进行 SCD 危险分层是合理的。不推荐对 HCM 患者常规应用有创电生理检查作为 SCD 危险分层的手段。

（三）终末期治疗

左心室扩大和收缩功能不全是终末期 HCM 最常见的临床表现。在美国，需要接受心脏移植的患者中 1‰～5‰ 为 HCM 患者，在欧洲约为 7‰。考虑行心脏移植的 HCM 患者中约 5% 有难治性室性心律失常。心脏移植的适应证为终末期心脏病，尤其是 NYHA 心功能 Ⅲ 级或 Ⅳ 级，对常规治疗均无反应的患者。

（四）其他

1. 关于妊娠期药物治疗的建议 对无症状或症状已被 β 受体阻滞药控制的女性 HCM 患者，妊娠期间在产科医生的指导下应用 β 受体阻滞药，但需要加强监测，以及时发现胎儿心动过缓或其他并发症。

2. 生活指导 无症状 HCM 患者可参加低强度运动和娱乐活动。HCM 患者不适合参加剧烈的竞技运动，与年龄、性别、种族、是否存在左心室流出道梗阻、是否有经皮室间隔心肌消融术或者室间隔心肌切除术治疗史、是否植入 ICD 无关。

〔谭茗月〕

17

原发性限制型心肌病

【概述】

限制型心肌病以一侧或双侧心室充盈受限和舒张期容量减低为特征，收缩功能和室壁厚度正常或接近正常，可见间质纤维化。其病因为特发性、心肌淀粉样变性、心内膜病变伴或不伴嗜酸性粒细胞增多症。限制型心肌病比较少见。男女之比为 3：1，大多数年龄在 15～50 岁。

【临床表现】

1. 起病比较缓慢。早期可有发热，逐渐出现乏力、头晕、气急。

2. 病变以左心室为主者有左心衰和肺动脉高压的表现如气急、咳嗽、咯血、肺基底部啰音，肺动脉区第二心音亢进等。

3. 病变以右心室为主者有左心室回流受阻的表现如颈静脉怒张、肝大、下肢水肿、腹水等。

4. 心脏搏动常减弱，浊音界轻度增大，心音轻，心率快，可有舒张期奔马律及心律失常。心包积液也可存在，内脏栓塞不少见。

【诊断要点】

1. 有乏力、头晕、气急症状。

2. 心电图　左心房或左心室肥大，心肌损害，异常 Q 波及束支阻滞等变化。

3. X 线检查　心影扩大或正常大小，心搏减弱，选择性左心室造影见心室腔缩小，心内膜可有线状钙化现像。

4. 超声心动图　心室壁增厚，心腔内径缩小，心内膜回声增强，心房扩大。

5. 心内膜心肌活检有助于确定限制型心肌病属原发性或继发性。

6. 需排除缩窄性心包炎。

【治疗方案和原则】

1. 一般治疗　休息，心力衰竭时低盐饮食。

2. 改善心功能　应用利尿药期间必须注意电解质平衡。

3. 防止心律失常　洋地黄类药物用于有心力衰竭或心房颤动伴快速心室率患者，剂量宜较小，注意毒性反应。对合并完全性房室阻滞药物治疗效果差者可安装永久性人工心脏起搏器。

4. 有栓塞者，溶栓、抗凝治疗。

5. 外科治疗　包括切除附壁血栓和纤维化的心内膜、置换二尖瓣和三尖瓣。

〔谭茗月〕

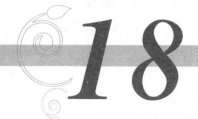

致心律失常型右心室心肌病

【概述】

致心律失常型右心室心肌病（ARVC），又称致心律失常型右心室发育不良，现以 ARVD/C 表示，其特征为右心室心肌被进行性纤维脂肪组织所替代，临床常表现为右心室扩大（表现为心功能不全的症状）、心律失常（常常出现心室过速、心室颤动等）和猝死。

这是一种常染色体突变导致遗传病，原本正常的心肌组织，被破坏、萎缩掉，取而代之的是脂肪、结缔组织，直接的表现就是右心室的增大，甚至在某些薄弱的地方突出，形成室壁瘤、导致右心功能不全等。而正常的心肌和这些脂肪、结缔组织掺杂，会出现心室过速、心室颤动等致命的心律失常。

【临床表现】

隐匿性：有少数患者可无症状，只因常规胸部 X 线检查发现右心室增大为引起注意。

1. 室性心律失常　是 ARVC 最常见的表现。以反复发生持续性或非持续性 VT 为特征，可从室性早搏到 VT 甚至心室颤动，VT 为左束支阻滞型。

2. 心脏性猝死　部分患者以猝死为首发症状，多为≤35 岁的青年人，常发生在体力活动时。

3. 右心衰　表现为不明原因的充血性心力衰竭。患者年龄多在 40 岁以上。伴严重右心受累者可发生全心力衰竭，病变呈弥漫性酷似扩张型心肌病，两者鉴别困难。

【诊断要点】

2010 年国际工作组就 ARVC 的诊断发表了共识，在 1994 年共识基础上基于心电图、心律失常、形态学、组织病理学及临床遗传学等方面制定了 ARVC 新的诊断标准。与旧标准相比，新标准量化了右心室的诊断参数，主要标准共包括 5 个方面。

（一）总体或局部运动异常或结构改变

1. 依据二维超声心动图

（1）主要标准：包括可见局部的右心室运动异常、活动障碍或动脉瘤，同时满足以下条件中的任意一条。①胸骨旁长轴：（舒张末期）右心室流出道 $\geqslant 32$ mm；②胸骨旁短轴：（舒张末期）右心室流出道 $\geqslant 36$ mm；③右心室面积改变率 $\leqslant 33\%$。

（2）次要标准：包括局部的右心室运动异常、活动障碍，同时满足以下条件中的任意一条。①胸骨旁长轴：（舒张末期）29 mm $\leqslant$ 右心室流出道 < 32 mm；②胸骨旁短轴：（舒张末期）32 mm $\leqslant$ 右心室流出道 < 36 mm；③ $33\% <$ 右心室面积改变率 $\leqslant 40\%$。

2. 心脏 MRI

（1）主要标准：包括局限的右心室运动障碍或者右心室收缩不同步，同时满足以下条件中的任意一条。①体表面积右心室舒张末容积率 $\geqslant 110$ mL/m² （男性）或 $\geqslant 100$ mL/m²（女性）；②右室射血分数 $\leqslant 40\%$。

（2）次要标准：包括局限的右心室运动障碍或者右心室收缩不同步，同时满足以下条件中的任意一条。①体表面积右心室舒张末容积率 $100 \sim 110$ mL/m²（男性）或 $90 \sim 100$ mL/m²（女性）；②右室射血分数 $40\% \sim 45\%$。

3. 右心室血管造影术 局部的右心室运动异常、活动障碍或动脉瘤。

（二）心室壁组织活检

1. 主要标准 通过形态测定分析残留肌细胞 $< 60\%$（或者估计 $< 50\%$），同时在一处或多处右心室游离壁心肌活检标本中发现脂肪替代心肌细胞，或者在心内膜组织活检中发现脂肪细胞替代心肌细胞。

2. 次要标准 通过形态测定分析残留肌细胞 $60\% \sim 75\%$（或者估计

50％～65％），同时在一处或多处右心室游离壁心肌活检标本中发现脂肪替代心肌细胞，或者在心内膜组织活检中发现脂肪细胞替代心肌细胞。

（三）心电图改变

1. 主要标准

（1）复极异常：大于 14 岁的患者出现右胸导联（$V_1 \sim V_3$）T 波倒置或者形态异常（排除完全性 RBBB QRS 波群时限≥120ms）。

（2）去极异常：为在右胸导联 $V_1 \sim V_3$ 出现 Epsilon 波，QRS 波群末出现低幅的棘波或震荡波。

2. 次要标准

（1）复极异常：大于 14 岁的患者出现右胸导联（$V_1 \sim V_2$）T 波倒置或者形态异常（排除完全性 RBBB QRS 波群时限≥120ms）或者 V_4、V_5、V_6 T 波倒置或者形态异常；大于 14 岁的患者出现右胸导联（$V_1 \sim V_4$）T 波倒置或者形态异常（存在完全性 RBBB QRS 波群时限≥120ms）。

（四）心律失常

1. 主要标准 持续性或非持续性左束支阻滞型室性心动过速，伴电轴向上（Ⅱ、Ⅲ、aVF QRS 波群负向或不确定，aVL 正向）。

2. 次要标准

（1）持续性或非持续性右心室流出道型室性心动过速，LBBB 型室性心动过速，伴电轴向下（Ⅱ、Ⅲ、aVF QRS 波群正向或不确定，aVL 负向）。

（2）Holter 显示室性早搏 24 小时大于 500 个。

（五）家族史

1. 主要标准 一级亲属中有明确诊断为 ARVC/D 的患者；具有 ARVC/D 致病基因的有意义的突变。

2. 次要标准 一级亲属中有可疑 ARVC/D 患者，而就诊患者符合目前诊断标准；可疑 ARVD/C 引起的早年猝死家族史（＜35 岁）；病理上确诊为 ARVD/C 或符合目前诊断标准的二级亲属。

3. ARVD/C 诊断标准 具备 2 项主要条件，或 1 项主要条件加 2 项次要条件，或 4 项次要条件。

【治疗方案和原则】

1. 运动限制 目前认为桥粒斑珠蛋白缺乏的患者耐力训练可加速右心室扩大、功能降低及心室异位，增加的心室负荷可导致 ARVC/D 表现型的恶化。所以一旦确诊 ARVC/D 应严格限制参加体育运动，尤其是竞技性体育活动，对于外显阴性的 ARVC/D 家庭成员或是健康携带，也应考虑限制参加竞技运动。

2. 药物治疗　目前认为胺碘酮单独或与 β 受体阻滞药联合应用是最有效的预防症状性室性心律失常的药物，且有相对低的促心律失常风险。针对心力衰竭的药物治疗同其他原因的心力衰竭。

3. 射频导管消融　可以减少心室过速的发作，也可以减少 ICD 的频繁放电，减轻患者痛苦。ARVC/D 心室过速多次消融的远期成功率可达 50%～70%，结合 ICD 治疗可明显降低室性心律失常的发生率。但由于心肌病变不断进展且室性心律失常复杂多变，ARVC/D 的室性心律失常消融远期成功率尚不尽满意。

4. ICD 预防猝死　猝死幸存者、持续心室过速、严重右心或/和左心功能不全者，推荐应用 ICD。而不明原因晕厥、非持续性心室过速、中度心力衰竭者也可考虑应用 ICD。

〔谭茗月〕

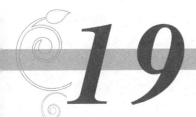

19

酒精性心肌病

【概述】

长期且每天大量饮酒，出现乙醇依赖者，可呈现酷似扩张型心肌病的表现，称为酒精性心肌病。该病多见于成年男性。如果一位 70 kg 重的成年人，每天饮白酒 120 mL，饮用 10 年，即可以发生心肌病。酒精性心肌病的预后主要决定于心脏病变的程度、心功能损害的严重性以及患者能否完全戒酒等。在发病后仍继续饮酒者，4 年后死亡率高达 57%。戒酒者在 4 年之后的病死率为 6%。有报道完全戒酒者 10 年后的存活率为 100%。

【临床表现】

1. 胸痛，心肌，甚至晕厥　主要与心律失常有关，其中窦性心动过速、心房颤动较常见。

2. 劳力性或夜间阵发性呼吸困难　心力衰竭时肺淤血所致。

3. 疲劳、乏力　由心功能不全、心排血量减少引起。

4. 右心衰症状　当心力衰竭持续较长时间，或反复发生心功能不全，可出现右心衰症状，如腹胀、胃胀痛、腹泻、少尿、水肿等。

5. 肺动脉及体循环动脉栓塞症状　较常见，有时可能为本病最早的临床表现。体循环动脉栓塞可以源于左心室及左心房的附壁血栓。静脉系统可发生血栓性静脉炎。

【诊断要点】

1. 长期且每天大量饮酒史。

2. 有或无上述症状。

3. X 线片示心影扩大，心胸比＞55％。

4. 心电图左心室肥大多见，可伴各型心律失常。

5. 超声心动图或左心室造影示心室腔扩大，射血分数降低。

【治疗方案和原则】

1. 戒酒。

2. 内科治疗　心功能不全时，应采取降低心脏负荷（如卧床休息、低盐饮食、应用血管扩张剂及利尿药等）级加强心肌收缩力的措施（如应用多巴胺、多巴酚丁胺、洋地黄制剂及磷酸二酯酶抑制药等）。对快速性及缓慢性心律失常做相应的处理。

〔谭茗月〕

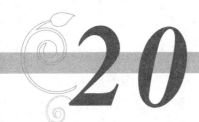

20 围生期心肌病

【概述】

围生期心肌病（peripartum cardiomyopathy，PPCM）是指在妊娠末期 3 个月以及分娩后 6 个月内首次出现的一组与妊娠分娩有关的心肌疾病。围生期心肌病的病因目前尚未明确。

【临床表现】

1. 劳力性呼吸困难、夜间阵发性呼吸困难　为心力衰竭的临床表现。

2. 胸痛　心前区疼痛有时与心绞痛相关类型。

3. 心肌　多为心律失常，以房性与室性早搏及室上性心动过速最多见。在快速性心律失常中，阵发性或持续性心房颤动较常见，VT少见。

4. 咳嗽、咯血　约见于25％的病例，主要由于肺梗死所致。

5. 动脉栓塞症状　见于25％～40％的病例，可以发生肺动脉及其他动脉栓塞，如脑、肾及下肢等动脉栓塞。

【诊断要点】

1. 妊娠末期3个月以及分娩后6个月。

2. 有或无上述症状。

3. 心电图异常，心脏轻度扩大。

4. 超声心动图发现轻度左心功能受损。

【治疗方案和原则】

1. 安静、增强营养、服用维生素类。

2. 针对心力衰竭，可使用洋地黄、利尿药和血管扩张药等。

3. 心律失常的治疗。偶发房性与室性早搏可不予处理。多发、多源室性早搏可能为VT的先兆，应及时处理。对于一些快速性心律失常，如心房扑动或颤动、房性或室上性心动过速等，应及时控制。

4. 对栓塞病例应使用抗凝药。

5. 采取避孕或绝育措施预防复发。

〔谭茗月〕

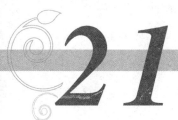

21 药物性心肌病

【概述】

药物性心肌病（drug-induced cardiomyopathy，DICM）是指接受某些药物治疗的患者由于药物对心肌的毒副作用，引起心肌损害，产生心肌肥厚和心脏扩大的心肌病变。能引起心肌损害的药物包括：①抗生素类，如四环素、青霉素、博来霉素、磺胺和蒽环类等；②抗肿瘤药如多柔比星和柔红霉素等；③抗精神病药如奋乃静、氯丙嗪、三氟拉嗪和氟哌啶醇等；④三环类抗抑郁药如氯米帕明、曲米帕明和多塞平等；⑤血管活性药如肾上腺素、异丙肾上腺素和 5-羟色胺等；⑥心血管药如奎尼丁、洋地黄和利舍平等；⑦砷、锑、乙醇、一氧化碳、蛇毒和汞等毒性物质；⑧避孕药、甲基多巴和对乙酰氨基酚等。导致药物性心脏病的易患因素主要有：原发基础心脏病有无及心脏的功能状态，以及是否合并有肝、肾等脏器的功能损害。心脏功能愈差，发生药物性心脏病的机会愈大，病变也愈严重。其次，患者的体质减弱，免疫功能低下易于患病。年龄过大、过小或特异体质也是高危因素之一。此外，多种药物联合应用，化学治疗药物联合应用，化学治疗并用放射治疗，尤其是胸部放射，药物的过量或长期应用均可使心脏受损的机会增加，具有上述情况者，一旦发生药物性心脏病，其病情多较严重，预后也不好。

【临床表现】

药物心肌病临床表现主要有各种心律失常、室内阻滞、ST-T 改变、急慢性心功能不全等，类似扩张型心肌病或非梗阻型心肌病的症状。

【诊断要点】

1. 用药前无明确心脏病史和临床证据，用药后出现新的心律失常、心脏扩大和心力衰竭等征象。

2. 药物治疗过程中或治疗后短期内出现有意义的心律失常或其他心电图异常，并有心脏扩大和充血性心力衰竭，可排除扩张型心肌病、非梗阻型肥厚型心肌病等其他心脏病者，临床上可拟诊相应性药物性心肌病。

3. 对于仅有提示心肌损害的心电图或心律改变且心脏症状较轻者，可拟诊药物性心肌改变。

【治疗方案和原则】

已确诊为药物性心肌病时必须：

1. 立即停用相应药物，包括可疑致心肌损害的药物。

2. 治疗心律失常和心功能不全。必要时进行心电和血流动力学监护。因药物治疗过程中所致的心律失常，不宜用于奎宁丁、普鲁卡因胺治疗，可使用多巴胺或苯妥因钠。三环类抗抑郁药所致心律失常使用利多卡因治疗，或输入碳酸氢钠碱化血液以加强药物与血浆蛋白结合，减少组织利用。锂盐所致窦房阻滞是禁用洋地黄，因后者将加重阻滞并引起心动过速。有充血性心力衰竭者可用强心利尿药和血管扩张药治疗。对过敏性心肌炎可采用糖皮质激素治疗。

3. 使用辅酶 Q10、肌酐、三磷腺苷、维生素 B_1、维生素 B_6 和二磷酸果糖等药物，以改善心肌能量代谢。

〔谭茗月〕

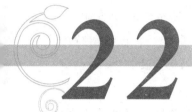

22 应激性心肌病

【概述】

日本学者于 1991 年曾首先描述一例特殊患者，发病时心脏收缩期心尖部膨隆、心底部狭小的左心室造影线像，形似日本捕章鱼的网套（takotsubo），将其命名为"Takotsubo"综合征。其发病早期特有的心尖部收缩功能障碍，也称为心尖球形综合征，又因该病发病前均有明显的应激史，且发病时患者血浆儿茶酚胺等应激性物质水平明显增高，又将该病命名为应激性心肌病，亦称为心碎综合征。2006 年美国心脏病协会（AHA）关于心肌病的科学声明中，将其分类为一种独立的心肌病，并命名为应激性心肌病。2018 年欧洲心脏专家发表"Takotsubo"综合征共识。

SCM 患者绝大多数为女性，67～70 岁的女性患者占 90%。55 岁以上女性发展为 TTS 的风险比 55 岁以下的女性高 5 倍，比男性高 10 倍。

【临床表现】

应激性心肌病在症状发作前的数分钟或数小时，大部分有一个明显的心理或是躯体应激情况存在。相当一部分患者可找到明显的诱因，主要为心理和生理性应激状态。然后出现类似急性冠脉综合征的剧烈胸痛、呼吸困难、晕厥，类似急性心肌梗死的表现。也可表现为背部疼痛、心悸、恶心、呕吐等。在急性阶段，可出现急性肺水肿、心源性休克、呼吸衰竭、心律失常（心动过缓、房室阻滞、阵发性心房颤动、心室过速及心室颤动）、左心室血栓形成的同时可有频繁的短暂性脑缺血发作、脑梗死或肾脏梗死，而且可有致命性的左心室破裂，部分患者可出现二尖瓣关闭不全及三尖瓣关闭不全，多为轻度、中度、重度二尖瓣关闭不全少见；在随访中，二、三尖瓣关闭不全的程度可明显减轻。该病最重要的特征是发病初期左心室收缩功能严重受损，但是心功能常在1周内恢复。

【临床诊断】

心电图表现 ST 段抬高，以 $V_3 \sim V_6$ 为主，I、avL、$V_1 \sim V_6$ 倒 T 波置，可持续几周到几个月，QT 间期在开始阶段经常是延长的，几周后可以缩短，仅有 27% 的患者出现病理性 Q 波。少数患者心电图可见室性心动过速及心室颤动。明显的 QTc 延长（400～450 毫秒）也是本病的一个心电图特征。病理性 Q 波相对较少见（15%）、缺乏对应导联改变及 ST 段 $V_4 \sim V_6 / V_1 \sim V_3 \geqslant 1$ 为特征性改变。

肌钙蛋白升高多见，但仅轻、中度升高，明显低于急性心肌梗死患者的水平，且升高的峰值水平多在入院时，且不随病情的好转或恶化而改变。少数患者心肌损伤标志物可以不高。大面积左心室功能失调而肌钙蛋白升高不显著，此有别于急性心肌梗死。

心脏彩超所见左心室扩大，室壁运动明显减低，4～8 周后可恢复正常。约 1/3 患者右心室也可受累，右心室受累的最常见部位是右心室心尖及侧壁，右心室受累者的左室射血分数较低，合并胸腔积液的发生率较高。

冠状动脉造影不存在有意义的冠状动脉狭窄。造影所见到的冠状动脉痉挛，80% 以上是由乙酰胆碱或给予麦角新碱刺激引起。本病可发生于有冠心病的患者。

左心室造影显示心尖部不运动并呈球样扩张，心底部代偿性收缩增强，左心室收缩期呈典型的"章鱼罐"样改变。

【治疗】

去除诱发因素，如急性感染或身体应激事件。未确定诊断之前，应按急性冠状动脉综合征处理，可使用 β 受体阻滞药、阿司匹林和肝素等。若存在间歇依赖性尖端扭转型心室过速的潜在风险，应谨慎使用 β 受体阻滞药，尤其是心动过缓和 QTc>500 毫秒的患者。

由于急性心肌梗死的危险性很高，对于酷似该症状的本病患者在无冠状动脉介入术条件又符合溶栓治疗标准者，溶栓治疗是允许的，也是安全的。

如能进行紧急冠状动脉造影时，则应在冠状动脉造影完成后再决定是否溶栓或行其他方式的血运重建手术。

严重患者如伴血流动力学不稳定、失代偿，或血压降低等，可酌情应用血管活性药包括血管扩张药（硝酸甘油、硝普钠）和正性肌力药（磷酸二酯酶抑制药），或放置主动脉内球囊反搏泵（IABP）。β受体激动药和儿茶酚胺类正性肌力药（多巴胺、多巴酚丁胺）应列为禁忌。严重室壁运动障碍患者有并发血栓栓塞症危险，可考虑应用抗凝药，以预防附壁血栓形成和继发性血栓栓塞性合并症。可长期应用 ACEI 或血管紧张素 Ⅱ 受体拮抗药以及 β 受体阻滞药，有冠状动脉痉挛者可考虑应用钙通道拮抗药。

【预后】

应激性心肌病在发病初期病情凶险，可以出现低血压、呼吸困难、急性肺水肿、心室颤动、心源性休克、心搏骤停、心室破裂等，导致死亡的发生。本病长期预后相对较好，只要适当采用有效的治疗手段，患者多可良好地康复。

〔赵水平〕

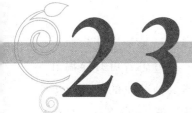

23 心肌炎

【概述】

心肌炎指心肌本身的炎症病变，有局灶性或弥漫性，也可分为急性、亚急性或慢性，总的分为感染性和非感染性两大类。感染性可有细菌、病毒、螺旋体、立克次体、真菌、原虫、蠕虫等所引起。非感染性包括过敏、变态反应（如风湿热等）、化学、物理或药物（如多柔比星等）。近年来由于风湿热和白喉等所致心肌炎逐渐减少，而病毒性心肌炎的发病率显著增多。

心肌炎的临床表现差异很大，从轻度的胸痛、心悸、短暂心电图改变到威胁生命的心源性休克、恶性心律失常等。暴发性心肌炎是心肌炎最为严重的一种临床类型，以起病急骤，进展迅速为特点，很快出现严重心力衰竭、循环衰竭（低血压或心源性休克）以及各种恶性心律失常，并可伴有呼吸衰竭和肝肾功能衰竭。

【临床表现】

1. 症状　病毒性心肌炎患者临床表现常取决于病变的广泛程度，轻重变异很大，可完全没有症状，也可以猝死。约半数于发病前1～3周有病毒感染前驱症状，如发热，全身怠倦感，即所谓"感冒"样症状或恶心、呕吐等消化道症状。然后出现心悸、胸痛、呼吸困难、水肿，甚至阿-斯综合征。

2. 体检　体检可见于发热程度不平行的心动过速，各种心律失常，可听到第三心音或杂音。或有颈静脉怒张、肺部啰音、肝大等心力衰竭体征。重症可出现心源性休克。

3. X线　胸部X线检查可见心影扩大或正常。

4. 心电图　常见ST-T改变和各型心律失常，特别是室性心律失常和房室阻滞等。如合并有心包炎可有ST段上升，严重心肌损害时可出现病理性Q波，需与心肌梗死相鉴别。

5. 超声心动图　可正常，左心室舒张功能减退，节段性或弥漫性室壁运动减弱，左心室增大或附壁血栓等。

6. 血清肌钙蛋白（T或I）、心肌肌酸激酶（CK-MB）增高，血沉加快，C反应蛋白增加等有助于诊断。

血压、呼吸、心率等指标异常提示血液动力学不稳定，是暴发性心肌炎最为显著的表现，也是病情严重程度的指征。①体温：部分患者可有体温升高。原发的病毒感染一般体温不会太高，但并发肺部或其他部位的细菌感染时体温可达39℃以上，极少数患者还可发生体温不升（低于36℃），是病情危重的表现。②血压：暴发性心肌炎患者因严重的心功能不全及全身毒性反应引起血管活性异常导致低血压，严重时血压测不出。③呼吸：呼吸急促（频率常＞30次/min）或呼吸抑制（严重时频率＜10次/min），血氧饱和度＜90%，甚至降至40%～50%。④心率：心动过速（常＞120次/min）或心动过缓（可＜50次/min）。窦性心动过速是暴发性心肌炎患者最为显著的特点，通常＞100次/min，可达160次/min。心率增快与体温升高不相称（＞10次/℃），虽然并不特异，但为急性心肌炎诊断的重要线索，需要高度重视。除窦性心动过速外，还可以出现各种类型心律失常，包括室性或室上性早搏，室性或室上性心动过速，心室颤动等，也可由于传导系统损伤而出现心动过缓、窦性停搏和传导阻滞。快速室性心动过速、心室颤动、窦性停搏以及三度房室阻滞时可发生阿-斯综合征，危及患者生命。

【诊断要点】

发病后 3 周内，相隔 2 周的 2 次血清 CVB 中和抗体滴度呈 4 倍或以上增高，或一次高达 1：640，特异型 CVB IgM 1：320 以上（按不同实验室标准），外周血白细胞肠道病毒核酸阳性等，均是一些可能但不是肯定的病因诊断指标。但病毒感染心肌的确诊有赖于心内膜、心肌或心包组织内病毒、病毒抗原、病毒基因片段或病毒蛋白的检出，反复进行心内膜心肌活检有助于本病的诊断、病情和预后判断。但一般不做常规检查。

成人急性心肌炎诊断参考标准如下：

1. 病史与体征　在上呼吸道感染、腹泻等病毒感染后 3 周内出现心脏相关的表现，如出现不能用一般原因解释的感染后严重乏力、胸闷头晕（心排血量降低）、心尖第一心音明显减弱、舒张期奔马律、心包摩擦音、心脏扩大、充血性心力衰竭或阿-斯综合征等。

2. 上述感染后 3 周内出现下列心律失常或心电图改变者。

（1）窦性心动过速、房室阻滞、窦房阻滞或束支阻滞。

（2）多源、成对室性早搏，自主性房性或交界性心动过速，阵发或非阵发性 VT，心房或心室扑动或颤动。

（3）两个以上导联 ST 段呈水平或下斜型压低＞0.05mV 或 ST 段异常抬高或出现异常 Q 波。

3. 心肌损伤的参考指标　病程中血清心肌肌钙蛋白 I 或肌钙蛋白 T（强调定量测定）、CK-MB 明显增高。超声心动图示心脏扩大或室壁活动异常和/或核素心功能检查证实左心室收缩或舒张功能减退。

4. 病原学依据

（1）在急性期从心内膜、心肌、心包或心包穿刺液中检测出病毒、病毒基因片段或病毒蛋白抗原。

（2）病毒抗体：第 2 份血清中同型病毒抗体（如柯萨奇 B 组病毒中和抗体或流行性感冒病毒血凝抑制抗体等）滴度较第 1 份血清升高 4 倍（2 份血清应相隔 2 周以上）或一次抗体效价＞640 者为阳性，＞320 者为可疑（如以 1：32 为基础则宜以＞256 为阳性，＞128 为可疑阳性，根据不同实验室标准作决定）。

（3）病毒特异性 IgM 以＞1：320 者为阳性（按各实验室诊断标准，需在严格质控条件下）。如同时有血中肠道病毒核酸阳性者更支持有近期病毒感染。

注：同时具有上述 1、2〔（1）（2）（3）中任何一项〕、3 中任何两项。在排除其他原因心肌疾病后临床上可诊断急性病毒性心肌炎；如仅具有 4 中（2）、（3）项者，在病原学上只能拟诊为急性病毒性心肌炎。

如患者有阿-斯综合征发作、充血性心力衰竭伴或不伴心肌梗死样心电图改变、心源性休克、急性肾衰竭、持续性 VT 伴低血压发作或心肌心包炎等在内的一项或多项表现，可诊断为重症病毒性心肌炎，如仅在病毒感染后 3 周内出现少数早搏或轻度 T 波改变，不宜轻易诊断为急性病毒性心肌炎。

对难以明确诊断者，可进行长期随访，有条件时可做心内膜心肌活检进行病毒基因检测及病理学检查。

在考虑病毒性心肌炎诊断时，应除外 β 受体功能亢进、甲状腺功能亢进症、二尖瓣脱垂综合征及影响心肌的其他疾病如风湿性心肌炎、中毒性心肌炎、冠心病、结缔组织病、代谢性疾病以及克山病（克山病地区）等。

【治疗方案和原则】

应卧床休息，进富含维生素及蛋白质的食物。心力衰竭时使用利尿药、血管扩张药、血管紧张素转换酶（ACE）抑制药等。早搏频发或有快速心律失常者，采用抗心律失常药。高度房室阻滞、快速室性心律失常或窦房结功能损害而出现晕厥或明显低血压时考虑使用临时性起搏器。暴发性心肌炎作为心肌炎中发病迅速、病情危重的特殊类型，其血液动力学不稳定，药物难以维持而且效果不佳，相比于其他危重病，机械辅助生命支持治疗对于协助患者度过急性期具有极其重要的意义。

目前不主张早期使用糖皮质激素，但对有房室阻滞、难治性心力衰竭、重症患者或考虑有自身免疫的情况下则可慎用。近年来采用黄芪、牛磺酸、辅酶 Q10 等中西医结合治疗病毒性心肌炎有抗病毒、调节免疫和改善心脏功能，具一定疗效。

干扰素也具抗病毒、调节免疫等作用，但价格昂贵，非常规用药。大多数患者经过适当治疗后能痊愈，但有心律失常尤其是各型早搏常持续较长时间，并易在感冒、劳累后早搏增多，也可以在 1 年后房室阻滞及各型早搏持续存在，如无不适不必用抗心律失常药干预。

〔谭茗月〕

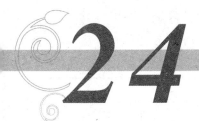

24 心源性休克

【概述】

心源性休克是指心脏泵功能衰竭而引起的心输血量降低和组织低灌注临床综合征，其最常见的原因是急性心肌梗死合并左心衰。一经诊断应尽早给予血流动力学（有创和无创）以及水、电解质和酸碱平衡的监测，在处理病因和诱因的同时应用血管活性药物（升压药和血管扩张药）以及正性肌力药稳定血流动力学状况。药物治疗不能迅速改善血压的患者应当考虑主动脉内球囊反搏（IABP）治疗；合并急性呼吸衰竭患者应行气管内插管和机械通气治疗。

【诊断标准】

1. 收缩压（SBP）≤90 mmHg 或平均动脉压下降≥30 mmHg，或高血压患者较原收缩压下降 60 mmHg，至少持续 30 分钟。

2. 心排指数（CI）≤2.2 L/（min·m²）。

3. 肺毛细血管楔压（PCWP）≥15 mmHg。

4. 脏器低灌注：神态改变、发绀、肢体发冷、尿量减少 [<0.5 mL/（kg·h）]。

【临床表现和血流动力学特点】

心源性休克的临床表现见表 24-1。

表 24-1　　　　心源性休克的临床表现

主要特征	原发病表现
1. 血压明显降低	
2. 全身低灌注表现	1. 急性心梗、重症心肌炎及肺栓塞患者会有胸痛表现
（1）烦躁或淡漠，意识模糊，甚至昏迷	
（2）心肺症状有心悸、呼吸困难	2. 主动脉夹层时有胸背部疼痛
（3）肾脏症状有少尿或无尿，尿量在 20 mL/h 以下	3. 重症心肌炎还可有上感症状，如发热、寒战
（4）外周血管灌注无足，苍白、花斑、湿冷、发绀等	

根据血容量状态和外周循环将心源性休克分为四种类型，其中三分之二的心肌梗死所致心源性休克是湿冷型。

表 24-2   心源性休克分型

		血容量状动	
		湿	干
外周循环	冷	典型的心源性体克 （↓CI；↑SVRI；↑PCWP）	容量性心源性体克 （↓CI；↑SVRI；↔PCWP）
	暖	血管舒张性心源性体克或 混合型休克 （↓CI；↓/↔SVRI；↑PCWP）	血管舒张性休克 （非心源性休克） （↑CI；↓SVRI；↓PCWP）

注：CI 心脏指数　SVRI 全身血管阻力指数　PCWP 肺毛细血管契压

【临床监测指标】

心源性休克的临床监测指标见表 24-3。

表 24-3   心源性休克的监测

监测指标	频率	评论
（一）无创监测		
遥测，脉搏血氧测定，呼吸频率	连续	心律失常、呼吸机障碍和肺水肿发生率高
重症监护室监测	护士患者比例 1：1	血液动力学恶化和多系统器官衰竭发生率高
（二）有创监测		
动脉血压监测	连续	考虑持续监测直到停用血管活性药后 12～24 小时
CVP	连续	输注血管活性药物
中心静脉血氧饱和度	每 4 小时	其变化趋势可用来帮助监测心输血量的趋势
尿量	每 1 小时	尿量和血清肌酐是肾脏灌注和急性肾损伤的标志物
PAC 或非侵入性心输血量监测	选择性应用	对初始治疗无反应的患者或者诊断/治疗存在不确定性的患者可考虑早期使用
（三）实验室检查		

监测指标	频率	评论
全血细胞计数	每 12～24 小时	CS 合并出血或出血高危患者可更频繁
血清电解质	每 6～12 小时	根据肾衰竭和电解质紊乱存在与否或是否高危调整频率
血清肌酐	每 12～24 小时	尿量和血清肌酐是肾脏灌注和急性肾损伤的标志物
肝功能	每天	监测充血性肝病和灌注不足
乳酸	每 1～4 小时	乳酸盐清除是终末器官灌注不足改善的标志物，清除率低于死亡风险升高相关
凝血	抗凝治疗者每 4～6 小时检测一次直到治疗稳，未抗凝者每 24 小时 1 次	物药消除改变和频繁使用机械支持装置需要进行抗血栓监测

注：CVP 中心静脉压　PAC 肺动脉导管

【治疗方案和原则】

心源性休克的治疗包括病因治疗、稳定血流动力学、保护重要脏器功能、维持内环境稳定、防治心律失常、改善心肌代谢以及综合支持治疗。

（一）血管活性药

如血流动力学监测存在循环血量不足在充分补液后，或在紧急处理病因和其他诱因的同时，收缩压仍＜85 mmHg，且 PCWP＞18 mmHg，需应用升压药。

1. 多巴胺

（1）作用机制：①增强心肌收缩力，兴奋 β_1 受体，增加 CI；②收缩外周血管，兴奋 α 受体，升高血压；③扩张肾动脉，兴奋多巴胺受体，保证肾血流（小剂量）。

（2）不良反应：室性心律失常增加、心率增快。

（3）剂量：紧急时可予 3～5 mg 静脉注射，起始剂量 0.5～5 $\mu g/(kg \cdot min)$；最大剂量 20 $\mu g/(kg \cdot min)$。大于 10 $\mu g/(kg \cdot min)$ 时，外周阻力增加为主，扩张肾动脉作用消失。

2. 肾上腺素

（1）多巴胺达最大剂量 20 $\mu g/(kg \cdot min)$ 仍不能维持血压时使用。

（2）作用机制：①增强心肌收缩力，兴奋 β_1 受体，增加 CI；②收缩外周血管，兴奋 α 受体，升高血压；③扩张骨骼肌小动脉，小剂量时兴奋 β_2 受体，舒张压降低。

（3）用法：起始剂量 $1\sim2\ \mu g/min$，静脉泵入；依据血压逐渐增加剂量。

3．去甲肾上腺素

（1）多巴胺达最大剂量 $20\ \mu g/(kg\cdot min)$ 仍不能维持血压时使用。

（2）作用机制：①收缩外周血管，兴奋 α 受体，升高血压；②增强心肌收缩力，兴奋 β_1 受体，增加 CI。

（3）用法：起始剂量 $1\sim2\ \mu g/min$，静脉泵入；依据血压逐渐增加剂量。

（二）正性肌力药

经升压药及血管扩张药（收缩压＞85 mmHg 时用）治疗后，心功能仍改善不佳，外周微循环仍未明显改善，需应用正性肌力药。

1．多巴酚丁胺　多巴酚丁胺的起始剂量常为 $2\sim3\ \mu g/(kg\cdot min)$ 静脉滴注，静脉滴注速度根据症状、尿量变化或临床情况加以调整。其血流动力学作用和剂量呈正比，剂量可以增加到 $15\ \mu g/(kg\cdot min)$。

2．洋地黄类　急性心肌梗死 24 小时内使用洋地黄类药物有增加室性心律失常的危险，因此急性心肌梗死早期不主张使用。当合并快速型室上性心律失常时可使用洋地黄类药物减慢心室率，使心率维持在 $90\sim100$ 次/min，但其用量为正常人用量的 $1/2\sim2/3$，需注意洋地黄中毒的可能。

3．磷酸二酯酶抑制药　磷酸二酯酶抑制药具有正性肌力和扩张血管作用。当有外周组织低灌注证据，伴或不伴有淤血，对最适宜剂量的利尿药和血管扩张药无效时可使用。临床应用的有米力农和依诺昔酮。

4．钙离子增敏剂　临床应用的主要是左西孟旦，剂量 $0.05\sim0.2\ \mu g/(kg\cdot min)$，钙离子增敏剂可使心肌收缩力增加，而心率、心肌耗氧无明显变化；同时具有强力的扩血管作用，主要使外周静脉扩张，使心脏前负荷降低，对治疗心力衰竭有利。当大剂量使用时，具有一定的磷酸二酯酶抑制作用，发挥额外的正性肌力作用。

（三）用药注意事项

1．血管活性药物的应用会增加患者短期和长期的死亡率，因此应尽早应用且在组织灌流恢复时及时撤药。

2．大部分的血管活性药物都可以增加房性和室性心律失常的发生，如在心房颤动患者中，应用多巴胺可以加速房室结的传导导致心动过速，因此需要持续的心电监测。

（四）机械辅助治疗（表 24 - 4）

表 24 - 4　　　　　　　　　　心源性休克的机械辅助应用

类型	适应证	禁忌证
主动脉内球囊反搏（IABP）	①心源性休克（且不能由药物治疗迅速纠正） ②出现血流动力学障碍的严重冠心病（急性心肌梗死合并机械并发症） ③顽固性肺水肿	①严重的外周血管疾病 ②主动脉瘤 ③主动脉瓣关闭不全 ④活动性出血或其他有抗凝禁忌证 ⑤严重血小板缺乏
机械通气治疗	①心搏呼吸骤停进行心肺复苏时 ②严重呼吸衰竭经常规治疗不能改善者，特别是出现明显呼吸性和代谢性酸中毒并影响到意识状态时	无创性机械通气方式在心源性休克时不宜选用
ECMO 或体外生命支持	①进展性或难治性休克（顽固乳酸酸中毒、低心排、需大剂量儿茶酚胺治疗、肾和/或肝功能衰竭） ②心搏骤停（有血流）合并晚期慢性心脏病且无心脏移植禁忌证者	①不能全身抗凝及存在无法控制的出血 ②存在中重度慢性肺病、恶性肿瘤、多器官功能衰竭、中枢神经系统损伤等

〔陈雅琴〕

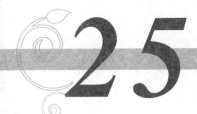

25

体外膜肺氧合（ECMO）

【概述】

体外膜肺氧合（extracorporeal membrane oxygenation，ECMO）是一种机

械循环辅助技术，主要用于严重心肺功能不全、循环衰竭、终末期心脏等的循环和呼吸辅助治疗。

ECMO 技术起源于体外循环。1953 年 Gibbon 医生将体外循环技术首次用于临床心脏手术，这使人工间心肺辅助有了可能。在大量实验的基础上，20 世纪 60 年代后期开始在临床上试用长时间体外心肺辅助。1971 年希尔（Hill）医生首次用 ECMO 救治因多发性创伤导致成人呼吸窘迫综合征患者，开启了 ECMO 临床应用。1972 年首次第一例 VA-ECMO 的成功应用。自 1990 年开始数据收集以来，已有超过 10000 例成人 VA-ECMO 病例在体外循环生命支持组织中进行了登记报道，其中有 40% 患者存活出院。目前，ECMO 已成为严重心脏疾病救治的重要技术。

【ECMO 系统的组成】

ECMO 系统由血管内插管、连接管、动力泵、膜合器、空氧混合器、热交换器、监测系统等组成（见图 25-1）。

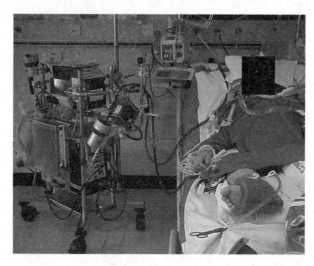

图 25-1　ECMO 系统

1. 动力泵（人工心脏）　作用是形成动力驱使血液向管道的一方流动，类似心脏的功能。临床上主要有两种类型的动力泵：滚轴泵、离心泵。滚轴泵不易移动，管理困难。现多为离心泵，其优势是安装移动方便，管理方便，血液破坏小。

2. 膜合器（人工肺）　其功能是将非氧合血氧合成氧合血。氧合器有硅胶膜型与中空纤维型两种。硅胶膜型膜肺相容性好，少有血浆渗漏，血液成分破坏小，适合长时间辅助。中空纤维型膜肺易排气，安装简便，但容易血浆渗漏，血液成分破坏相对大。

【工作模式和原理】

ECMO 主要有两种工作模式：静脉-静脉 ECMO 和静脉-动脉 ECMO。

1. 静脉-静脉体外膜肺氧合（VV-ECMO）　是将血液通过静脉引出，而后通过静脉回输到体内的工作模式。系统通过动力泵将静脉血（输入端）引流至膜氧合器，氧合成动脉血后通过静脉回输体内（输出端），这样较高氧合的动静脉混合血再次通过肺的交换成为动脉血，最后通过循环系统分布到全身。此时 ECMO 实际替代了部分肺的气体交换功能而达到了呼吸辅助作用。VV-ECMO 可以明显改善氧合，主要用于严重呼吸衰竭的支持治疗。

2. 静脉-动脉体外膜肺氧合（VA-ECMO）　静脉血通过动力泵引，出经膜氧合器氧合成动脉血后再回输至动脉，而达到循环和呼吸的辅助作用。主要用于严重循环及呼吸衰竭（见图 25-2）。

3. VA-ECMO 对循环的影响　VA-ECMO 相当于在体外建立了一套独立于心脏和肺的体外辅助循环系统，因此可以明显改善机体的循环功能，增加外周组织灌注。

4. 对心脏的影响　可提供 $60\% \sim 80\%$ 预测静息心排血量，改善氧合。对左心室，减轻心脏前负荷，但会增加后负荷；对右心室，减轻心脏前、后负荷。

总之，VA-ECMO 就是体外循环，可以达到部分替代心脏及肺的功能，让心脏休息。

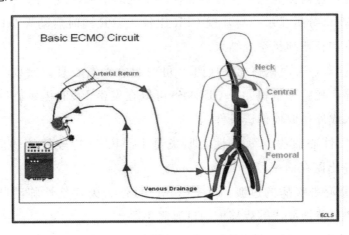

图 25-2　VA-ECMO 的工作原理图

【置管方式】

1. 经中心大血管置管　需要行开胸术或胸骨切开术，最常用于外科手术后无法脱离体外循环的患者。

2. 外周置管　通过经皮或经血管切开的方法来实施。由于创伤、出血和感染风险小，目前主要采用经皮置管静脉导管（输入端）：经右颈内静脉、锁骨下静脉或股静脉置入，型号通常为 19～25 Fr。

动脉导管（输出端）：通过在股动远右端、左锁骨下动脉或腋动脉内置入，动脉导管，型号一般为 15～25 Fr。

【心血管疾病中的应用】

1. 心源性休克　心源性休克患者建立 ECMO 的时机仍存争议，目前主要应用于常规治疗不能控制的心源性休克，如常规治疗可以控制的心源性休克，不建议行 ECMO。

ECMO 治疗心源性休克的预后，证据仍局限于回顾性分析。因此需 ECMO 支持的心源性休克整体预后仍较差，2016 年日本 4578 例的回顾分析显示：不合并心搏骤停的心源性休克 ECMO 治疗后死亡率 54.9 %～77.0%，合并心搏骤停 60.9%～100 %。

与 IABP 比较：一项 Meta 分析，心肌梗死引起的心源性休克 VA-ECMO 支持的 30 天生存率为 55%，而主动脉内球囊反搏支持的患者 30 天生存率为 29.7%。

2. 体外心肺复苏（ECPR）　心搏骤停时快速启动 VA-ECMO 可以更快地恢复灌注，进而提高患者生存率和神经系统的结果。最近的一项纳入 2260 例患者的 Meta 分析显示，与常规 CPR 比较，CPR 同时启动 VA-ECMO，可提高生存率和长期神经系统结果。

3. 肺栓塞　大面积肺栓塞（PE）可引起急性右心衰，导致心源性休克或心搏骤停，死亡率极高。VA-ECMO 可以在发生 PE 时提供心肺支持，为溶栓，介入或外科取栓创造条件。

4. 暴发性心肌炎　暴发性心肌炎是 ECMO 支持较好的适应证，VA-ECMO 支持出院存活率可达 50%～80%。

5. 严重心脏疾病的过渡　VA-ECMO 可作为失代偿性肺动脉高压、心肌病等患者等待恢复或等待移植的过渡之手段。

6. 心脏疾病的围术期支持　高危冠心病，如合并心源性休克、无保护的左主干等的 PCI 术，TAVI 等的围术期进行 ECMO 支持能够临床获益，能够改善生存率。其他应用 VA-ECMO 支持的还有：心脏或大血管的创伤性损伤，危重病的转运等。

【并发症】

主要有出血，栓塞（包括血栓，气栓），肢体缺血，感染，溶血，神经功能不全，多器官功能衰竭，脑缺血，技术故障等。

〔唐建军〕

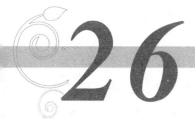

26 心搏骤停与心脏性猝死

【概述】

心搏骤停表现为心脏机械活动突然停止，对刺激无反应，无脉搏，无自主呼吸或濒死喘息等，如不能得到及时有效救治常致即刻死亡，即心脏性猝死。

成人发生心搏骤停最常见于冠心病，其次为心肌病或遗传性心律失常疾病如长 QT 综合征、Brugada 综合征等；其他包括创伤、淹溺、药物过量、窒息、出血等非心脏性原因。心肺复苏（cardiopulmonary resuscitation，CPR），主要包括通过胸部按压、电除颤，促进心脏恢复自主搏动；采用人工呼吸纠正缺氧，并恢复自主呼吸。

【临床表现】

心脏性猝死的临床过程可分为 4 个时期。

1. 前驱症状　许多患者在发生心搏骤停前，有数天、数周，甚至数月的前驱症状，诸如心绞痛、气急或心悸的加重，易于疲劳及其他非特异性症状。但这些前驱症状非 SCD 所特有，而常见于任何心脏病发作之前。

2. 发病期　心搏骤停前的急性心血管改变时期，通常不超过 1 小时。典型表现包括长时间的心绞痛或急性心肌梗死的胸痛、急性呼吸困难、突然心悸、持续心动过速或头晕目眩等。心电图异常多为室性快速性心律失常，如室性早搏、心室过速、心室扑动，甚至心室颤动。

3. 心搏骤停 意识完全丧失，如不及时抢救，数分钟内即进入死亡期。表现：①心音消失；②脉搏扪不到、血压测不出；③意识突然丧失或伴有短阵抽搐，抽搐常为全身性，多发生于心搏停搏后 10 秒内；④呼吸断续，呈叹息样，以后即停止，多发生在心脏停搏后 20～30 秒内；⑤昏迷，多发生于心脏停搏 30 秒后；⑥瞳孔散大，多在心脏停搏后 30～60 秒出现，但此期尚未到生物学死亡，如能及时恰当的抢救，有复苏的可能。

4. 生物学死亡 从心搏骤停向生物学死亡的演进，主要取决于心搏骤停心电活动的类型和心脏复苏的及时性。心室颤动或心室停搏，如在头 4～6 分钟内未予心肺复苏，则预后很差。如在头 8 分钟内未予心肺复苏，除非在低温等特殊情况下，否则几乎无存活。

【诊断要点】

1. 主要表现 ① 神志丧失；② 心音消失；③ 颈动脉、股动脉搏动消失；④ 叹息样呼吸，如不能紧急恢复血液循环，很快就呼吸停止；⑤ 面色苍白或发紫；⑥ 瞳孔对光反射减弱以至消失，瞳孔散大。

2. 心电图 ① 心室颤动或扑动：约占 91%；② 无脉电活动：即"心电-机械分离"，心电图表现为有宽而畸形、低振幅的 QRS 波群，频率 20～30 次/min，不产生心肌机械性收缩；③ 无脉心室过速：心电图多表现为多形性心室过速（如尖端扭转型心室过速），但不产生有效心肌机械性收缩，故外周脉搏和血压测不到；④ 心室静止：心电图呈无电波的一条直线，或仅见心房波。心室颤动超过 4 分钟仍未复律，几乎均转为心室静止。

【治疗方案和措施】

CPR 可分为基础生命支持和高级生命支持。基础生命支持主要是指徒手实施 CPR，包括 C、A、B、D 4 个步骤，即胸部按压（chest compressions，C）、开放呼吸道（airway，A）、人工呼吸（breathing，B）和电除颤（defibrillation，D）。高级生命支持是指由专业急救、医护人员应用急救器材和药品所实施的一系列复苏措施，主要包括人工呼吸道的建立，机械通气，循环辅助设备、药物和液体的应用，电除颤，病情和疗效评估，复苏后脏器功能的维持等。

（一）成人基本生命支持

1. 心搏骤停判断 一旦发现患者无反应（采用轻拍大喊判断）、无呼吸或没有正常的呼吸（仅为喘息），即判定为心搏骤停，应立即 CPR，尽快启动紧急医疗救援服务系统。

2. 胸部按压 胸部按压的操作如下：①用手指触到靠近急救者一侧患者的胸廓下缘；②手指向中线滑动，找到肋骨与胸骨连接处；③将一手掌贴在紧靠手指的患者胸骨的下 1/2 处，另一手掌重叠放在这只手背上，掌根长轴与胸骨长轴确保一致，保证手掌全力压在胸骨上，以避免发生肋骨骨折，注意不要按压剑突［图 26-1（a）］；④无论手指是伸直，还是交叉在一起，都应离开胸壁，手指不应用力向下按压。为保证高质量的有效胸部按压，要求：

（1）患者应以仰卧位躺在硬质平面（如平板或地面），保证最佳按压效果。

（2）肘关节伸直，上肢呈一直线，双肩正对双手，以保证每次按压的方向与胸骨垂直。［图 26-1（b）］。

（3）按压频率应为 100～120 次/min；应在实施持续不间断胸外按压的情况下，给予每 6 秒 1 次的人工呼吸（10 次/min），无需因人工呼吸而中断胸部按压。

（4）对正常体型的患者，按压幅度为使胸骨下陷至少 5 cm，同时避免胸部按压深度过大（＞6 cm）［图 26-1（c）］。

（5）保证每次按压后胸廓回弹，但放松时双手不要离开胸壁，同时必须避免在按压间隙倚靠在患者胸上。

（6）保证下压与松开的时间基本相等。

（7）尽量减少中断，若检查循环体征时，按压中断不超过 10 秒。判断减少按压中断的标准是以胸外按压在整体心肺复苏中占的比例确定的，所占比例越高越好，目标比例为至少 60%。

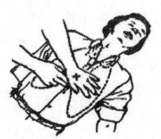
（a）胸部按压点

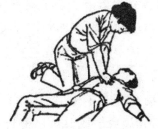
（b）胸部按压姿势

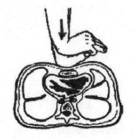
（c）胸部按压幅度

图 26-1 胸部按压要领

（8）以胸外按压与人工呼吸比为30：2为一个CPR循环，推荐每进行5个循环（约2分钟）后，再行检查评估或人员轮替。

（9）现场进行，尽量减少中断和搬动，除非患者处于危险环境或因创伤需要紧急处理。

（10）急救者应定时更换角色，若有2名以上急救者，每2分钟更换按压者，每次更换尽量在5秒内完成。

3. 开放呼吸道　推荐采用"仰头举颏法"开放呼吸道，具体手法：将一手放在患者前额，用手掌用力向后推额头，使头部后仰，另一手指放在下颏骨处，向上抬举下颏，使下颌角与耳垂的连线和地面垂直（图26-2）。在建立高级呼吸道前（声门上呼吸道或气管内插管），紧急医疗救援服务系统人员以30次按压、2次呼吸循环进行CPR。

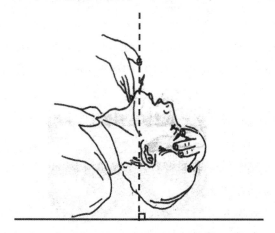

图26-2　仰头-举颏法

4. 人工呼吸

（1）检查呼吸：省去既往"一听、二看、三感觉"判断呼吸的繁琐步骤，要求在10秒内迅速判断患者有无自主呼吸或有无正常呼吸，若确认无自主呼吸或无正常呼吸（仅为喘息），即判定呼吸停止，应立即行人工呼吸。若不能在10秒内确认有无自主呼吸，应先进行2次人工呼吸。

（2）可选方法：

1）口对口呼吸：现场CPR常首选该法。首先开放患者呼吸道，并捏住其鼻孔防止漏气，急救者和患者形成口对口密封状，缓慢吹气，每次吹气应持续1秒以上，确保观察到胸廓起伏，然后"正常"吸气（而不是深吸气），再进行第二次人工呼吸，通气频率为10～12次/min。若第一次人工呼吸时

心血管疾病规范化诊疗精要

患者胸廓无明显起伏，提示呼吸道开放不成功，应以仰头-举颏法再次开放呼吸道。应避免迅速而过度通气，以减少胃胀气的发生。

2）口对鼻呼吸：当患者牙关紧闭不能张口、口唇外伤或口对口封闭困难时，可行口对鼻呼吸。

3）口对面罩呼吸：急救者不愿进行口对口呼吸时可采用此法，采用有单向阀门的透明面罩，避免与患者口唇直接接触，将气体吹入患者肺内，同时避免吸入患者呼出的气体。部分面罩有氧气接口，以便同时供给氧气，流量最小应为 12 L/min。用面罩通气时应双手把面罩紧贴患者面部加强闭合性，使通气效果更好。

4）球囊面罩装置：球囊面罩通气装置可在无人工呼吸道的情况下进行正压通气，但可能导致胃胀气。一般球囊充气容量约为 1000 mL。为防止漏气，推荐双人操作：一人紧压面罩防止漏气，一人按压皮囊效果更好。理想的球囊应连接一个贮氧袋，可以提供 100% 的氧气。

5. 电除颤　早期除颤对于心搏骤停患者的抢救至关重要，要求在 5 分钟内完成；若对于院外发生的心搏骤停且持续时间超过 5 分钟或无目击者的心搏骤停患者，应立即给予 5 个循环 CPR 后再除颤。指南推荐 1 次（而非 3 次）除颤方案，具体建议如下：

（1）实施 CPR 期间，当确认患者发生心室过速或无脉心室过速时，应立即给予 1 次电除颤。

（2）若患者带有自动电击功能的埋藏式复律除颤器（implanable cardioverter defibrillator，ICD），则在实施人工电除颤前，允许 30～60 秒的时间让 ICD 自行处理。若 ICD 未自动除颤，应给予 1 次电击。

（3）电除颤前后中断胸部按压的时间应尽可能短，胸部按压和电击间隔时间越短，除颤成功的可能性越大。因此，应在除颤器准备放电时才停止胸部按压，急救者一旦完成电击，应立即重新开始胸部按压，实施 5 个循环 CPR 后（而不是即刻）再检查脉搏或评估心律。

（4）相比单相波除颤，低能量（<200 J）的双相波除颤，成功率更高，心肌损伤更小。

（5）除颤效果评价：电击后 5 秒内心室颤动终止或心电显示心搏停止或非心室颤动无电活动均可视除颤成功，电击成功后心室颤动再发不应视为除颤失败。

6. 基础生命支持效果的判断　主要从5个方面判断：瞳孔、面色、神志、呼吸和脉搏。若瞳孔由大缩小、有对光反射，面色、口唇及甲床转红润，神志渐清，颈动脉有搏动，以及自主呼吸恢复，表明CPR有效。颈动脉脉搏检查方法如下：将中指、示指横放颈部中央，向气管一侧轻按滑动2～3 cm，力度适中，勿同时检查双侧颈动脉。要求在10秒内完成，若10秒内没有或无法检查出脉搏，应立即开始胸部按压。在检查颈动脉搏动同时，需观察呼吸、咳嗽和运动情况，时间仍要求在10秒内完成。

7. 复苏后体位　对无反应但已有呼吸和有效循环体征的患者，应采取恢复体位：取侧卧位，前臂位于躯干的前面，以维持患者呼吸道开放，减少呼吸道梗阻和误吸的危险。当怀疑患者有头颈部创伤时，应保持轴线翻身，避免不必要的搬动可能加重损伤，造成瘫痪。

（二）CPR用药

1. 血管加压药　无证据显示血管加压药能提高存活出院率，但其有助于自主循环的恢复。

（1）肾上腺素：因不可电击心律引发心搏骤停后，应尽早给予肾上腺素。推荐标准剂量（1 mg）而不是大剂量，在CPR中每3～5分钟使用肾上腺素1 mg静脉/骨内注射，或肾上腺素2～2.5 mg气管内给药。大剂量可用于β受体阻滞药或钙通道拮抗药过量时。

（2）血管加压素：血管加压素和肾上腺素可促进自主循环的恢复，但并不进一步提高生存率。在第一次或第二次使用肾上腺素时，可用血管加压素替代肾上腺素（也可以不用）。证据表明，心搏骤停时给予肾上腺素和加压素都可以改善自主循环恢复。对现有证据的审查显示，这两种药物的效果类似，联合使用肾上腺素和加压素，相比单独使用肾上腺素没有优势。为了简单起见，已从成人心搏骤停流程中去除加压素。

（3）去甲肾上腺素：因其不利于神经预后，故指南不再推荐使用。

2. 抗胆碱药——阿托品　不再推荐在抢救无脉性心电活动或心搏停止时常规性地使用阿托品，因该药并不能带来治疗效应。

3. 抗心律失常药

（1）胺碘酮：尚无证据支持常规使用抗心律失常药能增加心搏骤停者存活出院率，但胺碘酮能增加短期存活出院率。胺碘酮可影响钠、钾、钙通道，并有阻断α和β肾上腺素能特性。在CPR中如1次电除颤和血管加压药物无效时，立即用胺碘酮 300 mg（或 5 mg/kg）静脉注射，然后再次除颤。如仍无效可于 10～15 分钟后重复追加胺碘酮 150 mg（或 2.5 mg/kg）。注意用药不应干扰 CPR 和电除颤。心室颤动终止后，可用胺碘酮维持量静脉滴注。最初 6 小时以 1 mg/min 速度给药，随后 18 小时以 0.5 mg/min 速度给药。第一个 24 小时用药总量应控制在 2.0～2.2g 以内，第二个 24 小时及以后的维持量根据心律失常发作情况酌情减量。对除颤、CPR 和血管加压药无反应的心室颤动或无脉心室过速患者，可考虑静脉使用胺碘酮。静脉应用胺碘酮可产生扩血管作用，导致低血压，故使用胺碘酮前应给予缩血管药以防止低血压发生。推荐初始剂量 300 mg 静脉/骨内注射，后续剂量 150 mg 静脉/骨内注射。

（2）利多卡因：目前的证据不足以支持心搏骤停后利多卡因的常规使用。但若是因心室颤动/无脉性室性心动过速导致心搏骤停，恢复自主循环后，可以考虑立即开始或继续给予利多卡因。主要用于室性快速性心律失常，起始剂量 1～1.5 mg/kg 静脉注射，若心室颤动/无脉心室过速持续存在，5～10 分钟后可再用 0.5～0.75 mg/kg 静脉注射，最大剂量为 3 mg/kg。

（3）镁剂：静脉注射镁剂能有效终止 QT 间期延长引起的尖端扭转型心室过速，而对正常 QT 间期的多形性心室过速似乎无效。当心室颤动/无脉心室过速与尖端扭转型心室过速相关时，可给予 1～2g 硫酸镁稀释后静脉/骨内注射（5～20 分钟）。如果尖端扭转型心室过速发作时不能触及脉搏，可先给予负荷剂量，然后用 1～2g 硫酸镁加入 50～100 mL 液体中静脉滴注，给药速度要慢（5～60 分钟）。

4. 碳酸氢钠　CPR 时应用碱性药不能增加除颤成功率和存活率，且有诸多不良反应，故 CPR 时或自主循环恢复后，不推荐常规使用碳酸氢钠。主要用于合并代谢性酸中毒、高钾血症、三环类抗抑郁药过量所致的心搏骤停患者。首次剂量为 1 mmol/kg 静脉滴注。应用时须严密监测碳酸氢根离子和剩余碱，防止发生碱血症。碳酸氢钠最好不与肾上腺素类药物混合，以免后者失活。

〔黄贤圣〕

27

窦性心律失常

窦性心动过速

【概述】

正常窦性心律冲动起源于窦房结，随年龄、性别和体力活动等不同窦性心律频率有所不同。成人 60～100 次/min，6 岁以下的小孩可大于 100 次/min，初生婴儿则可达 100～150 次/min。窦性心律频率超过正常的上限，即称为窦性心动过速。窦性心动过速十分常见，通常都是自律性的增加，正常人在情绪激动、焦虑、饮酒、体力活动、运动、吸烟、喝茶或咖啡时可发生，病理状态如发热、甲状腺功能亢进、心力衰竭、贫血和休克以及应用肾上腺素、异丙肾上腺素和阿托品等药物也可引起窦性心动过速。另有部分为窦房结折返性心动过速和不适当窦性心动过速。前者较少见，患者窦房结内存在与房室结双径路相似的纵向分离，窦房结及其结周组织构成折返回路，可由异位搏动引发心动过速。患者多存在基础心脏病，常见于冠状动脉粥样硬化性心脏病、风湿性心脏病和心肌病，可发生于任何年龄，尤其是伴窦房结病变的老年人。后者为发生于正常人群的非阵发性窦性心动过速，无明显的生理、病理诱因，静息时窦性心律增快，特征为持续心律增加或者低活动量时呈心率过度反应，其可能机制为窦房结自律性增加或窦房结自主神经调节异常，交感神经张力过度增高而迷走神经张力减弱。

【临床表现】

1. 临床特点　患者常主诉心悸，心率在 100～180 次/min，有时也可达到 200 次/min。自律性增加者为心率逐渐增快。窦房结折返性心动过速临床症状轻微或缺失，易情绪激动。体力负荷增加等为诱因，可有自主神经失调的表现。发作呈突发突止特点，多由异位搏动引发，而不是生理因素导致。心悸时可伴有恐惧及多尿。开始发作较少，之后逐渐增加。

不适当窦性心动过速患者表现为持久的心悸，静息状态下心率达到或超过 100 次/min，症状严重者可有近似晕厥发作，发作和终止均有移行过程。

心血管疾病规范化诊疗精要

2. 心电图特点　频率在 100～180 次/min，P 波形态、激动顺序与窦性 P 波相同或相似。窦房结折返性心动过速发作之初可有心律不齐，终止时可见 PP 间期逐渐延长（窦房折返环中的文氏现象），终止后间歇等于或略长于窦性周期。刺激迷走神经可使频率减慢，停止后又恢复原来水平。

【诊断要点】

1. 具有上述临床表现及心电图特点。

2. 诊断不适当窦性心动过速的标准：①心率在静息或轻微活动情况下过度增快，出现持续性窦性心动过速（心率 >100 次/min），心动过速是非阵发性的；②心悸、近乎晕厥等症状明确与该心动过速有关；③排除继发性原因（如甲状腺功能亢进、嗜铬细胞瘤、身体调节功能减退等）；④24 小时动态心电图平均心率超过 95 次/min，白天静息心率超过 95 次/min，由平卧位变为直立位时心率增快超过 25～30 次/min；⑤采用平板运动标准 Bruce 试验时，在最初 90 秒的低负荷下，心率超过 130 次/min。

【治疗方案和原则】

1. 窦性心动过速一般不必进行抗心律失常治疗。治疗应针对原发病本身，同时去除诱因，尤其当患者合并失血、缺氧、低血压等临床情况时，窦性心动过速常常是其早期表现，要注意识别和寻找这些诱因。

2. 症状明显者可选用腺苷、维拉帕米或地尔硫䓬，持续心动过速可选用 β 受体阻滞药减慢心率。不恰当窦性心动过速的患者既往存在治疗困境，以上药物常可能导致患者头晕等症状恶化；新近上市的钾通道拮抗药伊伐布雷定被认为是新型安全有效的治疗不恰当窦性心动过速的药物，有多个研究认为伊伐布雷定可以明显降低此类患者的心率并提高患者的生活质量。

3. 对症状较重的窦房结折返性心动过速和不适当窦性心动过速可选择射频消融治疗。但由于消融治疗可能引起膈神经损伤、心包炎、上腔静脉综合征和远期病态窦房结综合征等并发症，仅推荐用于药物治疗效果差，严重影响患者生活质量的不恰当窦性心动过速的治疗。

窦性心动过缓

【概述】

当窦性心律频率低于 60 次/min 时，称为窦性心动过缓。窦性心动过缓常伴有窦性心律不齐。常见于健康成人，尤其是老年人、运动员和睡眠时。

心率在 40 次/min 以上者，主要由于迷走神经张力增高所致。药物如 β 受体阻滞药、钙通道拮抗药、洋地黄、胺碘酮以及镇静药、拟胆碱药等也可引起心动过缓，其他原因包括自主神经功能紊乱、颅内疾病、严重缺氧、低温、高血钾和甲状腺动能减退等病理状态。窦房结病变如病态窦房结综合征、下壁心肌梗死亦常发生窦性心动过缓。

【临床表现】

1. 临床特点窦性心动过缓心率不低于 50 次/min 时，患者通常无症状。心率过低可因心搏出量减少而导致血压降低，有头晕、乏力眼花甚至晕厥症状，严重者可诱发心绞痛或心力衰竭。

2. 心电图表现窦性心律，P 波形态与正常窦性 P 波一致，心率<60 次/min，常伴有窦性心律不齐，严重者可有逸搏。

【诊断要点】

1. 伴或不伴心动过缓症状。

2. 心电图或动态心电图平均心率<60 次/min。

【治疗方案和原则】

1. 如果患者无症状，则不必治疗。

2. 因心动过缓出现心排血量不足症状时，可应用阿托品、异丙肾上腺素以及麻黄碱等药物，同时积极治疗原发病，去除引起窦性心动过缓的原因。但长期药物治疗往往效果不确切，且易发生不良反应。

3. 药物治疗无效或者需应用负性变时作用药物（包括 β 受体阻滞药、钙通道拮抗药和洋地黄制剂等）时，应行永久起搏器置入。

窦性停搏

【概述】

窦房结在一个或多个心动周期中不能产生冲动，以致未能激动心房或整个心脏时，称为窦性停搏或窦性静止。迷走神经张力增高（如压迫颈动脉窦、刺激咽部、气管内插管等）或颈动脉窦过敏时均可发生窦性停搏，急性心肌梗死、脑血管意外、麻醉、缺氧和窦房结自身病变等亦可导致窦性停搏，也有由奎尼丁、乙酰胆碱、钾盐和洋地黄类药物导致者。

【临床表现】

1. 临床特点　长时间窦性停搏且无逸搏发生时，患者会出现头晕、黑矇、抽搐或短暂意识障碍，严重者可发生阿-斯综合征乃至猝死。

2. 心电图特点　心电图表现为较正常的 PP 间期显著增长的间期内无 P 波产生，或 P 波与 QRS 波群均无，长的 PP 间期与基本窦性 PP 间期无倍数关系。长间歇后可出现交界性或室性逸搏。

【诊断要点】

1. 窦性停搏的相关症状。

2. 心电图长时间无 P 波产生。

【治疗方案和原则】

参考"窦性心动过缓"和"病态窦房结综合征"。

窦房阻滞

【概述】

窦房结发出的冲动传导至心房时发生延缓或阻滞，部分或全部不能到达心房，引起心房和心室停搏，称为窦房阻滞。迷走神经张力增高和颈动脉窦过敏、急性下壁心肌梗死、心肌病、洋地黄或奎尼丁中毒、高血钾时可发生窦房阻滞。

【临床表现】

1. 临床特点同窦性停搏。

2. 心电图特点窦房阻滞按其程度可分为一度、二度和三度。由于体表心电图不能显示窦房结电活动，因而难以诊断一度窦房阻滞，三度窦房阻滞与窦性停搏鉴别困难，只有二度窦房阻滞可以从心电图上表现出来。二度窦房阻滞分为莫氏Ⅰ型（文氏）阻滞和莫氏Ⅱ型阻滞。文氏阻滞表现为 PP 间期逐渐缩短，直至脱落并出现一次长 PP 间期，此长 PP 间期短于基本 PP 间期的 2 倍，应与窦性心律不齐鉴别。莫氏Ⅱ型阻滞表现为 P 波之间突然出现长间歇，是基本 PP 间期的倍数，由此可区别于窦性停搏。窦房阻滞后可出现交界性或室性逸搏心律。

【诊断要点】

1. 有心脏停搏的临床症状。

2. 二度窦房阻滞主要由心电图诊断。

【治疗方案和原则】

参考"病态窦房结综合征"。

〔刘振江〕

28 病态窦房结综合征

【概述】

病态窦房结综合征（sick sinus syndrome，SSS），简称病窦综合征，是由于窦房结或其周围组织病变导致其功能减退，使窦房结冲动形成障碍或向心房传导障碍，产生多种心律失常和多种症状的临床综合征。包括窦性心动过缓、窦性停搏、窦房阻滞和慢快综合征。病窦综合征常同时合并心房自律性异常和房室阻滞。冠心病、胶原病、心包炎淀粉样变性、纤维化和脂肪浸润、退行性病变、心脏手术等均可损害窦房结，使窦房结与心房的连接中断。迷走神经张力增高、蛛网膜下腔出血、药物毒性（洋地黄、奎尼丁、β受体阻滞药等）以及高血钾均可引起病窦综合征。

【临床表现】

1. 临床特点　本病发病年龄不限、病程不一，患者表现为与心动过缓、心动过速有关的症状。①心动过缓所致症状：以脑、心、肾等脏器供血不足尤其是脑血液供应不足症状为主。轻者乏力、反复发作的头昏、眼花、失眠、胸痛、心悸、胸闷、记忆力差、反应迟钝或易激动等，易被误诊为神经症，老年人还易被误诊为脑血管意外或衰老综合征。严重者可引起短暂黑蒙、近乎晕厥、晕厥、抽搐或阿-斯综合征发作。心排血量过低严重影响肾脏等脏器灌注，还可致尿少、消化不良。②心动过速所致症状：部分患者合并短阵室上性快速心律失常发作，即慢快综合征。快速心律失常发作时，心率可突然加速达100次/min以上，持续时间长短不一，患者可有心悸、心绞痛等症状，心动过速突然中止后可有心搏暂停伴或不伴晕厥发作。③原有心脏病症状加重，引起心力衰竭，可有冠状动脉供血不足表现为心悸、胸闷、气促、心绞痛甚至心肌梗死。

2. 心电图特点　心电图可表现为非药物引起的严重而持久的窦性心动过缓、窦性停搏或窦房阻滞、交界性或室性逸搏心律、房室阻滞、慢快综合征（缓慢性心律失常与快速心律失常交替出现，后者多为心房扑动或心房颤动以及房性心动过速），快速心律失常自动停止后，窦性心律常于长达2秒以上的间歇后出现。双结病变患者心电图表现为房室交界区逸搏延迟出现（逸搏周期＞1.5秒）、房室交界区逸搏心律过缓（交界区心率＜40次/min）、房室阻滞，偶见合并束支阻滞。动态心电图检查可记录到与症状相关的显著心动过缓。

【诊断要点】

1. 临床症状及心电图典型表现可确定诊断。

2. 动态心电图记录到与晕厥等症状相关的显著心动过缓，可提供有力证据。

3. 固有心率测定低于正常值。

4. 阿托品试验或运动试验不能使心率明显增加，提示存在窦房结变时功能不良。

5. 食管调搏或心内电生理检查测定窦房结恢复时间或窦房传导时间异常，但敏感性和特异性较差，临床意义不大。

6. 除外生理性如老年、睡眠或运动员心动过缓，排除药物和甲状腺功能减退、黄疸、颅内压增高等其他病理状态。

【治疗方案和原则】

1. 患者无明显心动过缓相关症状可不必治疗，需定期随访观察。

2. 有症状的病态窦房结综合征患者应接受起搏治疗，如不伴房室传导异常，可选用心房单腔起搏，但是由于部分单独窦房结病变患者会逐渐进展至双结病变，所以临床上多选用双腔起搏以维持正常的房室激动顺序。窦房结变时功能不良患者应置入频率适应性起搏器。

3. 慢快综合征患者，使用抗心律失常药以及洋地黄等药物会加重心动过缓或房室阻滞，应在起搏治疗后再应用抗心律失常药物或行射频消融治疗心动过速。

〔刘振江〕

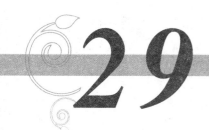

房性心律失常

房性早搏

【概述】

房性早搏激动起源于窦房结以外的心房组织，正常成年人24小时检查，约60%的患者有房性早搏发生，各种器质性心脏病患者亦常发生房性早搏。

【诊断要点】

房性早搏依靠心电图诊断，心电图表现为与窦性P波不同的房性早搏的P波提前发生。发生很早的房性早搏可重叠于前面的T波之上，且不能下传心室，易误认为窦性停搏或窦房阻滞。房性早搏常伴不完全性代偿间期，少数房性早搏发生为能扰乱窦房结的节律伴完全性代偿间期。

【治疗方案和原则】

房性早搏通常不需治疗，当有明显症状或诱发室上性心动过速时应予治疗。首先应避免吸烟、饮酒、饮咖啡等诱因，药物治疗首选β受体阻滞药，必要时选择普罗帕酮、莫雷西嗪等。

局灶性房性心动过速

【概述】

局灶性房性心动过速定义为激动规律性地起源自心房很小区域，然后离心地扩布，并于此后心动周期内很长的时间内无心内膜的激动，心房率通常在100～250次/min。

【临床表现】

症状表现为心悸、眩晕、胸痛、呼吸困难、疲乏及晕厥。儿童可出现进食困难、呕吐及呼吸急促。局灶性心房过速多呈短阵发作、阵发持续性，少数呈无休止性。呈短阵性发作或持续时间短的心房过速，患者很少有症状。局灶性心房过速患者的临床一般为良性过程，但如无休止性发作可以导致心律失常性心肌病。

【诊断要点】

1. 心电图诊断局灶性心房过速时，心电图常表现为长 RP 心动过速，如出现心房过速伴房室阻滞，则可以排除阵发性室上心动过速。

2. 心电图 P'形态与心房过速的起源部位　根据局灶性心房过速时体表 l2 导联心电图的 P'波形态，可以初步判定其起源部位。P'波在 I 和 aVL 导联呈负相，V_1 导联呈正相，提示左心房起源。此外，下壁导联 P 波呈负相，提示激动呈由足向头部方向的传导；下壁导联 P'波呈正相，提示激动呈由头部向足方向的传导。起源于高位终末嵴或右上肺静脉心房过速的 P'波形态可以与窦性心律的 P 波形态相似。然而前者的 P'波在 V_1 导联多呈正相。

3. 心内电生理诊断　心内电生理检查表现为心房激动是从一个局灶点呈放射状传导，心内膜的激动不占据整个心房激动周长，为局灶性心房过速的显著特点。

【治疗方案和原则】

心房过速急性发作伴血流动力学不稳定可采取同步直流电复律，血流动力学稳定可用抗心律失常药。无明显器质性心脏病证据的患者可以采用心律平，35～70 mg 稀释后缓慢静脉推注；合并器质性心脏病的患者可以应用胺碘酮 150 mg 稀释后缓慢静脉推注药物复律时应严密心电监护，注意患者在复律后可能出现的短时心脏抑制；或应用药物控制心室率。导管消融是症状显著反复发作的局灶性心房过速患者治疗的首选，目前采用三维标测系统指导下的射频消融成功率在 90% 以上。

1. 折返性心房过速　折返性心房过速少见，其机制是绕固定解剖障碍或功能性障碍区的折返，起搏拖带标测和三维电生理标测有助于明确折返性心房过速的机制和折返路径。这种类型的心房过速常见于心脏外科术后的瘢痕心房。

2. 多源性心房过速　多源性心房过速为一种不规律的心房过速，其特点是 P 波形态多变（3 种或 3 种以上）、频率不一、节律不整，有时不易与心房扑动鉴别。这种心律失常的最常见原因是肺部疾病，其次是代谢或电解质紊乱以及洋地黄过量所致。抗心律失常药物很少有效，部分病例钙通道阻滞药有效。由于多存在严重的肺部疾病，因此通常禁忌使用 β 受体阻滞药。而治疗一般针对原发的肺部疾病和/或纠正电解质紊乱。慢性期治疗可以应用非二氢吡啶类钙通道阻滞药，而电复律、抗心律失常药或导管消融治疗等多无效，即使偶尔有效复律后往往也无法维持窦性心率而是很快再次复发。

心房扑动

【概述】

心房扑动是一种常见的快速性房性心律失常，心房扑动多合并器质性心脏病，且发病率随年龄增长而显著增加。

【分类】

Ⅰ型心房扑动 又称典型心房扑动，心房率为240～350次/min，可被心房起搏拖带；Ⅱ型心房扑动又称不典型心房扑动，心房率>350次/min，常易转化为房颤，不易被心房起搏拖带。根据心房的激动顺序，Ⅰ型心房扑动可分为逆钟向心房扑动和顺钟向心房扑动。

【临床表现】

心房扑动患者常有心悸、呼吸困难、乏力或胸痛等症状，心房扑动1∶1下传会引起极快心室率，可导致心力衰竭、心肌缺血、晕厥和心动过速性心肌病。此外，心房扑动时心房机械收缩功能减低，增加了心房血栓形成引起血栓栓塞的风险。

【诊断要点】

1. 体表心电图 逆钟向心房扑动下壁导联F波向下，而V_1导联F波向上，V_6导联F波向下；顺钟向心房扑动下壁导联F波向上。

2. 心内电生理检查 多极电极的激动标测显示逆钟向心房扑动表现为右心房游离壁从头到足的方向激动，而顺钟向心房扑动表现为由足到头的方向激动。

【治疗方案和原则】

心房扑动急性发作伴血流动力学不稳定或出现心力衰竭可采取同步直流电复律，血流动力学稳定可采用抗心律失常药复律，或应用药物控制心室率。导管消融是典型心房扑动的一线治疗。

〔刘振江〕

30 心房颤动

【概述】

心房颤动，是一种心房电活动极度紊乱而损及机械功能为特点的室上性快速性心律失常，心电图上表现为原有 P 波消失，而代之以大小形态及频率均多变的快速颤动波。

【分类】

心房颤动分为初发心房颤动和反复发作的心房颤动。初发心房颤动定义为首次发现的心房颤动，不论其有无症状和能否自动复律。心房颤动发作≥2 次则称为反复发作的心房颤动，包括阵发性心房颤动、持续性心房颤动和永久性心房颤动。阵发性心房颤动指能自行转复，持续时间<7 天的心房颤动，一般<48 小时。持续性心房颤动持续时间>7 天的心房颤动，一般不能自行转复，需要进行药物或电复律，既可以由阵发性心房颤动发展而来，也可以是心房颤动的首次表现。永久性心房颤动是指复律失败或非复律适应证或复律 24 小时内又复发的心房颤动。

【临床表现】

临床表现无特异性的诊断价值，心房颤动的症状取决于发作时的心室率、心功能、伴随的疾病、心房颤动持续时间以及患者感知症状的敏感性等多种因素。大多数患者有心悸、呼吸困难、胸痛、疲乏、头晕和黑矇等症状，由于心房利钠肽的分泌增多还可引起多尿。部分心房颤动患者无任何症状，而在偶然的机会或者当出现心房颤动的严重并发症如卒中、栓塞或心力衰竭时才被发现。同一患者即可存在症状性心房颤动发作也可发生无症状性心房颤动。

【诊断要点】

记录到心房颤动发作时的心电图是诊断心房颤动的"金标准"。如果心房颤动发作不太频繁，可使用动态心电图；如果发作不频繁，事件记录仪对获得心房颤动发作的心电学资料有所帮助。

【转复心房颤动为窦性心律】

1. 药物转复 药物使心房颤动复律主要用于新近发生的特别是48小时以内的阵发性心房颤动，Ⅰ类和Ⅲ类抗心律失常药可以有效复律。心房颤动指南建议将氟卡尼、普罗帕酮、索他洛尔作为无器质性心脏病的阵发性心房颤动的维持窦性心律的起始治疗药物，将胺碘酮、普鲁卡因酰胺、多非利特作为阵发性心房颤动的二线治疗药物。

2. 体外直流电同步复律 体外（经胸）直流电复律可作为持续性（非自行转复的）心房颤动发作时伴有血流动力学恶化患者的一线治疗。患者空腹6小时，去除义齿，去枕平卧，监测并记录患者心电图。吸氧，建立静脉通路，静脉应用短效镇静药，使患者处于轻度麻醉状态。同时应做好心肺复苏的准备。检测并确保除颤器的同步性非常重要，应选择R波明显的导联作为同步监护导联。指南推荐首次复律能量至少200 J，若心房颤动持续，继续给予360 J，必要时可重复。心房颤动直流电复律前，应用抗心律失常药，可进一步提高心房颤动转复成功率。

3. 心房颤动的体内复律 治疗心内直流电复律的研究已近20年，为了便于重复多次尽早转复心房颤动，20世纪90年代初期已研制出置入型心房除颤器。置入型心房除颤器发放低能量（<6 J）电击，设计目的是尽早有效地终止心房颤动，恢复窦性心律，尽可能减少患者的不适感觉以及使诱发室性快速心律失常的危险降到最小。由于该技术为创伤性的治疗方法、费用昂贵，且不能预防复发，故不推荐常规使用。

【窦性心律的维持】

抗心律失常药的有效性不令人满意，所以在心房颤动治疗中，抗心律失常药的选择主要是考虑安全性的问题。指南建议抗心律失常药的选择如图30-1所示。

【控制心房颤动心室率】

对于心房颤动急性发作时，最初的治疗目标是保持血流动力学稳定。伴有快心室率的心房颤动，如无心绞痛、低血压等情况，控制心室率即可。使心室率控制在100次/min以下，通常是心房颤动治疗的第一步和最重要的一步。静息和日常活动时的心率必须都得到控制，现有的心房颤动指南中将心室率满意控制的标准定为静息时60~80次/min，中度活动后心室率在90~115次/min。β受体阻滞药和非二氢吡啶类钙通道拮抗药常作为首选药物，

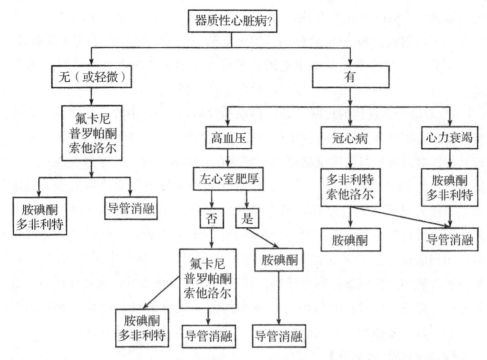

图 30-1　心房颤动维持窦性心律的治疗选择

因为这些药物可以使心室率得到快速控制。一般在 30 分钟内即可使心室率降至 100 次/min 以下。与 β 受体阻滞药和非二氢吡啶类钙通道拮抗药相比，地高辛控制心室率的作用较差，特别是控制运动时的心室率，但是对于合并心力衰竭的患者则是首选治疗药物。

【心房颤动的抗栓治疗】

无论是阵发性心房颤动还是慢性心房颤动患者均需抗栓治疗，除非是孤立性心房颤动或存在抗栓治疗的禁忌证。

1. 华法林应用指征　年龄≥75 岁，心功能不全和/或充血性心力衰竭（左室射血分数≤35％或短轴缩短率＜25 ％），原发性高血压，或糖尿病作为脑卒中的中等危险因素。既往脑卒中史、短暂脑缺血发作、体循环栓塞史，二尖瓣狭窄和瓣膜术后为卒中高危因素。具有卒中高危因素或具有≥2项以上中等危险因素的心房颤动患者方推荐华法林治疗。具有一项中危因素的则既可以应用华法林也可以应用阿司匹林。

2. 抗栓的强度　阿司匹林抗血小板治疗在指南中推荐的剂量则为 81～325 mg/d，华法林的抗凝强度需维持国际标准化比值（INR）为 2.0～3.0，机械瓣置换术后的患者 INR 应＞2.5。INR 在 2.0～3.0，如果仍有血栓栓塞事件发生，则建议将 INR 调整为 3.0～3.5，并不推荐联合应用阿司匹林。对于年龄≥75 岁或具有其他中危因素的患者，如果考虑出血的风险 INR 维持于 1.6～2.5 亦可。

3. 心房颤动复律的抗凝　心房颤动持续时间＜48 小时，复律前不需抗凝，复律后遵照卒中风险进行抗栓治疗。心房颤动持续时间≥48 小时或心房颤动持续时间未知时，传统抗凝的方案是在复律前 3 周，复律后 4 周应用华法林，并将 INR 维持于 2.0～3.0。经食管超声指导下的复律可减少心房颤动复律前的抗凝时间，经食管超声除外血栓后，在复律前静脉应用普通肝素，监测活化部分凝血活酶时间（APTT）为正常对照的 1.5～2.0 倍，复律后应用华法林，在 INR 达到 2.0～3.0 时停用肝素并继续应用华法林 4 周。如果经食管超声发现血栓则进行华法林抗凝治疗，并在下一次复律前复查食管超声。低分子肝素在心房颤动复律期间的应用价值目前尚缺少足够的证据。心房颤动复律后长期的抗栓策略，应根据其卒中风险进行选择。

【心房颤动导管消融】

1. 目前的消融策略、方法与适应证　建议中对于年龄＜75 岁、无或轻度器质性心脏疾病、左心房直径＜50 mm 的反复发作的阵发性心房颤动患者，在有经验的电生理中心，可以考虑作为一线治疗手段。左心房内血栓是心房颤动导管消融的绝对禁忌证。

2. 心房颤动导管消融的成功率与并发症　导管消融组 86％无心房颤动心律失常复发，而抗心律失常药治疗组仅有 22％无心房颤动心律失常复发。未服用抗心律失常药物或未接受导管消融治疗的前提下仅 4.3％（3/69）的患者无心房颤动发作，而导管消融组 74％（57/77）的患者无心房颤动发作。

如果早期复发患者的症状可以通过药物治疗控制，再次消融至少应于术后 3 个月后进行。

【心房颤动的其他治疗方法】

1. 起搏治疗　有心房颤动病史且因心动过缓需置入起搏器的患者，应选择生理性起搏器（双腔或心房）而非心室单腔起搏器。对于房室传导正常，但需要置入双腔起搏器的患者，应尽量延长房室延迟以减少心室起搏的成分，将起搏器设置为非心房跟踪模式如 DDIR，或置入有减少心室起搏程序的起搏器。不建议将心房颤动作为永久性起搏的指征。对无心动过缓、不需置入起搏器的患者不应考虑用起搏的方法预防心房颤动。

2. 外科治疗　主要适应证包括行其他心脏手术的症状性心房颤动，行其他心脏手术时经过选择的消融风险较低的无症状心房颤动，专门为治疗心房颤动而进行的外科手术仅限于症状性心房颤动而患者愿意接受外科手术、导管消融失败或不具有导管消融的指征。

〔刘振江〕

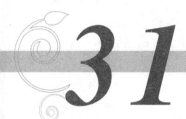

31 房室交界性心律失常

房室交界区性逸搏与逸搏心律

【概述】

房室交界区逸搏或逸搏心律既可以是对迷走神经刺激的反应，也可以见于病理情况如严重的心动过缓或房室阻滞。当窦房结的频率低于房室交界区，或者窦房结的冲动未能传导至房室交界区，后者可以发放冲动而引起逸搏，连续出现的逸搏形成逸搏心律。可见于心脏结构正常或有器质性心脏病的患者。

【临床表现】

患者可有胸闷、头昏、乏力，与心动过缓有关。若心房收缩正逢三尖瓣处于关闭状态，查体时可见颈静脉搏动时的大 a 波。

【诊断要点】

根据病因、临床表现及心电图检查即可做出诊断。心电图特征：QRS 波群前有窦性 P 波，PR 间期<0.12 秒；房室交界区性逸搏的频率多为 40~60 次/min，QRS 波群形态多正常；有时也可见独立和缓慢的窦性 P 波，此时心房率慢于心室率，称为房室分离。

【治疗方案和原则】

主要针对基础心脏病等，交接区逸搏心律本身无特殊治疗。过缓的逸搏心律可导致明显的血流动力学的障碍，甚至可发生阿-斯综合征、晕厥等，并使心力衰竭难以控制。当逸搏心率过慢时，可用阿托品或异丙肾上腺素使心室率增快。必要时可考虑安装永久起搏器治疗。药物中毒所致者应立即停药。如系三度房室阻滞治疗无效者，应安置心脏起搏器。

非阵发性房室交界区性心动过速

【概述】

非阵发性房室交界区性心动过速与房室交界区自律性增高或触发活动有关，多见于急性下壁心肌梗死、心肌炎、心脏手术后，偶见于正常人。服用洋地黄过程中出现非阵发性房室交界区性心动过速多提示洋地黄中毒；射频消融治疗阵发性房室结折返性心动过速过程中出现非阵发性房室交界区性心动过速则提示消融部位为有效部位。

【临床表现】

患者可表现为阵发性心悸、胸闷、头晕以及原有心脏病症状加重，但一般没有明显的血流动力学改变。洋地黄中毒者还会有洋地黄中毒的其他表现。

【诊断要点】

心电图特征：非阵发性房室交界区性心动过速的发作渐始渐止，心率逐渐变化，心动过速频率多为 70～130 次/min；QRS 波群多呈室上性，其前或后可伴逆行 P 波。多呈规则节律，但洋地黄中毒常合并房室交界区文氏传导阻滞而表现不规则的心室节律；多数情况下，心房活动由窦房结或心房异位节律点支配，表现为房室分离。

【治疗方案和原则】

首先应治疗基础疾病。血流动力学稳定的患者可以密切观察而无需特殊处理。若怀疑为洋地黄中毒，则必须停用洋地黄，同时予钾盐、利多卡因。

房室结折返性心动过速

【概述】

房室结折返性心动过速（AV nodal reentrant tachycardia，AVNRT，）是阵发性室上性心动过速的一种常见类型，占全部室上速病例的 40%～50%，一般不伴有器质性心脏病，可发生于不同年龄和性别。其发病机制是由于房室结内（或房室交界区）存在着电生理特性不同的两条传导通路，即房室结双径路，其中快径路表现为不应期长、传导速度快；慢径路表现为不应期短、传导速度慢。AVNRT 可分为慢-快型（常见型）和快-慢型（少见型）两种类型。慢-快型者冲动经慢径路下传，经快径路逆传，发病率约占所有 AVNRT 的 90%；快-慢型者冲动经快径路下传，经慢径路逆传，发生率低（10%）。

【临床表现】

AVNRT 的症状与有无器质性心脏病、心动过速时的心室率以及发作持续时间有关。心动过速呈突发突止的特点，轻者可有心悸、胸闷、紧张和焦虑；重者可出现心绞痛、心力衰竭、晕厥甚至休克。如果发作时心室率过快，或心动过速终止时未能及时恢复窦性心律可发生晕厥。查体时可见心率增快、第一心音强度固定和心室律绝对规则。不伴有器质性心脏病的患者通常预后良好。

【诊断要点】

1. 心电图特征　起始突然，常由房性早搏诱发；QRS 波群呈室上性；心率 130～250 次/min，成人多为 150～200 次/min，儿童可能更快，偶有低于 130 次/min 的情况；慢-快型者 P 波常埋于 QRS 波群内不易辨认，也可在 QRS 波群起始形成假性 q 波，或在 QRS 波群终末形成假性 s 波或 r′波；快-慢型者可见逆行 P 波，RP′>P′R；少数患者由于心动过速频率过快可能出现 QRS 波群电交替现象。

2. 心电生理检查时慢-快型表现　心动过速可由心房程序电刺激反复诱发和终止；心动过速的发作时多伴有 AH 间期的突然延长；心房程序刺激时有房室传导的"跳跃现象"，表明存在房室结双径路；心动过速时心房和心室可表现为 2∶1 房室阻滞；心室刺激显示逆行激动顺序正常，逆传的最早心房电活动位于房室结和希氏束区域。而快-慢型 AVNRT 在心内电生理检查时表现为房室结逆传跳跃现象，RP 间期大于 PR 间期，这时需要与房性心动过速以及慢旁路参与的房室折返性心动过速相鉴别。

【治疗方案和原则】

1. 心动过速急性发作的处理　选择治疗措施时应根据患者的病史、是否伴有器质性心脏病以及症状的耐受程度等综合考虑。

急救治疗推荐刺激迷走神经或使用腺苷；当刺激迷走神经和使用腺苷无

效或不可行时，患者血流动力学又不稳定，推荐使用同步电复律。血流动力学稳定的患者，如果药物治疗无效或禁忌时，也推荐使用同步电复律。口服β受体阻滞药、维拉帕米或地尔硫䓬推荐用于不愿行导管消融的 AVNRT 患者的持续治疗，AVNRT 患者推荐慢径路导管消融。

静脉使用 β 受体阻滞药、地尔硫䓬或维拉帕米对血流动力学稳定的 AVNRT 患者的急救处理是合理的。口服 β 受体阻滞药、地尔硫䓬或维拉帕米对血流动力学稳定的 AVNRT 患者的急救处理是合理的；当其他治疗无效或禁忌时，可考虑静脉使用胺碘酮。对没有结构性心脏病和缺血性心脏病的 AVNRT 患者，β 受体阻滞药、维拉帕米或地尔硫䓬无效或禁忌，又不愿行导管消融，使用氟卡尼和普罗帕酮；对症状轻微的 AVNRT 患者，不进行药物和消融，只进行随访是合理的。口服索他洛尔、多非利特、地高辛或胺碘酮，对不愿行导管消融的患者的持续治疗是合理的；对发作频率少、耐受性良好的 AVNRT 患者的持续治疗实行自行服用 β 受体阻滞药、维拉帕米或地尔硫䓬是合理的。

2. 预防复发

（1）药物预防：事先应评价患者是否有必要长期应用抗心律失常药预防心动过速反复发作。对于心动过速偶发、发作持续时间短、发作时心率不是很快、症状不重的患者可不必长期使用药物预防其发作。对于需要药物预防发作者，多首选毒副作用相对较小的药物，如洋地黄、长效钙通道拮抗药、长效 β 受体阻滞药。

（2）导管射频消融：导管射频消融根治阵发性室上性心动过速的成熟方法，具有安全、迅速和有效的优点。对于 AVNRT，目前主要采用阻断慢径路传导的方法，根治率高达 95% 以上。导管射频消融根治 AVNRT 的主要风险是房室阻滞和心脏压塞，这些并发症在有经验的心脏中心已极少发生，因此，可作为发作频繁、症状明显患者的首选方法。

〔周胜华〕

32 预激综合征

【概述】

预激综合征又称 Wolf-Parkinson-White 综合征（简称 WPW 综合征），是指心电图上有预激表现，同时伴有心动过速。当房室之间存在除房室结以外的具有快速传导特性的异常传导通路（房室旁路）时，心房冲动可经该异常通路提前激动（即所谓的预激）局部心室肌甚至整个心室肌。大多数患者不伴有心脏结构异常，在部分患者可伴有心肌病和 Ebstein 畸形、二尖瓣脱垂等先天性心脏病。

WPW 综合征患者伴有的心动过速有以下几种。①顺向型或正向房室折返性心动过速：心动过速时心电冲动经房室结下传心室，经旁路逆传心房形成折返，形成房室折返性心动过速；②逆向型或逆向房室折返性心动过速：心动过速时冲动经旁路下传心室，经房室结逆传心房，同时因心室经旁路激动产生宽大畸形的 QRS 波群；③心房颤动：发生心房颤动可能与心室激动经旁路逆传心房有关。WPW 综合征伴心房颤动时由于心房激动同时经房室结和旁路前传，心室率的快慢和 QRS 波群畸形程度取决于旁路的电生理特性和激动心室成分的比例。

【临床表现】

房室旁路本身不会引起症状。心动过速主要类型是房室折返性心动过速（约占80%），也可为心房颤动或心房扑动。心动过速可以发生在任何年龄，在某些患者，随着年龄增加发作会减少。房室折返性心动过速有突发突止的特点。心动过速的症状可因基础心脏疾病、心律失常类型、心室率以及发作持续时间等而轻重不一，发生心房颤动时可因极快的心室率和明显不规则的节律导致室颤，甚至发生猝死。

【诊断要点】

1. 心电图表现

（1）窦性心律的心电图表现：PR 间期短于 0.12 秒；QRS 波群起始部粗顿（预激波），QRS 波群宽大畸形，部分导联 QRS 波群宽度大于 0.12 秒；

S-T 呈继发性改变，方向通常与预激波或向量方向相反；旁路位置不同引起的心电图 ORS 波群形态也不同，根据胸前导联，尤其是 V_1 导联可将 WPW 综合征分为 A、B 两型，A 型胸前导联的 QRS 波群均为正向，提示为左侧旁路，B 型 V_1 导联的 QRS 波群负向而 $V_5 \sim V_6$ QRS 群波正向，提示为右侧旁路。部分患者的心电图预激波间歇出现，为间歇性预激现象，是由于传导特性的变化造成。部分房室旁路不具有前向传导（心房到心室的传导）的特性，但具有逆向传导（心室到心房的传导）功能，窦性心律时心电图无预激现象，但由于具有逆向传导功能，故可通过室房传导引起阵发性室上性心动过速，这种旁路称为隐匿性旁路。

（2）心动过速的心电图表现：绝大多数房室折返性心动过速表现为顺向型，此时 QRS 波群形态正常，频率 150～250 次/min，有时在 QRS 波群后可见逆行 P 波。逆向性房室折返性心动过速 QRS 波群宽大畸形，类似心室完全预激时的形态，需要与室性心动过速鉴别。在极少数患者，由于存在多条房室旁路，心电图形态可能变化较多，不同旁路与房室结之间、不同旁路之间形成的折返环路会使心电图的表现更为复杂。心房颤动时冲动除经过房室结激动心室外，还可经旁路下传心室，出现不规则的 QRS 波群节律和正常 QRS 波群与宽大畸形 QRS 波群并存或交替的现象。若旁路不应期很短，心室率可以极快，甚至演变为心室颤动致猝死。

2. 心电生理检查　通过心电生理检查可以明确心动过速的确切机制，同时可以明确旁路的类型、位置和数目，测定旁路的不应期以间接推算心房颤动和心房扑动时的心室率。目前心电生理检查主要适用于同时要求行导管射频消融治疗的患者。WPW 综合征的心电生理特征有心房程序刺激可反复诱发和终止心动过速；心动过速的诱发主要表现为心房期前刺激在旁路传导受阻，QRS 波群突然正常化，随后出现心动过速；心室刺激显示偏心性传导，最早逆传心房电活动在房室旁路所在房室环处；心房和心室本身都是折返环路的组成部分，心动过速时心房和心室冲动均呈 1：1 关系。

【治疗方案和原则】

Ⅰ类推荐：顺向性房室折返性心动过速（AVRT）的急性治疗推荐刺激迷走神经；使用腺苷是有益的。如果无效或不可行，血流动力学不稳定，应行同步电复律，对药物治疗无效或禁忌的血流动力学稳定的患者推荐行同步电复律，预激并心房颤动且血流动力学不稳定，应行同步电复律。对血流动力学稳定的预激并心房颤动患者，伊布利特或静脉用普鲁卡因胺是有益的。AVRT 和/或心房颤动并预激的患者推荐旁路导管消融术；静息心电图无预激的 AVRT 患者的持续治疗，口服 β 受体阻滞药、地尔硫䓬或维拉帕米。

Ⅱ类推荐：窦性心律时静息心电图没有预激的顺向性 AVRT 患者的急性治疗静脉使用地尔硫䓬、维拉帕米或 β 受体阻滞药是有效的（推荐等级Ⅱa）。静息心电图有预激的顺向性 AVRT 患者其他治疗无效时，可考虑静脉使用 β 受体阻滞药、地尔硫䓬或维拉帕米（推荐等级Ⅱb）。对无结构性心脏病和缺血性心脏病的 AVRT 和/或预激并心房颤动，且不能或不愿行导管消融的患者，口服氟卡尼或普罗帕酮是合理的（推荐等级Ⅱa）。不能或不愿行导管消融的 AVRT 和/或预激并心房颤动的患者口服多非利特或索他洛尔可能是合理的；不能或不愿行导管消融的 AVRT 和/或预激并心房颤动的患者，β 受体阻滞药、地尔硫䓬、维拉帕米、氟卡尼或普罗帕酮无效或禁忌时，可考虑口服胺碘酮（推荐等级Ⅱb）。静息心电图上有预激的顺向性 AVRT 患者，且不能或不愿行导管消融，口服 β 受体阻滞药、地尔硫䓬或维拉帕米可能是合理的；静息心电图上没有预激的顺向性 AVRT 患者，且不能或不愿行导管消融，口服地高辛可能是合理的（推荐等级Ⅱb）。

Ⅲ类推荐：①预激并心房颤动的患者静脉使用地高辛、胺碘酮，静脉或口服 β 受体阻滞药、地尔硫䓬或维拉帕米可能有害。②静息心电图上有预激的 AVRT 或心房颤动患者，口服地高辛可能是有害的。

〔附〕无症状预激综合征

Ⅰ类推荐：对于无症状预激，运动试验时出现显性旁路传导突然脱落，或心电图和动态监护时出现预激间歇性脱落，认为是致命性心律失常低危患者。其他患者可考虑通过电生理学检查来进行危险分层。

Ⅱ类推荐：电生理检查评估心律失常发生风险是合理的，如电生理检查提示心律失常发生风险高（包括心房颤动伴旁路快速前传），推荐导管消融旁路（推荐等级Ⅱa）。但对于特殊职业（如飞行员）人群，无症状性预激仍推荐行导管消融治疗。

〔周胜华〕

33

房室阻滞

【概述】

房室阻滞是指房室交界区脱离了生理不应期后，心房冲动传导延迟或不能传导至心室。可发生在房室结、希氏束及束支系统等不同部位。分为不完全性和完全性两类，前者包括一度和二度房室阻滞，后者又称三度房室阻滞。

正常人可以出现一度房室阻滞；正常人或运动员可发生二度Ⅰ型房室阻滞，与迷走神经张力增高有关，常为短暂性。其他导致房室阻滞的病变有：①以各种原因的心肌炎最常见，如风湿性、病毒性心肌炎，心内膜炎等；②各种器质性心脏病如冠心病、风湿性心脏病、心肌病及先天性心脏病等；③洋地黄和其他抗心律失常药，如β受体阻滞药、维拉帕米、地尔硫草、胺碘酮等，多数停药后，房室阻滞消失；④电解质紊乱，如高血钾等；⑤特发性的传导系统纤维化、退行性变等；⑥心脏肿瘤、外伤及心脏外科手术时误伤或波及房室传导组织可引起房室阻滞。

【临床表现】

1. 一度房室阻滞患者通常无症状。听诊时心尖部第一心音减弱。

2. 二度房室阻滞患者可有心搏暂停感觉，心搏可变慢、不规律或两者都有，可能会引起心悸、乏力、心功能不全、头晕或晕厥等症状。听诊时可有第一心音减弱及心搏脱漏。

3. 三度（完全性）房室阻滞时，心房至心室间冲动的传导被完全阻断，心脏另一部分组织充当起搏点以建立心室节律，较正常起搏点的心率慢，而且经常不规律、不可靠。因此，三度房室阻滞常导致疲倦、乏力、心绞痛、头晕或晕厥等症状，这取决于是否建立了心室自主节律及心室率和心肌的基本情况。自主节律点较高如恰位于希氏束下方，心室率较快达 40～60 次/min，患者可能无症状。双束支病变者心室自主节律点低，心室率慢在 40 次/min 以下，可出现心功能不全和脑缺血综合征（adams-stokes syndrome，阿-斯综合征），患者可出现短暂性意识丧失甚至抽搐，严重者可猝死。如果心室自主节律未及时建立则出现心室停搏。心室率缓慢常引起收缩压升高和脉压增宽。三度房室阻滞的第一心音强度经常变化，不规则地出现响亮的第一心音。第二心音可有反常分裂。每搏量增大产生肺动脉瓣区收缩期喷射性杂音和第三心音。当心房与心室同时收缩时，颈静脉出现巨大 a 波。

【心电图表现】

1. 一度房室阻滞心房至心室间冲动的传导被轻度延迟。表现为：①每个 P 波后，均有 QRS 波群；②PR 间期＞0.20 秒。

2. 二度房室阻滞部分心房激动不能传至心室，一些 P 波后没有 QRS 波群，房室传导比例可能是 2∶1；3∶2；3∶1；4∶3 等。通常将二度房室阻滞分为Ⅰ型和Ⅱ型，二度Ⅰ型房室阻滞又称文氏现象，或称莫氏Ⅰ型；二度Ⅱ型房室阻滞又称莫氏Ⅱ型。

（1）二度Ⅰ型房室阻滞——文氏现象：是最常见的房室阻滞类型，心房冲动的传导逐渐受阻。表现为：①PR 间期进行性延长，直至 P 波受阻不能下传至心室；②RR 间期进行性缩短，直至 P 波不能下传心室；③包含受阻 P 波的 RR 间期＜2PP 间期。

（2）二度Ⅱ型房室阻滞——莫氏Ⅱ型：心房冲动的传导突然受阻。表现为：①PR 间期恒定不变，可正常或延长；②QRS 波群有间期性脱漏，阻滞程度可经常变化。

一度和二度Ⅰ型房室阻滞，阻滞部位多在房室结，其 QRS 波群形态与时限均正常；二度Ⅱ型房室阻滞，其阻滞部位多在希氏束以下，此时 QRS 波群呈束支阻滞图形。

3. 三度房室阻滞心房冲动全部不能下传至心室。表现为：①房室分离；②心房节律可为窦性或起源于异位，心房率快于心室率；③心室节律由交界区或心室自主起搏点维持，心室率一般＜45 次/min；④RR 间期＞2PP 间期。另外，心房率一般不宜超过 135 次/min，因心房率＞135 次/min 时，不能除外生理不应期引起的干扰性分离。心房颤动时心室率＜45 次/min 且室律匀齐也应考虑三度房室阻滞。

QRS 波群的形态主要取决于阻滞的部位，如阻滞位于希氏束分支以上，QRS 波群不增宽。如阻滞位于双束支，QRS 波群增宽或畸形。

【治疗方案和原则】

1. 首先针对病因进行，如用抗生素治疗急性感染，肾上腺皮质激素抑制非特异性炎症，阿托品等解除迷走神经的作用；停止应用导致房室阻滞的药物，如用氯化钾静脉滴注治疗低血钾等。

2. 药物治疗阿托品（0.5～2.0 mg，静脉注射）适用于阻滞位于房室结的患者。异丙肾上腺素（1～4 μg/min，静脉滴注）适用于任何部位的房室阻滞，但急性心肌梗死患者慎用。药物治疗适用于无心脏起搏条件的应急情况，条件许可时应及早给予临时性或永久性心脏起搏器治疗。

3. 起搏治疗房室阻滞的起搏器置入原则几乎与病窦完全一样，即症状性房室阻滞。包括症状性一度、二度和三度房室阻滞。

4. 不同程度和类型的房室阻滞的具体治疗方案和原则　安装永久性起搏器前必须排除由其他可逆性因素导致的心律失常。可逆性因素包括：电解质紊乱、长期服用减慢心率药物、下壁心肌梗死所致的缓慢性心律失常、心肌炎、糖尿病、甲状腺功能异常、代谢综合征等。当这些可逆性因素去除后，房室阻滞往往可以消失。

（1）一度房室阻滞：急性一度房室阻滞多是由于心脏的病变或药物中毒所致，需针对病因治疗，较快地控制病情的发展；慢性一度房室阻滞常不需要治疗，但应注意避免使用加重传导延迟的药物。另外，一度房室阻滞是否需要治疗取决于 PR 间期延长的程度和对心功能的影响。PR<0.35 秒，一般对心功能无明显影响，不需要特殊处理。当 PR 间期持续过度延长（>0.35秒）时，可引起二尖瓣反流及心功能不全。这时需要给以治疗，可置入双腔起搏器，通过程控 AV 间期，使二尖瓣反流减少或消失，改善心功能。

（2）二度房室阻滞：Ⅰ型房室阻滞的阻滞部位多位于房室结，常是良性的，预后较好，无需特殊治疗；Ⅱ型房室阻滞的阻滞部位几乎均位于希-浦系内，易发展成三度房室阻滞，常需要起搏治疗。

任何阻滞部位和类型的二度房室阻滞产生的症状性心动过缓为起搏器置入Ⅰ类适应证。无症状的二度Ⅱ型房室阻滞，心电图表现为宽 QRS 波群，应列为起搏器置入Ⅰ类适应证。无症状的二度Ⅱ型房室阻滞，心电图表现为窄 QRS 波群，为起搏器置入Ⅱa 类适应证。无症状的二度Ⅰ型房室阻滞，因其他原因行电生理检查中发现阻滞在希氏束内或以下水平，为起搏器置入Ⅱa 类适应证。

无症状的二度Ⅰ型房室阻滞，发生于希氏束以上以及未能确定阻滞部位是在希氏束内或以下，应列为起搏器置入Ⅲ类适应证。

（3）三度房室阻滞：心室率在 40 次/min 以上，无症状者，可不必治疗，如心室率过缓可试给麻黄碱、阿托品、小剂量异丙肾上腺素 5～10 mg，每天 4 次，舌下含化。如症状明显或发生过心源性晕厥，可静脉滴注异丙肾上腺素（1～4 μg/min），并准备安置人工心脏起搏器。

任何阻滞部位的三度房室阻滞伴有下列情况之一者：①有房室阻滞所致的症状性心动过缓（包括心力衰竭）；②需要药物治疗其他心律失常或其他疾病，而所用药物又能导致症状性心动过缓；③虽无临床症状，但业已证明心室停搏＞3 秒或清醒状态时逸搏心率＜40 次/min；④射频消融房室交界区导致的三度房室阻滞；⑤心脏外科手术后发生的不可逆性房室阻滞；⑥神经肌源性疾病伴发的房室阻滞。无论是否有症状均列为起搏器置入Ⅰ类适应证，因为传导阻滞随时会加重。

任何部位无症状的三度房室阻滞，清醒时平均心率≥40 次/min，尤其是伴有心肌病和左心功能不良，应列为起搏器置入Ⅱa类适应证。

三度房室阻滞患者在紧急情况下，需要安临时心脏起搏器进行抢救，稳定后再安装永久心脏起搏器。当某些病因去除后心律可以恢复正常时，例如急性心肌梗死后或停用地高辛后，也可以只安装临时心脏起搏器。预期可以恢复且不再复发的房室阻滞为起搏器置入Ⅲ类适应证。

〔李旭平〕

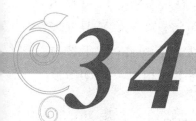

34 室内阻滞

【概述】

室内阻滞是指希氏束分支以下的室内传导系统或心室肌发生传导障碍，一般分为左、右束支阻滞，左束支分支即左前分支、左后分支阻滞，浦肯野纤维及心室肌发生的前向传导延缓或中断。

右束支阻滞可见于正常人，其发生率随年龄而增加，也常发生于各种器质性心脏病及传导系统的退行性疾病等，亦可见于肺栓塞，还可见于先天性心脏病手术治疗后。

左束支较粗分支也早，左束支阻滞常表示有弥漫性的心肌病变。最常见的病因为冠心病、高血压性心脏病，也见于风湿性心脏病、主动脉瓣钙化狭窄、充血性心力衰竭、心肌病等，也可见于奎尼丁与普鲁卡因胺中毒，极少见于健康人。左束支又分为左前分支及左后分支两支，左前分支较细，仅接受左前降支的血液供应，故易受损；而左后分支较粗，接受左冠前降支及右冠后降支的双重血液供应，不易发生导阻滞，如出现多表示病变严重。

双束支或三分支阻滞是严重心脏病变引起，包括急性心肌梗死、心肌炎及原因不明的束支纤维化，容易发展成完全性房室阻滞。

【临床表现】

单支、双支阻滞通常无临床表现。完全性三分支阻滞的临床表现与完全性房室阻滞相同。单支、双支阻滞间可听到第一、第二心音分裂。完全性三分支阻滞心率常极为缓慢。临床上除心音分裂外无其他特殊表现。诊断主要依靠心电图。

【心电图表现】

1. 完全性右束支阻滞　①QRS 波群时限≥0.12 秒；②V_1、V_2 导联呈 rsR，r 波狭小，R′波粗钝；③V_5、V_6 导联呈 qRs 或 Rs，S 波宽；④Ⅰ导联有明显增宽的 S 波、aVR 导联有宽 R 波；⑤T 波与 QRS 波群主波方向相反。不完全性右束支阻滞图形与上述相似，但 QRS 波群时限<0.12 秒。

2. 完全性左束支阻滞　①QRS 波群时限≥0.12 秒；②V_5、V_6 导联 R 波宽大，顶部粗钝或有切迹（M 形 R 波），其前方无 q 波；③V_1、V_2 导联多呈宽阔 QS 或 rS 波形，S 波宽大；④Ⅰ导联 R 波宽大或有切迹；⑤T 波与 QRS 波群主波方向相反。不完全性左束支阻滞图形与上述相似，但 QRS 波群时限<0.12 秒。

3. 左前分支阻滞　①额面平均 QRS 波群电轴左偏达 $-45°\sim-90°$；②Ⅰ、aVL 导联呈 qR 波形，$R_{aVL}>R_I$；③Ⅱ、Ⅲ、aVF 导联呈 rS 波形，$S_Ⅲ>S_Ⅱ$；④QRS 波群时限正常或稍延长，<0.12 秒，aVL 的室壁激动时间可延长，大于 0.045 秒，$V_1\sim V_3$ 的 r 波低小呈 rS，V_5、V_6 可出现较深的 S 波。

4. 左后分支阻滞　①额面平均 QRS 波群电轴右偏达 $+90°\sim+120°$；②Ⅰ、aVL 导联呈 rS 波形；Ⅱ、Ⅲ、aVF 导联呈 qR 波形，且 $R_Ⅲ>R_Ⅱ$；③QRS 波群时限<0.12 秒；并除外常见引起电轴右偏的病变如右心室肥厚、肺气肿、侧壁心肌梗死等。

5. 双束支阻滞　双束支阻滞是指左、右束支主干部位传导发生障碍引起的室内阻滞。每一侧束支阻滞有一度、二度及三度之分。若两侧阻滞程度不一致，必然造成许多形式的组合，出现间歇性、规则或不规则的左、右束支阻滞，可同时伴有房室阻滞。如果两侧束支同时出现三度传导阻滞，则表现为完全性房室阻滞。

6. 双分支与三分支阻滞　前者指室内传导系统三分支中的任何两分支同时发生阻滞。不同阻滞部位导致不同心电图表现。

（1）右束支合并左前分支阻滞：临床上多见，心电图上肢体导联 QRS 波群与左前分支阻滞相似，但由于终末附加向量，故Ⅲ、aVF 导联出现终末 r 波，胸前导联与右束支阻滞的波形相同。

（2）右束支合并左后分支阻滞：临床上很少见，心电图上肢体导联 QRS 波群与左后分支阻滞相似；胸前导联与右束支阻滞相似。

（3）左前分支合并左后分支阻滞：这种传导阻滞心电图很难诊断，只有在两支阻滞程度不同时诊断方能确立。

三分支阻滞指右束支、左前分支、左后分支均有阻滞证据，也可以为双分支阻滞合并一度房室阻滞。阻滞可呈永久性，也可呈间歇性；三分支的组织程度、传导比例、传导同步性可以相同，也可以不同，因此，心电图表现复杂多样。如果三分支同时发生完全阻滞，表现为三度房室阻滞。

7. 不定型室内阻滞与浦肯野纤维阻滞　不定型室内阻滞指传导在心室内的发生了阻滞，但确切部位难以确定。心电图可见 QRS 波群间期≥0.12 秒，波形既不符合完全性右束支阻滞，也不符合完全性左束支阻滞的特征。多见于广泛心肌病患者，病变多累及双侧束支，预后较单支阻滞为差。

【治疗方案和原则】

慢性单侧束支阻滞者如无症状无需治疗。双分支与不完全性三分支阻滞不必预防性起搏治疗。急性前壁心肌梗死发生双分支、三分支阻滞，或慢性双分支、三分支阻滞，伴有晕厥或阿-斯综合征发作者，应及早考虑心脏起搏治疗。

双分支或三分支阻滞伴间歇性三度房室阻滞或伴二度Ⅱ型房室阻滞以及双侧束支阻滞，均列为心脏起搏器置入的Ⅰ类推荐。双分支或三分支阻滞患者，虽未证实晕厥由房室阻滞引起，但可排除由于其他原因（尤其是 VT）引起的，或虽无临床症状，但电生理检查发现 HV 间期≥100 毫秒，或者电

生理检查时，由心房起搏诱发希氏束以下非生理性阻滞，均列为起搏器置入
Ⅱa类推荐。神经肌源性疾病伴发的任何程度的分支阻滞，无论是否有症状，
因为传导阻滞随时会加重，故列为起搏器置入Ⅱb类推荐。分支阻滞无症状
或不伴有房室阻滞，以及分支阻滞伴有一度房室阻滞，但无临床症状，则均
不推荐安装心脏起搏器。

〔李旭平〕

35
室性早搏和非持续性室性心动过速

【概述】

室性早搏（ventricular premature beat，VPB）是最为常见的心律失常，
健康人群检出率从5%（常规心电图）至50%（动态心电图）。非持续性室
性心动过速（non－sustained ventricular tachycardia，NSVT）在健康人群检出
率为1%～3%。两者既可发生在有器质性心脏病的患者中，也可发生在无器
质性病变的人群中，随年龄及心脏病变程度（如心肌梗死急性期及心功能不
全）增加而增加。VPB和NSVT的预后意义取决于有无基础性心脏病及其类
型和严重程度，对患者进行合理的危险分层需要结合具体临床情况。通常无
器质性心脏疾病的VPB和NSVT预后良好，被认为是良性的，但最近的研
究表明过于频繁的VPB（如24小时超过10000次或超过总心搏数的20%）
可以导致左心室收缩功能损害，甚至出现快速心律失常性心肌病；有些被认
为良性的VPB存在潜在恶性，导致VT、心室颤动（ventricular fibrillation，
VF）的发生。另外一些VPB则为恶性，如R-on-T性VPB与VF相关。急性
心肌梗死发生后前1～2天内出现的VPB和NSVT通常不认为增加心源性死
亡和猝死的危险，而1个月后的复杂VPB和NSVT可能预示不良预后。
NSVT对于非缺血性扩张型心肌病和肥厚型心肌病患者而言可能与心脏性猝
死相关，但也可能只是心脏疾病进展如进行性心力衰竭的表面现象而非因果
关系。

【临床表现】

通常 VPB 不引起症状，多因偶尔心电图检查发现或触摸脉搏有"偷停"（代偿间歇）来就诊。VPB 和 NSVT 最常见的症状是心悸，也可出现头部沉重感及头晕，频繁发作的 VPB 偶有影响血流动力学，持续较长时间的 NSVT 偶可导致晕厥。患者常会由心悸而焦虑，从而又使早搏增加。肥厚梗阻型心肌病早搏后由于代偿间歇后更有力收缩加重梗阻，即 Brockenbrough 征阳性。

【诊断要点】

1. 心电图、动态心电图或住院心电监护是诊断 VPB 和 NSVT 的主要方法。VPB 心电特点是提前出现的宽大畸形的 QRS 波群，时限至少 120 毫秒，T 波与 QRS 波群主波方向相反，其后多有完全代偿间歇，也可有不完全代偿间歇，如不影响原来的室率为插入性 VPB，多见于心率较为缓慢时。右心室流出道 VPB 最为常见，特征性的心电图形态是左束支阻滞样图形，额面电轴向下，当 V_1 及 V_2 导联 R/S 振幅比＞30% 或 R/QRS 振幅比＞50%，提示 VPB 起源左心室流出道。VPB 形态一致称为单源 VPB，不一致为多源。VPB 与前一个窦性综合波有固定的联律间期，通常提示为折返机制。如联律间期不等，提示并行心律，是独立发放、自主节律的起搏点。VPB 落在 T 波顶点或起始点附近称为"R-on-T"现象，与 VF 相关。正常心律和 VPB 持续性交替出现，为室性早搏二联律，可引起血流动力学障碍，三、四联律则影响较小。两个 VPB 连续出现为成对 VPB。连续 3 个及以上室性心律，持续不超过 30 秒为 NSVT，通常频率在 $100\sim200$ 次/min。

2. 器质性心脏病患者进行运动试验诱发复杂 VPB 或 NSVT 有预后意义，对于患有严重冠状动脉疾病者尤其如此。对于儿茶酚胺敏感性 VT 和长 QT 综合征（long QT syndrome，LQTS）患者运动试验可以诱发 VPB、NSVT 甚至 VF。

3. 对于有复杂 VPB 或 NSVT 的器质性心脏病患者行心率变异性、晚电位、T 波电交替等检查，对预测心脏性猝死（sudden cardiac death，SCD）或猝死有一定意义。近年发现 VPB 后的心率振荡是预测预后更好的指标。

4. 心内电生理检查和程序电刺激对于无器质性心脏病的 VPB 和 NSVT 无意义，但对于有器质性心脏病患者发生恶性心律失常和猝死有一定预测意义。

【治疗方案和原则】

治疗 VPB 和 NSVT 的目标是减轻相关的症状和降低 SCD。

1. 无器质性心脏病且无症状的 VPB 和 NSVT 均无需处理。无器质性心脏病但有症状患者以心理治疗为主，无效时予抗焦虑药和β受体阻滞药常作为一线治疗，Ⅰ类和Ⅲ类抗心律失常药也有效。对于频发的单源 VPB 和 NSVT（如 24 小时超过 10000 次或超过总心搏数的 20%），药物无效或不能、不愿意长期使用药物治疗，或症状明显不能耐受，或曾经、可能导致恶性心律失常者（如 R-on-T 性 VPB），射频消融治疗安全有效。起源于流出道的 VPB 和 NSVT 普通射频消融治疗有效性可达 90% 以上，非接触式球囊电极标测系统（EnSite 3000/NavX 标测系统）和三维电磁标测定位系统（CARTO 系统）极大提高了非流出道起源的室性心律失常消融成功率。

2. 有器质性心脏病的 VPB 和 NSVT 应结合具体临床情况进行合理的危险分层，治疗目的主要为预防 SCD，其次才是缓解症状。现已明确，对于严重的器质性心脏病如心肌梗死、心力衰竭或心肌肥厚者，Ⅰ类抗心律失常药增加死亡率，Ⅲ类抗心律失常药胺碘酮不增加死亡率，可以缓解症状。植入式转复除颤器（implantable cardioverter-defibrillator, ICD）被证明是唯一能预防心脏性猝死的有效办法，其适应证应参照 ICD 植入指南。随着射频消融方法和技术的进展，射频消融成为治疗器质性心脏病 VPB 和 NSVT 的重要辅助手段。

〔刘启明〕

36
室性心动过速

【概述】

室性心动过速（ventricular tachycardia, VT）指起源于希氏束以下水平的心脏传导系统或心室，至少连续 3 个或以上的快速性心律失常，或电生理检查中诱发出 6 个和/或以上的心室搏动。非持续性 VT 临床表现、预后意义及处理原则相当于复杂的室性早搏，通常临床上 VT 是指持续性 VT，即持续超过 30 秒，或伴有血流动力不稳定者，这类患者预后差。

临床上常用的分类方法包括：持续和非持续 VT，单形和多形 VT，器质性和正常心脏结构 VT。持续性 VT 多见于各种类型的器质性心脏病，大约 10％的患者并没有明显结构性心脏病。是否合并器质性心脏病是判断室性心律失常患者预后的重要因素。器质性心脏病，尤其是陈旧心肌梗死和心肌病所伴发的 VT 临床表现多样，具有更高的致命性，处理也应该更为积极。

有可逆因素的室性心律失常和 SCD 的治疗除了治疗基础疾病，更重要的是尽可能消除诱发或加重室性心律失常的因素，常见的可逆因素包括：心肌缺血、药物（尤其是某些抗心律失常药）、电解质（尤其是低钾、低镁）。

【临床表现】

通常表现为心悸伴有心排血量减少和低血压的症状，包括头晕、眩晕、意识改变（如焦虑）、视觉障碍、出汗、先兆晕厥和晕厥，或者血流动力学衰竭、休克甚至猝死。少数较慢频率的 VT 患者，尤其无器质心脏疾病者无明显症状，于体检或常规心电图检查时发现。无休止性 VT、长期发作导致原先正常的心脏扩大、心力衰竭，称为心动过速介导性心肌病。

【诊断要点】

1. 心电图和动态心电图　心电图和动态心电图是 VT 诊断的主要依据，多数 VT 频率在 $100\sim250$ 次/min 之间，持续性 VT 多数在 180 次/min，小于 100 次/min 者通常称为加速性室性自主节律。单形性 VT 的 RR 间期相对规则，多形性 VT 则可以极不规则。多数 VT 的 QRS 波群时限＞120 毫秒，起源于高位室间隔或束支的 VT 也可小于 120 毫秒。仔细阅读记录图有时可见室性夺获和室性融合波。常采用 Brugada 标准鉴别宽 QRS 波群心动过速的方法为：所有胸前导联均无 RS 形，诊断 VT（否则进行下一步，以下同）；心前区导联 QRS 波群有 RS 型，且 R 波时限＞100 毫秒，诊断 VT；存在房室分离，诊断 VT；胸前导联 V_1 和 V_6 形态符合 VT 诊断标准，即 V_1 呈 RS 型，R 波时限＞70 毫秒，V_6 起始为正向波，R/S 振幅比＞1 即诊断 VT。

心电图不仅可以识别与室性心律失常和 SCD 相关的各种先天性疾病（如长 QT 综合征、短 QT 综合征、Brugada 综合征和致心律失常性右心室心肌病），还可以识别不同心电参数，以鉴别是否有电解质的异常，或潜在的结构改变（如束支阻滞、房室阻滞、心室肥厚，提示缺血性心肌病或心肌病的病理性 Q 波）。持续动态心电监测能够检测心律失常，QT 间期的变化，T 波电交替，或 ST 段的变化，以评价风险，判断疗效。如果传统方法不能明确诊断，而临床上高度怀疑晕厥或症状与心律失常相关时，可植入埋藏式事件记录仪。

2. 运动试验　有室性心律失常的成年患者，运动试验可以帮助除外冠心病，对于临床上怀疑运动诱发室性心律失常者，如儿茶酚胺敏感性 VT、长 QT 综合征等，运动实验可诱发 VT，明确诊断。运动试验也可以用于已知运动诱发 VT 的患者对药物或消融治疗的疗效判断。

3. 心血管影像和功能检查　对有室性心律失常者结合临床情况，选择性进行超声心动图、运动或药物负荷核素心肌显像、药物负荷心脏超声、磁共振显像（magnetic resonance imaging，MRI）和心脏 CT 等技术，以及冠状动脉造影等检查，除外 VT 的器质性心脏疾病基础。

4. 无创心电技术　对于曾经有 VT 或者 VT 高危患者，尤其伴有严重器质性心脏病者，进行心率变异、晚电位、T 波电交替、心率振荡等检查，对于预测心脏性死亡或猝死也有一定意义。

5. 心内电生理检查（electrophysiological examination，EP）　EP 检查通过记录心内电图和电刺激以及结合术中用药评价室性心律失常和对心脏性猝死危险分层。EP 检查可以诱发 VT、指导导管消融、评价药物作用、评价 VT 复发和心脏性猝死的风险、意识丧失临床上高度怀疑室性心律失常者、协助判断 ICD 的指征。

6. 基因筛查离子通道病　包括一组遗传相关的疾病，如长 QT 综合征、Brugada 综合征、儿茶酚胺敏感性 VT、短 QT 综合征等，目前已确定与离子通道病相关的多个基因和位点，如怀疑 VT 是由离子通道疾病导致者可以进行基因筛查协助诊断。

【治疗方案和原则】

VT 的治疗应根据不同的类型、合并的基础心脏病以及对血流动力学影响进行个体化治疗。

1. 急性期治疗　对于血流动力学不稳定者首选电复律。血流动力学稳定患者，也可先尝试药物治疗，新近发布的心肺复苏指南首选胺碘酮、索他洛尔和普鲁卡因胺，过去常用的利多卡因可作为二线药物或与一线药物联合使用，普罗帕酮用于无器质性心脏病的 VT 也较为有效，腺苷可以试用于终止左心室特发性 VT，维拉帕米对于特发性左心室分支 VT 有效，硫酸镁可以用于尖端扭转性 VT 的首选治疗。β 受体阻滞药在阻断 VT 时交感神经的作用非常有效，是急性心肌梗死和长 QT 综合征 VT 治疗的有效药物。此外，去除致 VT 的病因或诱因很重要，如急性心肌梗死尽早再灌注治疗，纠正低钾、低镁等。

2. 慢性期治疗　VT 的慢性期治疗目标是预防复发及心脏性猝死。

（1）药物：抗室性心律失常治疗药包括传统抗心律失常药和非传统抗心律失常药。前者主要有普罗帕酮、莫雷西嗪、普鲁卡因胺、阿替洛尔、胺碘酮、索他洛尔等，后者包括他汀类、血管紧张素转换酶抑制药、血管紧张素 Ⅱ 受体拮抗药和醛固酮拮抗药等。

β 受体阻滞药对于抑制 VPB、室性心律失常有一定效果，更重要的是可降低各类心脏病的死亡率和猝死率。β 受体阻滞药是有效和安全的抗心律失常药，也可与其他抗心律失常药联合应用。胺碘酮对长期生存率的益处目前有争论，多数研究显示与安慰剂比没有明显优势，当合并 β 受体阻滞药可一定提高生存率。索他洛尔因有较多的致心律失常作用，也没有显示可提高生存率。而 Ⅰ 类抗心律失常药已确认增加器质性心脏病 VT 的死亡率。

（2）导管消融：射频消融治疗对部分室性心律失常能够达到根治的目的。这部分室性心律失常包括起源于左心室或右心室流出道的 VT、频发 VPB，特发性左心室分支 VT 等。对伴器质性心脏病的室性心律失常，射频消融治疗目前尚不能作为首选；随着导管消融技术的发展，尤其是非接触式球囊电极标测系统（EnSite 3000/NavX 标测系统）和三维电磁标测定位系统（CARTO 系统）问世，合并某些器质性心脏病的 VT 消融取得了初步疗效。目前导管消融主要用于：①存在猝死风险的单型 VT，而且药物治疗效果欠佳，或不能耐受药物，或患者不愿接受长期药物治疗者。②束支折返型 VT。③已安置植入性心律转复除颤器（ICD），反复持续性 VT 发作需反复放电，经过多次程控 ICD 或变化药物效果不佳，或患者不愿接受长时间药物治疗者。

（3）抗心律失常手术：反复发作 VT 对药物、ICD、消融效果不佳时，在有经验的治疗中心可直接外科消融或直接切除致心律失常区域。外科手术需要术前和术中的精确标测来明确心动过速的点和区域。有一些中心用标测瘢痕的方法来切除致心律失常区域。左颈胸交感神经节的切除可降低先天性长 QT 综合征患者的因心律失常导致晕厥的发生频率。

（4）血运重建治疗：如果血管严重狭窄的冠心病患者合并有室性心律失常，特别是左主干病变和左前降支的近端病变者，血运重建术可减少心律失常的频率和复杂性，在一些患者中甚至可根治心律失常。

（5）除颤治疗：陈旧心肌梗死和非缺血性心肌病导致的左心室功能不全的高危患者，ICD可以提高生存率。ICD治疗比传统或经验抗心律失常药物治疗组比可降低23％～55％的死亡率。ICD的应用主要可分一级预防和二级预防。适合一级预防的患者是没有发生过危及生命危险室性心律失常而有这种可能心脏基础病变的高危患者。二级预防适合于有心脏骤停、致命室性心律失常或不明原因的晕厥患者高度怀疑是室性心律失常所致。

下列情形应考虑植入ICD以预防SCD：

（1）特发性多形性VT/VF患者：在心搏骤停复苏后，预期生存时间至少1年。

（2）缺血性心肌病患者一级预防：心肌梗死40天后及血运重建90天后，经最佳药物治疗后LVEF≤35％，NYHA心功能Ⅱ级或Ⅲ级，或者LVEF≤30％，NYHA心功能Ⅰ级，预期生存时间至少1年（A级证据）；出现非持续性VT，LVEF≤30％，电生理检查能够诱发出持续性VT、VF，预期生存时间至少1年。

（3）缺血性心肌病患者二级预防：出现不明原因的晕厥，电生理检查能够诱发出持续性单形性VT，或者因非可逆原因导致VT/VF引起心搏骤停或者出现血流动力学不稳定的VT，或者出现非可逆原因导致的血流动力学稳定的VT，预期生存时间至少1年。

（4）非缺血性心肌病患者一级预防：经最佳药物治疗后LVEF≤35％，NHYA心功能Ⅱ级或Ⅲ级，预期生存时间至少1年。

（5）非缺血性心肌病患者二级预防：出现非可逆原因导致VT/VF引起心搏骤停或者血流动力学不稳定的VT，或者出现非可逆原因导致的血流动力学稳定的VT，预期生存时间至少1年。

3. 特殊类型VT的处理

（1）特发性流出道VT：特发性流出道VT中90％起源于有心室（R-on-T），而10％起源于左心室流出道。右心室流出道VT形态学特征是左束支阻滞型的宽QRS波群心动过速，电轴指向下方，起源于右心室肺动脉瓣下的右心室流出道区域。如果V_1及V_2导联R/S振幅比＞30％或R/QRS振幅比＞50％，则一般提示心动过速起源左心室。左心室流出道VT一般起源于冠状瓣的瓣上区域或主动脉瓣冠状动脉瓣下的心内膜区域。急性期腺苷、β

受体阻滞药、维拉帕米治疗流出道 VT 可能有效。长期治疗可以选择 β 受体阻滞药，维拉帕米、地尔硫䓬，有效率在 25%～50%。其他一些药物 I a、I c、III 类都可以考虑。射频消融治疗的有效率达 90% 以上，对频繁发作者应作为首选治疗方案。

（2）左心室特发性 VT（idiopathic left ventricular tachycardia，ILVT）：大多数左心室起源的 VT 是维拉帕米敏感的、起源于左心室间隔面的束支内折返性 VT。大多数 ILVT 患者心电图形态是右束支阻滞型，电轴左偏（VT 折返出口位于左后分支），少部分人表现为右束支阻滞电轴右偏（折返出口位于左前分支）。在急性期对静脉维拉帕米有反应，无效时可使用胺碘酮或电复律。射频消融治疗有效率为 85%～90%，可作为首选。

（3）束支折返性 VT：通常发生于器质型心脏病，尤其是扩张型心肌病。窦性心律时可见室内阻滞，VT 发作时表现为快频率的左束支阻滞图形，偶有折返方向相反，表现为右束支阻滞图形者。电生理检查记录到心室波前均有右束支波，导管消融右束支可根治。

（4）尖端扭转性 VT（torsade de pointes，TdP）：TdP 常出现在先天性长 QT 综合征、药物相关的 QT 延长和传导系统老化所致的传导阻滞的患者。先天性长 QT 综合征处理包括 β 受体阻滞药；（左侧）颈交感切除术；对于高危患者需要植入 ICD。对于非遗传性长 QT 综合征导致的 TdP 处理包括：①停用可能相关的药物和纠正异常的电解质；②如 TdP 是传导阻滞、长间歇依赖或有症状的心动过缓引起，推荐急诊临时起搏和安置永久起搏治疗，通常与 β 受体阻滞药合并使用；③静脉硫酸镁可能有效，但正常 QT 的 TdP 镁制剂一般无效；④异丙肾上腺素可用于长间歇依赖的反复 TdP 的急性处理，但应除外先天性 QT 延长综合征。

（5）不间断性 VT：不间断性 VT 又称 VT 风暴，常需要多次复律。急性心肌缺血所致的反复或不间断 VT 建议再血管化治疗和使用 β 受体阻滞药并联合使用静脉抗心律失常药如胺碘酮。其他情形可以静脉胺碘酮联合射频消融的办法治疗。

（6）离子通道病：包括一组与编码离子通道的基因突变导致离子通道功能改变，从而发生恶性心律失常的疾病。

1）儿茶酚胺敏感性多形性 VT（catecholamine sensitive polymorphism VT，CPVT）：CPVT 心电图表现为双向多形性 VT，运动试验或静脉异丙肾上腺素可以诱发。三分之一患者具有早年猝死或运动诱发晕厥的家族史。运动或急性情绪激动会诱发晕厥。典型的症状开始于儿童期，成年后发病的比较少见。治疗一般采用β受体阻滞药。联合应用Ⅰ类药或胺碘酮治疗是无益甚至有害的。对于症状反复发作且危及生命的心律失常需要植入ICD治疗。

2）Brugada综合征：Brugada综合征是具有特征性的右束支阻滞样图形和 $V_1 \sim V_3$ 导联ST段抬高，临床发作威胁生命的心律失常（多形性VT），无结构性心脏病，有家族发病倾向。心电图表现类似急性心肌梗死。氟卡尼或普鲁卡因酰胺可以使心电图显现典型图形。该病发病率为万分之五。猝死多由于VF或多形性VT，主要发病患者群是年轻人。有症状患者应接受ICD治疗，无症状人群如果电生理检查诱发室性心律失常也应接受ICD治疗。

3）长QT综合征：LQTS是一种心室复极异常的疾病，表现为心电图上QT间期延长，这种QT间期延长可能是先天的也可能是获得性的，伴或不伴有先天性耳聋。心律失常的特征是发作多形性VI，又称尖端扭转型VT。特异性的基因型不同，临床发病特征不同。LQT 1患者的心脏事件62%发生在运动时，只有极少数患者3%在睡眠/休息时发病；与此相反，LQT 3只有13%的心脏事件发生在运动时，而39%发生在睡眠/休息时。LQT 2患者介于中间。LQTS的标准治疗是抗肾上腺素能治疗（β受体阻滞药，左心交感神经切除），少数需要辅以起搏器或ICD治疗。β受体阻滞药是当今对有症状的LQTS患者的首选治疗，将β受体阻滞药用到患者可耐受的最大剂量，是治疗的关键。起搏器通过预防窦性停搏或心动过缓增加了对LQTS患者处理的有效性，但它不能作为LQTS的唯一治疗措施，通常联合应用β受体阻滞药。如果患者在接受充分剂量的β受体阻滞药和左心交感神经切除术（left cardiac sympathetic denervation，LCSD）治疗后仍有晕厥发作，或在β受体阻滞药治疗期间有心搏骤停（需要复苏）发生，或记录到首次心脏事件是心搏骤停，应植入ICD。

4）短QT间期综合征：短QT综合征患者心电图特点是具有短的QT间期，临床表现可以无症状或心房颤动，反复晕厥甚至猝死。目前发现3个编码钾离子通道的基因与短QT综合征有关。ICD治疗可以保证患者生命安全，特别对于猝死幸存者或既往有过晕厥发作的患者更应将ICD作为首选治疗。

〔刘启明〕

37

心室扑动与心室颤动

【概述】

心室扑动和心室颤动（VF）是最为严重的室性心律失常，导致血流动力学障碍和心源性死亡。心室扑动和快速性室性心动过速（VT）的区分十分困难。临床上典型的心室扑动并不常见，因为心室扑动会迅速退变为 VF 导致猝死。

【临床表现】

许多心源性和非心源性原因均可导致 VF 和心脏性猝死，但大部分患者均有器质性心脏病，尤其是慢性冠心病。故发生心脏性猝死前患者多有相应的基础心脏疾病表现，如冠心病、肥厚型和扩张型心肌病、致心律失常性右室心肌病、充血性心力衰竭等的临床表现。有些患者有晕厥、心悸等室性心律失常发生的病史。通常没有前驱症状，即使出现症状也是非特异性的，包括胸部不适、心悸、气短及虚弱。一旦发生可造成晕厥、意识丧失、抽搐、呼吸停止，抢救不及时最终死亡。

【诊断要点】

1. 既往有基础疾病或器质性心脏病史。有些诱因也有助于诊断，如胸前受到撞击而猝死要怀疑心脏震击综合征。

2. 心电图和动态心电图　心室扑动的心电图特点为规则的、连续的波形，通常振幅较大，图形很像连续的正弦波，不能区分 QRS 波群、ST 段和 T 波。频率常＞200 次/min，与 VT 的鉴别主要根据波形而不是频率，如果不能识别单个的 QRS 波群就诊断为心室扑动。心室颤动是指心脏混乱的、非同步的、碎裂电活动。心电图表现为各个波的振幅和形态均不规则。不能识别 P 波、QRS 波群和 T 波，频率常在 150～500 次/min。长时间的心电监测，尤其是埋藏式闭环事件记录仪可明确不明原因晕厥是否由严重室性心律失常所致，但临床只能在偶然的情况下才能记录到。更重要的是识别心室颤动高危患者。

3. 其他　基因检查有助于与遗传相关的如离子通道病的诊断。心脏的运动或药物负荷试验、无创和有创电生理检查对于明确诊断和预测猝死均有意义。

【治疗方案和原则】

心室扑动和心室颤动治疗的原则是立即行心肺复苏术（CPR）和电除颤，预防复发和心脏性猝死。一旦明确心搏骤停，应立刻根据目前 CPR 指南的建议步骤进行 CPR，并尽快获得体外除颤器。如是快速室性心律失常引起的心搏骤停，当用单相除颤器 360 J 或双相除颤器 200 J 除颤，仍有复发者可用静脉胺碘酮稳定节律。如果有导致心搏骤停的可逆病因和诱因，包括低氧、电解质紊乱、机械因素和容量不足等，在复苏后进一步生命支持中给予纠正。当心搏骤停超过 5 分钟，在除颤前先行短时 CPR（时间少于 90～180 秒）。除少数可纠正的因素导致的快速性室性心律失常，如电解质紊乱、心肌缺血等，均应根据 ICD 治疗指南适应证植入 ICD。

〔刘启明〕

38

急性心包炎

【概述】

由细菌、病菌、自身免疫、物理、化学等因素引起的心包膜的脏层和壁层的急性炎症即急性心包炎，可以同时合并心肌炎和心内膜炎。急性心包炎可为原发性，也可由于全身性疾病（如系统性红斑狼疮）而引发。多达 90% 的病例是原发性或是由于病毒感染引起的（如柯萨奇病毒 A9、B1-4、ECHO8 病毒、腮腺炎病毒、EB 病毒、巨细胞病毒、水痘病毒、风疹病毒、艾滋病病毒、细小病毒-19）。然而，还有许多其他原因，包括系统性自身免疫疾病（如类风湿关节炎，瑞特综合征），代谢疾病（如尿毒症，黏液性水肿）以及肿瘤。心包炎通常发生在急性心肌梗死后的 1～3 天，也可能发生在心肌梗死后数周或数月（Dressler 综合征）。常见的病因有急性非特异性、感染性、自身免疫性、肿瘤、代谢疾病、物理性以及邻近器官疾病累及等。急性心包炎病理上可以分为纤维蛋白性和渗出性两种，可累及心外膜下心肌称为心肌心包炎，也可累及心内膜、纵隔、横隔和胸膜。心包两层之间正常情况下只有 1～2 mm 厚的空间，由 15～35 mL 心包液隔开，起润滑作用，心包腔平均压力接近于零。心包中少量积液不致引起心包内压力升高，不影响血流动力学。但如积液速度增多或大量心包积液使心包内压力急骤上升，可导致急性心脏压塞的临床表现。

【临床表现】

急性胸痛，多位于心前区，与呼吸运动有关，常因咳嗽、深呼吸、变换体位而加重。急性非特异性心包炎及感染性心包炎疼痛较为明显，早期可闻及心包摩擦音。呼吸困难的程度取决于积液量以及增速度。体循环静脉淤血，表现为颈静脉怒张、肝大、腹水及下肢水肿等，由于积液导致体循环回流障碍所致。

可出现急性循环衰竭，表现为心动过速、血压下降、脉压变小、休克等，为心脏压塞的表现。部分可有全身症状，常与原发性疾病有关，如结核、肿瘤等引起的低热、贫血、咳嗽、恶病质等。主要并发症有心律失常、肺部感染等。

【诊断要点】

1. 有胸痛、气促症状。

2. 心包摩擦音，左肩甲下区语颤增强（Ewart 征）。

3. 早期除外 aVR 以及 V_1 导联弥漫性的 ST 段弓背向下抬高。

4. 渗液性心包炎 X 线显示心影增大。

5. 超声心动图发现心包中液性暗区征象是心包积液诊断依据。

6. 心包穿刺、心包镜及心包活检有助于明确渗出性心包炎病因。

【治疗方案和原则】

治疗以针对原发病和对症处理为原则。若有心脏压塞者宜首先心包穿刺解除压塞。

1. 特发性心包炎　对于诊断特发性心包炎的患者，应立即开始非甾体消炎药（NSAIDs）类药物治疗，应联合质子泵抑制药持续应用 4 周。应用此类药物可以控制胸痛的症状，退热及控制炎症，但不能治疗心脏压塞、缩窄性心包炎和复发性心包炎。阿司匹林对于心肌梗死心包炎患者是首选的 NSAIDs 类药物。布洛芬或阿司匹林，布洛芬（首选用药）剂量：300～800 mg/次，给药途径：口服；给药频率：每 6～8 小时 1 次；疗程为 4 周。

禁忌证：①对阿司匹林或其他甾体药物严重过敏者禁用。②对鼻息肉综合征及血管水肿患者禁用。疗效与证据：布洛芬是一种非甾体消炎药。作用机制是抑制前列腺素的合成，从而发挥解热、镇痛、消炎作用。布洛芬因其低副作用以及大的剂量范围作为首选用药。

秋水仙碱或与其他 NSAIDs 类药物合用治疗及预防复发，如果使用初始的 NSAIDs 类药物 2 周后，胸痛症状没有好转，应该更换为其他的 NSAIDs 类药物和秋水仙碱治疗。NSAIDs 类药物需应用 4 周，秋水仙碱继续应用 3 个月。应限制活动，直到胸痛控制。秋水仙碱剂量：1 mg/d；给药途径：口服；给药频率：0.5 mg 口服，每天 2 次，连续口服 1～2 天，然后 0.5 mg 每天 1 次；疗程为 3 个月；禁忌证：对骨髓增生低下，及肾和肝功能不全者禁用。疗效与证据：秋水仙碱通过①和中性粒细胞微管蛋白的亚单位结合而改变细胞膜功能，包括抑制中性白细胞的趋化、黏附和吞噬作用；②抑制磷脂酶 A2，减少单核细胞和中性白细胞释放前列腺素和白三烯；③抑制局部细胞产生白介素-6 等，从而达到控制局部疼痛、肿胀及炎症反应。据报道秋水仙碱有预防复发的作用。长时间使用类固醇激素减量后可加用布洛芬或秋水仙碱。秋水仙碱比 NSAIDs 更易耐受，但孕妇慎用。

糖皮质激素应该仅用于一般情况较差或出于危险期的患者。对症状十分严重、NSAIDs 无效或反复发作的病例可使用类固醇激素，开始用 60 mg/d，1 周后逐渐减量。

2. 化脓性心包炎　必须尽快行心包引流和静脉应用抗生素。

3. 结核性心包炎　抗结核药治疗（表 38-1）。目前主张四联治疗。实施细则：异烟肼＋利福平＋乙胺丁醇＋吡嗪酰胺。

表 38-1　　　　　　　　　结核性心包炎的药物治疗

联合治疗药物	异烟肼	利福平	吡嗪酰胺	乙胺丁醇
剂量	300 mg/d	450 mg(体重 <50 kg)/d 600 mg(体重 >50 kg)/d	15～30 mg/(kg·d)	0.75～1 g 15～25 mg/(kg·d)
给药途径	口服	口服	口服	口服
给药频率	每天 1 次	每天 1 次	每天 1 次	每天 1 次
疗程	6～9 个月	6～9 个月	6～9 个月	6～9 个月

联合治疗药物	异烟肼	利福平	吡嗪酰胺	乙胺丁醇
禁忌证	肝功能不正常者，精神病患者和癫痫患者禁用	1. 对本品或利福霉素类抗感染药过敏者禁用 2. 肝功能严重不全、胆道阻塞者和3个月以内孕妇禁用	1. 对本品或利福平、异烟肼过敏者禁用 2. 儿童禁用	对本品过敏者已知视神经炎患者、乙醇中毒者及年龄＜13岁者应谨慎使用

4. **肾衰竭患者心包炎** 加强血液或腹膜透析。肾衰竭患者心包炎需加强血液透析或腹膜透析，经透析后1～2周内可明显好转。对于透析无效的心脏压塞和大量慢性心包积液必须应用心包穿刺，在心包穿刺引流后可留置心包腔导管，引流24～48小时。反复放液后。心包切开术仅适用于顽固的、症状严重的患者。

5. **心肌梗死后心包炎** 应用布洛芬或阿司匹林。布洛芬剂量：300～800 mg/次；每6～8小时1次；疗程为4周。

〔王　峻〕

39 缩窄性心包炎

【概述】

心包纤维化和/或钙化，壁层和脏层心包融合，包围心脏，使心脏舒张期充盈受限而产生一系列循环障碍的病症即缩窄性心包炎。可以继发于急性心包炎，由结核性、化脓性、急性非特异性、放射性心包炎等演变而来，多在急性心包炎数月致数年形成。也可隐匿起病。病因以结核为多见。

【临床表现】

1. **呼吸困难** 为劳力性，主要与心搏量不能随需要增加所致。

2. **体循环静脉淤血** 表现为颈静脉怒张、肝大、胸腔积液、腹水及下肢水肿、食欲缺乏、上腹胀痛等，由于缩窄心包导致体循环回流障碍所致。

3. **全身症状** 缺乏、眩晕为周围供血不足所致。

4. 并发症　主要并发症有心律失常、肺部感染、贫血、心源性恶病质、严重肝功能不全等。

【诊断要点】

1. 发病较慢有结核性或化脓性心包炎病史　活动后乏力、气短、心悸和腹胀、呼吸困难。

2. 体征　肝大、腹水、静脉压升高，颈静脉怒张，可闻及心包叩击音，吸气时颈静脉明显扩张（Kussmaul征）。

3. 胸部X线　心影正常或偏小或偏大。部分病例可见心包钙化，侧位片明显，上腔静脉影增宽，心搏动减弱。

4. 心电图　QRS综合波群呈低电压（<50%），T波低平倒置。

5. 超声心动图检查　室壁厚度正常，心包增厚，明显的舒张早期充盈伴IVS快速移位，有时可见心包钙化，心搏动明显减弱。

6. CT/MRI　CT检查对心包增厚具有相当高的特异性和分辨率，可评估心包形状及心脏大血管心态。MRI能准确测量心包厚度，判断其累及范围。

7. 心导管检查　可通过左、右心导管同时记录左、右心压力曲线。右心导管检查示肺小动脉嵌压、肺动脉舒张压、右心室舒张末压、右心房平均压和腔静脉压均显著增高和趋向于相等。

8. 心包活检　有助于明确缩窄性心包炎病因。

【治疗方案和原则】

控制原发病后，尽早期施行手术以避免发展到心源性恶病质、严重肝功能不全等恶性并发症，影响预后。

1. 心包剥离术　心包切除术是永久性缩窄的唯一治疗措施。缩窄性心包炎心包切除术的死亡率为6%～12%。如果早期确立了外科手术指征，心包切除术患者的长期生存率与一般人群相当。一般适应证：①应根据临床症状、超声心动图、CT/MRI和心脏导管检查结果而做出决定。②心包感染被控制、有活动性结核患者应在积极抗结核治疗后。③一般情况较差的患者在内科支持疗法后情况已改善。④内科疗法不见改善者应立即手术治疗。

下列情况不宜外科手术：①高龄患者并合并严重心、肺疾病的患者。②临床表现极轻微，病程稳定者。

心包切除术主要并发症包括急性围手术期心排血量不足和心室壁破裂。

2. 内科治疗　内科治疗只能改善患者状况，作为手术前准备。内科疗法主要是减轻患者症状及手术前准备。患者术前数周应休息，进低盐饮食，有贫血或低蛋白血症者可小量输血或给予人血清蛋白。腹水较多者应适量放水和给予利尿药，除非有快速心房颤动一般不给予洋地黄制剂。

〔王　峻〕

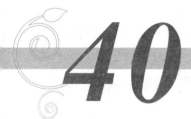

40 先天性心血管疾病

房间隔缺损

【概述】

房间隔缺损（ASD）分为原发孔缺损和继发孔缺损。前者属部分心内膜垫缺损，常同时合并二尖瓣和三尖瓣发育不良。后者为单纯房间隔缺损（包括卵圆窝型、卵圆窝上型、卵圆窝后下型以及单心房），临床更为多见，占75％。由于左心房压力高于右心房，使血液由左向右分流，肺循环血流量（QP）超过体循环血流量（QS）。一般以 QP/QS 值分房间隔缺损的大小，QP/QS＜2∶1 者称为小房间隔缺损，而 QP/QS≥2∶1 者称为大房间隔缺损。

【临床表现】

1. 呼吸困难　单纯房间隔缺损在儿童期大多无症状，随着年龄增长症状逐渐明显，活动性呼吸困难为主要临床表现。

2. 心悸、胸闷　多为室上性心律失常所致，特别是心房扑动、心房颤动，可使呼吸困难等症状明显加重。

3. 右心衰症状　由右心室慢性容量负荷过重所致，可出现腹胀、胃胀痛、腹泻、少尿、水肿等。

4. Eisenmenger 综合征　晚期因重度肺动脉高压出现右向左分流而有青紫，发生率约为 15％。

【诊断要点】

1. 有心悸和气促症状。

2. 肺动脉瓣区第二心音亢进并呈固定性分裂，并可闻及 2～3 级收缩期喷射性杂音。

3. 心电图显示右心前区导联 QRS 波群呈 rSr′ 或 rSR′ 或 R 波伴 T 波倒置，电轴右偏，有时可有 PR 延长。

4. X 线检查可见右心房、右心室增大，肺动脉段突出及肺血管影增加。

5. 超声心动图可见肺动脉增宽、右心房及右心室增大，剑突下心脏四腔图可显示房间隔缺损的部位及大小。彩色多普勒可显示分流方向，并可测定左右心室排血量，从而计算出 QP/QS 值。

6. 右心导管检查可排除其他合并畸形，同时可测定肺血管阻力。

【治疗方案和原则】

1. 介入治疗　约 80% 的继发孔型房间隔缺损可行经导管房间隔缺损封闭术。经导管房间隔缺损封闭术适应证为：①年龄＞3 岁，或年龄＜3 岁，但伴有右心容量负荷增加；②房间隔缺损最大伸展直径为 5 mm≤直径≤34 mm；③缺损上下房间隔边缘不少于 5 mm；④房间隔的整体直径应大于拟使用的补片直径；⑤外科修补术后残留缺损。经导管房间隔缺损封闭术的禁忌证为：①已有右向左分流者；②多发性房间隔缺损；③合并其他有介入禁忌的先天性心血管畸形。术后小儿和成人均可按 3～5 mg/(kg·d) 剂量口服阿司匹林 6 个月。

2. 外科治疗　对所有单纯房间隔缺损已引起血流动力学改变；即已有肺血增多征象、房室增大及心电图表现者可行外科手术治疗。患者年龄太大已有严重肺动脉高压者手术治疗应慎重。

室间隔缺损

【概述】

室间隔缺损（VSD）在左、右心室之间存在一直接开口。分为 4 型：Ⅰ型为嵴上型，缺损在肺动脉瓣下，常合并主动脉关闭不全，约占 5%；Ⅱ型为嵴下型或膜部缺损，最为常见，约占 80%；Ⅲ为房室通道型；Ⅳ型为肌型缺损。根据血流动力学变化的影响程度，症状轻重，临床分为大、中、小型室间隔缺损。小型室间隔缺损：在收缩期左、右心室之间存在明显压力阶差，左向右分流量不大，QP/QS<1.5，右心室及肺动脉压力正常，缺损面积一般<0.5 cm²/m²（BSA）。中型室间隔缺损：左、右心室之间分流量较大，QP/QS为1.5～2.0，但右心室收缩期压力仍低于左心室，缺损面积一般为0.5～1 cm²/m²（BSA）。大型室间隔缺损：左、右心室之间收缩期已不存在压力差，左向右分流量大，QP/QS>2.0。常合并继发性肺血管阻塞性病变。

【临床表现】

临床表现一般与缺损大小及分流量多少有关。

1. 缺损小、分流量少者，通常无明显症状。

2. 缺损大伴分流量大者可有发育障碍、劳力性呼吸困难、心悸、乏力、咳嗽等，患者容易患呼吸道感染。

3. 严重者可发生心力衰竭。

4. 显著肺动脉高压发生双向分流或右向左分流者，可呈现青紫。

【诊断要点】

1. 有心悸、气促症状。

2. 胸骨左缘第3、第4肋间有响亮粗糙的收缩期杂音。

3. 成人小室间隔缺损心电图可正常或在V₁导联出现rSr图形；中等室间隔缺损可有左、右心室肥厚的表现；大室间隔缺损常以右心室肥厚图形为主。

4. 超声心动图可以确定诊断，同时可以测定缺损大小及部位，判断心室肥厚及心腔大小。运用多普勒技术还可测算跨隔及跨（肺动脉）瓣压差，推算QP/QS值。

5. 导管介入检查可排除多孔缺损或合并其他先天畸形。

【治疗方案和原则】

1. 内科治疗　主要应用强心、利尿和抗生素等药物控制心力衰竭、防止感染或纠正贫血等。

2. 介入治疗　经导管室间隔缺损闭合术治疗室间隔缺损与外科手术治疗结果相似。经导管室间隔缺损闭合术适应证为：①有临床症状或有左心超负荷表现，分流束直径>3 mm；VSD上缘距主动脉右冠瓣≥2 mm，无主动脉右冠瓣脱入VSD及主动脉瓣反流。②缺损口直径<10 mm。③外科手术后残余分流。④心肌梗死或外伤后VSD。禁忌证为：①相对禁忌证为不符合上述条件的单纯VSD。②绝对禁忌证为已有右向左分流。

3. 外科治疗　成人小室间隔缺损 QP/QS＜1.3 者一般不需要手术，但应随访观察；中度室间隔缺损 QP/QS 为 1.5～2 者应考虑手术，此类患者在成人中少见；介于以上两者之间 QP/QS 为 1.3～1.5 者仍应考虑手术治疗。大室间隔缺损伴明显肺动脉压增高，肺血管阻力＞ 7 Wood 单位者不宜手术 $[1$ Wood 单位＝(67 ± 33)dyn $\cdot$ s $\cdot$ cm$^{-5}]$。

动脉导管未闭

【概述】

动脉导管连接肺动脉总干与降主动脉，是胎儿期血液循环的主要渠道。出生后一般在数月内因废用而闭塞，如 1 岁后仍未闭塞，即为动脉导管未闭（PDA）。未闭动脉导管按形态常可分为管型、窗型、漏斗型，最长者可达30 mm，最短者仅 2～3 mm，多数直径 5～10 mm 不等。动脉导管未闭患者，大量左向右的血液分流，引起肺动脉高压，开始时为充血性肺动脉高压，如未能阻断分流，血管阻力进一步增高，成为阻塞性肺动脉高压。

【临床表现】

1. 分流量甚小即未闭动脉导管内径较小，临床上可无症状。

2. 中等分流量者患者常有乏力、活动后心悸、气喘胸闷、咳嗽、胸廓变形等。

3. 重度病例幼儿期即有吸奶时呼吸困难，反复发生呼吸道感染、发育障碍等。

4. 部分病例并发感染性心内膜炎。

5. 晚期发生心力衰竭。

【诊断要点】

1. 有心悸和气促症状。

2. 胸骨左缘第 2 肋间连续性机械样杂音。

3. 心电图可显示左心室大、左心房大改变，有肺动脉高压时，可出现右心房大、右心室大。

4. 胸部 X 线检查，在透视下所见肺门舞蹈征是本病的特征性变化。胸片可见肺动脉凸出，肺血增多，左心房及左心室增大。严重病例晚期心影较前减小，并出现右心室增大，肺野外带肺血减少。

5. 超声心动图显示未闭动脉导管，并可见左心室内径增大。彩色多普勒可测得存在于主动脉与肺动脉之间的收缩期与舒张期左向右分流。

6. 右心导管检查及逆行升主动脉造影可帮助了解肺血管阻力、分流情况及除外其他复杂畸形。

【治疗方案和原则】

应及早争取介入或手术治疗。

1. 介入治疗　目前介入治疗已成为 PDA 的常规治疗。绝大多数病例均可经介入封堵，可根据不同年龄、不同未闭导管的类型选择不同的封堵器械。适应证为：①左向右分流、不合并需外科手术的心脏畸形 PDA，PDA 最窄直径≥2 mm，年龄通常≥6 个月，体重≥4 kg；②外科术后残余分流。镍钛合金封堵器封堵法的禁忌证为：①依赖 PDA 存在的心脏畸形；②严重肺动脉高压并已导致右向左分流；③败血症，或封堵术前 1 个月内患有严重感染；④活动性心内膜炎，心内有赘生物；⑤导管插入途径有血栓形成。弹簧栓子法的适应证为：①左向右分流不合并需外科手术的心脏畸形的 PDA；PDA 最窄直径，单个 Cook 栓子≤2 mm，单个可控螺旋弹簧栓子封堵器（pfm）栓子≤3 mm，年龄通常≥6 个月，体重≥4 kg；②外科术后残余分流。弹簧栓子法的禁忌证为：①窗型 PDA；②余同镍钛合金封堵器封堵法的禁忌证。

2. 外科治疗　合并其他畸形需要外科治疗者，或动脉导管过粗，患儿血管不适合放置较粗的输送鞘管者可考虑行外科手术治疗。由于长期左向右分流，引起严重的肺血管病变，合并重度肺动脉高压、造成右向左分流为主的 Eisenmenger 综合征者，应为外科手术的绝对禁忌。

肺动脉瓣狭窄

【概述】

先天性肺动脉瓣狭窄指肺动脉瓣、瓣上或瓣下有狭窄。此种先天性畸形常单独出现，发病率较高，特别在成人先天性心脏病中可达 25%。根据狭窄的部位可分为 3 型：瓣膜型表现为瓣膜肥厚，瓣口狭窄，重者瓣叶可融合成圆锥状；瓣下型为右心室流出道漏斗部肌肉肥厚造成梗阻；瓣上型指肺动脉主干或主要分支有单发或多发性狭窄，此型较少见。临床上一般根据右心室压力高低来判断病情轻重，如右心室收缩压<50 mmHg 为轻型，>50 mmHg 但未超过左心室收缩压者为中型，超过左心室收缩压者为重型。右心室压力越高表明肺动脉瓣狭窄越重，而狭窄上下压力阶差也必然越大。

【临床表现】

1. 轻症肺动脉瓣狭窄可无症状。

2. 重者在活动时有呼吸困难及疲倦。

3. 严重狭窄者可因剧烈活动而导致晕厥甚至猝死。

【诊断要点】

1. 有心悸或气促等症状。

2. 胸骨左缘第 2 肋间可听到响亮的收缩期喷射样杂音。

3. 心电图可出现电轴右偏、右心室肥大、右心房增大，也可见不完全性右束支阻滞。

4. 胸部 X 线检查可见肺动脉段突出，肺血管影细小，肺野异常清晰；右心尖左移上翘、心影明显增大。

5. 超声心动图可见肺动脉瓣狭窄的征象是诊断的重要依据。

6. 右心导管及右心室造影可明确狭窄部位及程度。

【治疗方案和原则】

1. 介入治疗　经皮球囊肺动脉瓣成形术（PBPV）是单纯肺动脉瓣狭窄的首选治疗方法。PBPV 的适应证为：①以单纯肺动脉瓣狭窄伴有狭窄后扩张者效果最佳；②狭窄的程度以跨瓣压差为标准，日前趋向于≥40 mmHg；③肺动脉瓣狭窄，经手术治疗后出现再狭窄者；④作为复杂性先天性心脏病的手术前或不能接受手术者的姑息治疗，如肺动脉瓣狭窄合并房间隔缺损等。禁忌证为：①肺动脉瓣下狭窄即右心室流出道漏斗部狭窄者；②肺动脉瓣上狭窄瓣膜发育不良，无肺动脉狭窄后扩张者。

2. 外科治疗　对于不能施行球囊扩张或球囊扩张失败的病例，可进行外科手术治疗。手术均需要在体外循环下切开狭窄瓣膜或切除漏斗部肥厚部分。

先天性主动脉瓣狭窄

【概述】

先天性主动脉瓣狭窄可为单叶式、二叶式或三叶式，少见的为四叶式。

50% 的先天性主动脉瓣狭窄为二叶式，30% 为三叶式。此两种瓣叶畸形在儿童期瓣口可无明显狭窄，但异常的瓣叶结构由于涡流冲击发生退行性变，引起瓣叶增厚、钙化、僵硬，最终导致瓣口狭窄，还可合并关闭不全。成人以先天性二叶主动脉瓣最为常见。由于畸形所致湍流对瓣叶的长期创伤引起纤维化和钙化，形成椭圆或窄缝形狭窄瓣口，为成人孤立性主动脉瓣狭窄的常见病因。

【临床表现】

瓣膜功能正常时可无任何症状体征。瓣膜功能出现狭窄或关闭不全时表现为相应的症状，如活动后气急、心悸、乏力等，重症者可有心绞痛或晕厥，甚至突然死亡。

【诊断要点】

1. 有活动后气急、心悸、乏力症状。

2. 胸骨右缘第 2 肋骨间有粗糙的收缩期喷射样杂音。

3. 超声心动图示主动脉瓣膜狭窄表现，并可测量压力阶差和瓣膜口面积。

4. 左心室造影显示主动脉瓣膜狭窄影像。

【治疗方案和原则】

1. 介入治疗　主动脉瓣球囊成形术常作为血流动力学不稳定患者的行瓣膜置换术前的过渡方法。其适应证为：①主动脉瓣峰值收缩压 >6.7 kPa（50 mmHg）且心排血量正常时，无主动脉瓣关闭不全；②不适合外科手术或拒绝接受外科手术，球囊成形术可减轻症状或改善心功能者；③患者并发心源性休克和多脏器功能衰竭，如在术后行外科治疗有可能获得良好结果者；④耐受性较差的重度主动脉瓣狭窄需要急诊非心脏外科手术者。禁忌证为：①有心导管检查禁忌者；②伴有中度以上的主动脉瓣反流；③单叶式主动脉瓣、瓣膜重度钙化、瓣膜脱垂或瓣膜赘生物者。

2. 外科治疗　对于有瓣膜狭窄且有相应症状，跨瓣压力 ≥50 mmHg 时，宜行瓣膜切开术或换瓣手术；对于瓣膜关闭不全，心脏进行性增大者，应考虑换瓣手术治疗。

卵圆孔未闭

【概述】

卵圆孔未闭（PFO）指胎儿期继发房间隔的下缘和原发房间隔的上缘虽然相互接触，但并不融合，在卵圆窝的顶端遗留下月牙形裂隙未闭合。卵圆孔未闭常见于正常的健康人群，发生不良后果的绝对危险性很小。但当右心房压升高时，可能会出现右向左的分流，静脉系统的血栓就可能进入体循环导致反常栓塞。

【临床表现】

患者一般无任何症状，也无任何阳性体征。

【诊断要点】

1. 心脏超声为首选检查方法。一般认为超声下观察在卵圆窝区域过多的膜状组织呈瘤样膨出于左心房或右心房，超过房间隔的平面 10 mm 以上，基底部的宽度超过 15 mm。经食管超声心动图（TEE）可以清楚的观测房间隔的解剖结构，是诊断 PFO 的"金标准"。根据 TEE 测量的 PFO 的大小，将其分为大 PFO（≥4.0 mm）、中 PFO（2.0～3.9 mm）和小 PFO（≤1.9 mm），Valsalva 动作后测量的 PFO 开放直径更加接近其真实大小。彩色多普勒检查时注射微泡对比剂，通过观察左心腔微泡显影的多少可以判断右向左分流量（right-to-left shunt，RLS），0 级：左心腔内没有微泡，无 RLS；Ⅰ级：1～10 个微泡，为少量 RLS；Ⅱ级：10～30 个微泡，为中量 RLS；Ⅲ级：左心腔内可见＞30 个微泡，或左心腔几乎充满微泡，心腔浑浊，为大量 RLS。通过左心腔微泡显影时间还可以判断 RLS 来源于心脏内或肺动静脉畸形通道，显影时间在 3～5 个心动周期内提示 RLS 来源于 PFO，超过 5 个心动周期则考虑为肺动静脉畸形通道。

2. 右心导管检查可直接通过 PFO 从右心房到左心房，以证实 PFO 的存在。

【治疗方案和原则】

PFO 未并发其他异常时无需治疗。但以下情况需要给予治疗：①当静脉血栓与右心房压升高同时存在时，通过 PFO 的反常血栓就可能发生，并导致卒中和外周动脉栓塞；②PFO 并发脑卒中或一过性脑缺血发作，无其他原因解释缺血性脑卒中的患者；③大的 PFO（＞25 个微泡）；④具备发生反常栓塞的三联症为 PFO、静脉血栓、右心房压升高。

1. 内科治疗　对静脉造影或多普勒超声证实存在静脉血栓或者有脑梗死、高凝异常的患者，若卵圆孔分流的程度较小，给予口服抗凝药如华法林；若分流程度小，仅预防缺血性脑梗死复发，可口服抗血小板药如阿司匹林。

2. 介入治疗　许多的临床观察证明，封堵 PFO 可以降低脑血管事件。但近期的研究表明预防脑卒中复发与应用的封堵器械有关，应用 Amplatzer PFO 封堵器预防脑卒中复发优于药物治疗。根据 2017 年中华医学会发布的《卵圆孔未闭预防性封堵术中国专家共识》，PFO 封堵的适应症为：①脑卒中（CS）或短暂性脑缺血发作（TIA）合并 PFO，有 1 个或多个 PFO 解剖高危因素；②CS/TIA 合并 PFO，且存在中量至大量 RLS，合并 1 个或多个临床高危因素；③PFO 相关脑梗死或 TIA，有明确深静脉血栓（DVT）或肺栓塞，不适宜抗凝治疗的患者；④PFO 相关脑梗死/TIA，通过抗血小板或抗凝治疗仍有复发；⑤CS 或外周栓塞合并 PFO，有右心或置入器械表面血栓的患者；⑥年龄＞16 岁（有明确反常栓塞证据者，年龄可适当放宽）。

法洛四联症

【概述】

先天性法洛四联症是联合的先天性心血管畸形，包括肺动脉口狭窄、心室间隔缺损、主动脉右位（主动脉骑跨于缺损的室间隔上）、右心室肥大 4 种异常。是最常见的青紫型先天性心脏病，在成人先天性心脏病中所占比例接近 10％。本症主要畸形为室间隔缺损，均为大缺损，多为膜周部，左、右心室压力相等；肺动脉口狭窄可为瓣膜型，或瓣上、瓣下型，以右心室流出道漏斗部狭窄为最多；主动脉骑跨右心室所占比例为 15％～95％；右心室肥厚为血流动力学影响的继发改变。本症可常伴其他畸形，如同时有房间隔缺损则称之为法洛五联症。

【临床表现】

1. 进行性青紫和呼吸困难　自幼即可出现。

2. 疲乏　劳累后常取蹲踞位休息。

3. 晕厥　严重缺氧时引起。

4. 右心功能不全症状　长期右心压力增高及缺氧所致，出现腹胀、胃胀痛、腹泻、少尿、水肿等。

5. 并发症　脑血管意外、感染性心内膜炎、肺部感染常见。

【诊断要点】

1. 有青紫和呼吸困难症状。

2. 杵状指（趾），肺动脉听诊区第二心音减弱甚至消失，胸骨左缘常可闻及收缩期喷射性杂音。

3. 血常规检查可显示红细胞、血红蛋白及血细胞比容均显著增高。

4. 心电图示右心室肥厚与劳损表现。

5. X线检查主要为右心室肥厚表现，肺动脉段凹陷，形成木靴状外形，肺血管纹理减少。

6. 超声心动图见室间隔缺损、肺动脉口狭窄、主动脉骑跨、右心室肥大的征象。

7. 右心导管检查以及心血管造影可进一步明确病变程度。

【治疗方案和原则】

1. 内科治疗　严重青紫型新生儿可给予前列腺素 EI 治疗以开放动脉导管，等待时机施行手术治疗。对于发生一过性心力衰竭者可以采用内科治疗多数可以奏效。治疗脑血管意外、感染性心内膜炎、肺部感染等并发症。

2. 外科治疗　外科手术治疗是法洛四联症的主要疗法。决定手术的主要根据是右心室流出道的梗阻程度以及肺动脉的大小。手术分为根治术和姑息术。根治术系在直视下解除右心室流出道及肺动脉口狭窄，修补室间隔缺损。姑息术常采用分流和减压术两种。分流术目的是建立体-肺循环交通，使部分主动脉或腔静脉血流进入肺内，以获得氧合，改善缺氧，为日后行根治术做准备。减压术是将狭窄的肺动脉瓣和漏斗部切开，以减轻和缓解右心室流出道狭窄，增加肺循环量，从而减少右向左的分流。

3. 内外科镶嵌治疗（Hybrid approach）方法　通过"导管介入＋外科手术"的镶嵌治疗模式替代传统的多次开胸手术，对法洛四联症等复杂先天性心脏病取得了较好的疗效，降低了手术的风险和费用，减少了对患者的创伤，改善了手术效果。目前常用的方法有新生儿右心室流出道支架植入术、术前术后体肺侧枝封堵术、肺动脉狭窄支架植入术和肺动脉带瓣支架植入术、术后室间隔缺损残余漏封堵术等。内科、外科之间的相互合作能充分体现各自的优势并弥补自身的不足，是今后先心病治疗的趋势和发展方向。

主动脉缩窄

【概述】

先天性主动脉缩窄是局限性主动脉管腔狭窄。根据缩窄部位与动脉导管的关系，可分为导管前型和导管后型。导管前型缩窄部位在左锁骨下动脉至动脉导管入口处一段中，一般较长，占据主动脉弓的后半或后 1/3，通常动脉导管未闭合，常开口在缩窄部位的远端，并多伴有其他先天性心脏畸形，如室间隔缺损，大血管错位等，患者多在幼儿期死亡。导管后型缩窄部位多在动脉导管交接处的远端，通常动脉导管已闭合，缩窄部分近端的主动脉扩张，大多不伴有其他先天性心脏畸形，患者可以成长至成人。

【临床表现】

1. 主动脉缩窄以上供血增多，颈部及上肢血压升高，表现为头痛、头晕、耳鸣、失眠、鼻出血等。严重者可有脑血管意外和心力衰竭。

2. 主动脉缩窄以下供血不足，表现为下肢无力、发冷、酸痛、麻木，甚至间歇性跛行等。

3. 由侧支循环而增粗的动脉压迫附近器官产生的症状，如压迫脊髓而下肢瘫痪，压迫臂神经丛引起上肢麻木与瘫痪等。

【诊断要点】

1. 有头晕和无力症状。

2. 心电图示左心室肥大及劳损表现。

3. 胸部 X 线检查可见左心室增大、升主动脉增宽，缩窄上下血管扩张使主动脉弓呈"3"字形。后肋下缘近心端可见肋间动脉侵蚀所形成的"切迹"改变，是侧支循环形成的间接征象。

4. 二维超声可直接探及主动脉缩窄征象，多普勒超声于缩窄部位可见高速喷射的湍流。

5. 磁共振断层显像或 CT 血管造影可见主动脉缩窄的部位、长度和形态，并可见到扩张的侧支循环血管。

6. 血管造影可使缩窄段主动脉显影，进一步明确缩窄段的部位、长度、缩窄的程度等。

【治疗方案和原则】

1. 内科治疗　主要是控制感染性心内膜炎，纠正心力衰竭及预防感染和血压突然升高。

2. 外科治疗　效果较好，主要为主动脉成形术和缩窄段切除术。缩窄段短者切除后做对端吻合，缩窄段长者则施行同种异体血管或人造血管移植。有时主动脉缩窄虽较严重，但由于侧支循环比较发达，血压却在正常范围内，这类患者如进行运动，血压却不相称地增高，亦应施以手术治疗。手术年龄 10～30 岁最为合适。如症状严重，则在儿童期即应施行手术。

3. 介入治疗　2014 年欧洲心脏病协会（ESC）颁布的《主动脉疾病治疗指南》指出：对于上下肢血压相差＞20 mmHg 的患者群体，无论其是否存在症状，只要出现上肢高血压（成人＞140/90 mmHg）、运动后腹部血压异常或左心室异常肥厚，均应考虑介入治疗。球囊扩张术对隔膜型的主动脉缩窄疗效较好。此术虽可立即减轻缩窄和缩窄两端的压力阶差，但可损伤动脉内膜和中层，甚至日后形成动脉瘤。对长节段的狭窄病变球囊扩张后疗效差，置入覆膜支架可提高疗效，近期效果较好，远期疗效尚需进一步观察。

肺动静脉瘘

【概述】

肺动静脉瘘为先天性肺动、静脉间有异常的直接通道，偶尔可由于后天性的肺部病变（如炎症）引起。肺动脉分支与肺静脉间存在一个或多个交通支，使流经异常交通支的血流不经毛细血管床而回心。根据病因分为先天性和获得性肺动静脉瘘两类。先天性较为多见，一般认为先天性肺动静脉瘘源于异位毛细血管发育，形成的血管间隔（分隔动、静脉丛的原始交通）不完全。获得性肺动静脉瘘较少见，多继发于创伤、转移癌、肝硬化、肺放线菌病、肺血吸虫病等。

【临床表现】

临床表现与肺内瘘口大小及右向左分流量多少有关。

1. 瘘口小、分流量较少者，可无症状。

2. 瘘口大于 2 cm，或分流超过 20%～30% 的心搏出量，可有发绀及低氧血症，后者导致红细胞增多症、杵状指、呼吸困难等。

3. 肺动静脉瘘者有 27% 的病例在婴幼儿期有发绀，35% 在少年期有发绀。

4. 鼻血、胸痛、咯血、心悸常见，但不是特异性症状。

5. 妊娠可加重症状，可能与肺血流增加或激素水平变化有关。

【诊断要点】

1. 有心悸和气促症状。

2. 肺动脉瓣第二音亢进，血管连续性杂音。

3. 胸部 CT 可显示异常血管（动脉或静脉）。

4. 血管造影可明确病变范围及异常血管来源。

【治疗方案和原则】

肺动静脉瘘容易引起咯血、脑脓肿、肾脓肿以及动脉瘤破裂等，故宜早期治疗为主。

1. 介入治疗　肺动静脉瘘首选介入治疗，方法是可用弹簧圈栓塞，或镍钛合金丝制作的封堵器（Plug 或动脉导管未闭封堵器）。封堵指征包括：① 病灶逐渐扩大；② 存在反常栓塞；③ 症状性低氧血症；④ 供血血管≥3 mm。

2. 外科治疗　对不宜行介入治疗的患者可行外科手术治疗，切除有动静脉瘘的肺叶或肺段。

三尖瓣下移畸形

【概述】

三尖瓣下移又称为 Ebstein 畸形，为三尖瓣附着位置异常的发绀型先天性心脏病。该病三尖瓣前叶起始于纤维环附近，而膈瓣叶与后瓣叶的起始部下移至心尖方向的右心室壁，致瓣膜变形引起三尖瓣关闭不全而发生反流。由于瓣膜下移和变形，使瓣膜附着部上方的右心室变成右心房的一部分，即右心房包括纤维环上部的固有心房部分以及纤维环以下的心室部分，从而使右心室变小，只由心尖部与流出道两部分组成，而没有流入道部分。右心房与右心室壁较薄，多数病例合并卵圆孔开放或房间隔缺损，亦有伴发室间隔缺损、动脉导管未闭或肺动脉口狭窄者。

【临床表现】

患者自觉症状轻重不一。根据三尖瓣反流程度不同、右心室负荷能力的差别及有无右至左分流等，可有心悸、气喘、乏力、头晕和右心衰等。约80%的患者有青紫，约20%的患者有阵发性心动过速病史。

【诊断要点】

1. 有心悸、气促、乏力症状。

2. 最突出的体征是心界明显增大，心前区搏动微弱。心脏听诊可闻及四音律，胸骨左缘下端可闻及三尖瓣关闭不全的全收缩期杂音。颈动脉扩张性搏动及肝大伴扩张性搏动均可出现。

3. 心电图示 P 波高尖，PR 延长，或右侧束支阻滞，约25%病例可显示有 WPW 综合征（右侧旁路）。

4. 胸部 X 线示心影呈球形，以右心房增大为主的征象。

5. 超声心动图检查有重要诊断价值，可见下移的瓣膜、巨大右心房、房化右心室及相对甚小的功能型右心室、缺损的房间隔等。

6. 如无创性检查不能够确诊时，可行右心房造影，见右心房扩大，造影剂排出延迟以及三尖瓣位置异常等改变。

【治疗方案和原则】

1. 内科治疗　伴心律失常者应用药物治疗有时有效，亦可采用射频导管旁路消融术。治疗右心衰。此外，还可采用氧化氮降低肺血管阻力，减少右向左分流，改善血液的氧合作用。

2. 外科治疗　症状轻微者可暂不手术随访观察，心脏明显增大、症状较重者应行手术治疗，包括三尖瓣成形术或置换、房化的心室折叠、关闭房间隔缺损等。

冠状动静脉瘘

【概述】

冠状动静脉瘘是指冠状动脉血流不经正常循环而直接流入右心房、右心室、左心房、左心室、肺动脉或冠状静脉窦。本病 50％见于右冠状动脉，40％见于左冠状动脉，10％见于畸形冠状动脉。约半数以上病例流入右心室。

【临床表现】

患者常无症状，多于体检时被发现。

【诊断要点】

1. 在胸前区可听到连续性杂音，因分流部位的不同，杂音的舒张期部分可较收缩期响亮、轻或消失，杂音位置较表浅，非机械样。

2. 二维和多普勒超声示冠状动脉扩大，有时在分流的入口部位可见收缩期与舒张期连续性血流。

3. 逆行主动脉造影或选择性冠状动脉造影可明确诊断。

【治疗方案和原则】

即使无症状病例亦应阻断分流，以免将来出现症状或发生感染性心内膜炎等并发症。应首选经导管栓塞术。外科治疗包括结扎或修补动静脉瘘。

〔方臻飞〕

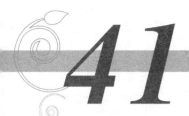

梅毒性心血管疾病

【概述】

梅毒性心血管疾病是指梅毒螺旋体侵入主动脉壁营养血管引起主动脉中层肌肉和弹性组织广泛片状坏死、纤维瘢痕形成，从而导致主动脉炎、主动脉瘤、冠状动脉口狭窄、主动脉瓣关闭不全和树胶样肿5种病变及相应的临床表现。梅毒螺旋体大多通过性接触而感染，10％～30％未经正规治疗的患者进展为心血管、神经和其他器官的晚期梅毒，而有10％～12％梅毒患者可发生心血管梅毒病变。从开始感染梅毒螺旋体到发生心血管疾病变的潜伏期多为5～25年，少数患者可终究无症状，男女之比为（4～5）∶1，近期女性患者有明显增多趋势。

【临床表现】

1. 单纯性梅毒性主动脉炎　多发生在升主动脉，亦可累及近端降主动脉。早中期患者临床上一般无症状和体征，很难做出诊断。部分晚期患者可感到胸骨后不适和钝痛。由于主动脉扩大，叩诊时心脏上方浊音界增宽，主动脉瓣区第二心音增强，可闻及轻度收缩期杂音，但此种杂音的性质无特异性。X线检查可见升主动脉增宽，线条状钙化影。

2. 梅毒性主动脉瓣关闭不全　为晚期梅毒表现，是梅毒性主动脉炎最常见的并发症（发生率为20％～30％。）轻者无症状，重者由于主动脉瓣大量反流，加之可能合并冠状动脉口狭窄，致冠状动脉血流减少而引起心绞痛。心绞痛程度可以与主动脉瓣反流程度不相称。持久的主动脉瓣反流引起左心室负荷加重，逐渐出现左心衰。一旦出现心力衰竭，病程在1～3年内较快进展，发生肺水肿及右心衰，半数死亡。体征包括心尖搏动向下方移位，叩诊心浊音界向左下扩大。听诊特点有：①胸骨右缘第2肋间闻及响亮、高调舒张吹风样杂音。②杂音可响亮，音乐性或海鸥音样，伴舒张期震颤。③主动脉根部扩大，经瓣环喷射血流量大以及瓣环的钙化是使患者虽无主动脉瓣狭窄但仍可出现响亮的收缩期喷射性杂音，以肋骨右缘第2肋间最明显，向颈部传导可伴震颤；杂音以收缩早期为主，同时可闻及动脉收缩早期喷射音。④常有心尖区舒张中晚期隆隆样杂音（Austin-Flint杂音）不伴收缩期前增强及第一心音亢进等。⑤严重反流可出现明显周围血管征，如脉压增大、水冲脉、枪击声、毛细血管搏动征、点头症（De Musset症）等。

X线检查示左心室显著增大，可呈靴形；有肺淤血、升主动脉扩大。心电图示左心房肥大、ST波倒置。多普勒超声心动图除左心室腔径增大外，可探及主动脉瓣反流。

3. 梅毒性冠状动脉口狭窄　是梅毒性主动脉炎第二最常见的并发症（发生率为20%～26%）。病变可累及冠状动脉开口处，但限于离开口处1.5～2 cm以内的组织。由于冠状动脉狭窄发展缓慢，常有侧支循环形成，故极少发生大面积的心肌坏死，仅有斑片状心肌纤维化。此征单独存在的颇少，多数合并有其他梅毒心血管病变如主动脉瓣关闭不全或主动脉瘤。患者主要临床表现为心绞痛，其出现年龄早于冠心病患者的好发年龄，常在夜间发作，持续时间较长，硝酸甘油缓解作用相对较差。如发生心肌梗死或心肌纤维化，则出现持续心力衰竭；如冠状动脉口完全闭塞，患者可以发生猝死。

4. 梅毒性主动脉瘤　是梅毒性主动脉炎最少见的并发症。50%发生在升主动脉，其次是主动脉弓及降主动脉，腹主动脉很少受累。动脉瘤为囊性，也可为棱形，多为单个，少数有多个。主动脉瘤并不引起心脏增大。主动脉瘤的症状及体征取决于位置、大小、对邻近结构的压迫以及是否发生破裂。①升主动脉瘤可在心前区触及搏动性肿块，压迫上腔静脉、右侧支气管和肺动脉，引起上腔静脉综合征、肺不张、收缩期杂音、呼吸困难等。压迫神经、肋骨或胸骨可出现胸痛。膨大的动脉瘤破入肺动脉可出现类似动脉导管未闭的连续性杂音，破入心包腔可发生急性心脏压塞症状与体征，破入胸腔可发生猝死。②主动脉弓动脉瘤可压迫食管、上腔静脉、交感神经丛、左喉返神经膈神经及左侧支气管等引起相应症状，破裂入气管引起大量咯血和窒息致死。③主动脉窦动脉瘤凸入心脏内，可压迫附近组织造成右心室流出道狭窄、主动脉瓣关闭不全、房室阻滞或冠状动脉栓塞。瘤体破裂以右主动脉窦动脉瘤破入右心室最为多见。④降主动脉瘤早期可无症状或体征。大的动脉瘤可压迫食管，支气管可出现咳嗽、肋骨或胸椎引起吞咽困难、反复肺感染及剧烈疼痛，且在后胸壁可见到搏动。⑤腹主动脉瘤较少见。动脉瘤压迫脊柱或其他器官可出现持续性或阵发性上腹疼痛。查体在肿瘤部位可触及搏动并伴有细震颤。胸部 X 线检查可发现局部主动脉膨出、搏动、线条状钙化及周围结构的压迫征等，但有时与其他原因引起的纵隔阴影鉴别困难，而主动脉造影可准确显示主动脉瘤。超声心动图可显示扩大的动脉瘤及瘤壁的钙化。

5. 梅毒性心肌树胶样肿　累及心肌的树胶样极其罕见，可发生在心肌的任何部位，多见于左心室膈部，可无自觉症状。如肿瘤位于希氏束或束支部位，心电图可表现为左束支阻滞；较大的心肌树胶样肿，可导致假性二尖瓣狭窄，出现相应症状与体征；弥漫性树胶样变可使心脏明显增大，最终发生顽固性心力衰竭。局部或弥漫性心肌树胶样肿的诊断很困难，往往是在死后作出的。

【诊断要点】

根据临床表现及影像学改变，有治游史或性病史，梅毒血清反应阳性，可做出诊断。若有典型临床表现，但血清反应阴性者，可做梅毒螺旋体试验（螺旋体抑制活动试验、螺旋体荧光抗体吸附试验）。上述试验阳性而有心血管征象者，应高度疑为梅毒性心血管病。磁共振检查，超高速 CT 对梅毒心脏损害也有很好的监测作用。

【诊疗方案和原则】

1. 驱梅治疗

（1）单纯性梅毒性主动脉炎可给予青霉素治疗。青霉素为有效的抗生素，可用以下两种方案给药。①苄星青霉素 G：240 万 U 肌内注射，每周 1 次，共 3 周，总量 720 万 U；②普鲁卡因青霉素 G：60 万 U 肌内注射，每天 1 次，共 21 天。对青霉素过敏者可用头孢噻啶，每天肌内注射 0.5～1g，共 10 天，也可用红霉素口服，每次 500 mg，每天 4 次，共 30 天，但通常认为效果比青霉素差。驱梅治疗过程中，少数患者于治疗开始后一天出现发热、胸痛剧增等症状，此为大量螺旋体杀死后引起的全身反应和局部水肿的结果，个别患者可在治疗中发生冠状动脉口肿胀、狭窄加重，导致突然死亡。为防止此种反应，可在治疗开始数天内同时给肾上腺皮质激素，如口服泼尼松每次 10 mg，每 6 小时 1 次。有心力衰竭者须控制心力衰竭后再做驱梅治疗。如有神经梅毒或合并艾滋病病毒感染可大剂量青霉素 G 静脉给药。

（2）梅毒性主动脉瓣关闭不全伴心绞痛或心力衰竭者，驱梅治疗前应先给予铋剂做准备。常用次水杨酸铋油剂 0.1～0.2 g/次，肌内注射，每 4 天 1

次，8～10次后在给予青霉素治疗，青霉素开始剂量宜小，首次20万U肌内注射，2～3天无反应后在逐渐增加剂量，100万U/d，10天为1个疗程。治疗过程应注意吉海（Jarisch-Herxheimer）反应，如心绞痛加重，心电图ST-T明显恶化，则应减少剂量或暂停驱梅治疗。

2. 对症治疗　治疗心绞痛和心力衰竭。

3. 手术治疗　梅毒性主动脉瘤需用手术治疗，手术的指征为动脉瘤直径达7cm或产生压迫症状或迅速膨大者。手术将动脉瘤切除，用同种动脉或血管代用品移植。有明显主动脉瓣反流者，可做主动脉瓣置换术。若有冠状动脉开口病变则需做冠状动脉口内膜剥脱术。

〔王　峻〕

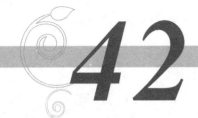

42 肺栓塞

【概述】

肺栓塞（Pulmonary Embolism，PE）是以各种栓子阻塞肺动脉或其分支为其发病原因的一组疾病或临床综合征的总称，包括肺血栓栓塞症（PTE）、脂肪栓塞综合征、羊水栓塞、空气栓塞、肿瘤栓塞等，其中PTE为肺栓塞的最常见类型，通常所指的肺栓塞即为PTE。PTE血栓主要来源于深静脉血栓形成（DVT），是深静脉血栓的并发症。PTE和DVT合称静脉血栓栓塞症（VTE），两者具有相同的易患因素，是VTE在不同部位、不同阶段的两种临床表现形式。血栓栓塞肺动脉后、血栓不溶、机化、肺血管重构致血管狭窄或闭塞，导致肺血管阻力增加，肺动脉压力进行性增高，最终可引起右心室肥厚和右心衰，称为慢性血栓栓塞性肺动脉高压（CTEPH）。

【临床表现】

PE缺乏特异性的临床症状和体征，给诊断带来一定困难，易被漏诊。

1. 症状　PE的症状缺乏特异性，症状表现取决于栓子的大小、数量、栓塞的部位及患者是否存在心、肺等器官的基础疾病。多数患者表现为呼吸困难、胸痛、先兆晕厥、晕厥和/或咯血。胸痛是PE常见症状，多因远端

PE引起的胸膜刺激所致。中央型PE胸痛可表现为典型的心绞痛性质，多因右心室缺血所致，需与急性冠状动脉综合征或主动脉夹层相鉴别。呼吸困难在中央型PE急剧而严重，而在小的外周型PE通常轻微而短暂。既往存在心力衰竭或肺部疾病的患者，呼吸困难加重可能是PE的唯一症状。咯血，提示肺梗死，多在肺梗死后24小时内发生，呈鲜红色，或数天内发生可为暗红色。晕厥虽不常见，但无论是否存在血液动力学障碍均可发生，有时是急性PE的唯一或首发症状。呼吸困难、胸痛及咯血称为"肺梗死三联征"，但其发生率不足30%。PE也可以完全没有症状，只是在诊断其他疾病或者尸检时意外发现。

2. 体征　主要是呼吸系统和循环系统体征，特别是呼吸频率增加（超过20次/min）、心率加快（超过90次/min）、血压下降及发绀。低血压和休克罕见，但却非常重要，往往提示中央型PE和/或血液动力学储备严重降低。颈静脉充盈或异常搏动提示右心负荷增加；下肢静脉检查发现一侧大腿或小腿周径较对侧增加超过1 cm，或下肢静脉曲张，应高度怀疑VTE。其他呼吸系统体征有肺部听诊湿啰音及哮鸣音，胸腔积液等。肺动脉瓣区可出现第二心音亢进或分裂，三尖瓣区可闻及收缩期杂音。急性PE致急性右心负荷加重，可出现肝大、肝颈静脉反流征和下肢水肿等右心衰的体征。

【辅助检查】

1. 实验室检查　①可出现白细胞增加、血沉增快、乳酸脱氢酶升高。②可出现纤维蛋白原、FDP、纤维蛋白肽A等升高，抗凝血酶Ⅲ、纤维蛋白溶酶原等均可异常。③D-二聚体增高反映了凝血和纤溶系统的激活。对判断肺栓塞有很高的敏感度（98%）；由于手术、外伤、肿瘤、深静脉栓塞和心肌梗死均可引起血浆D-二聚体升高，故其特异性也不高。一般认为，血浆D-二聚体浓度＜500 $\mu g/L$，可排除肺栓塞的诊断。④动脉血气分析：动脉血氧分压（PaO_2）降低或动脉血氧饱和度（SaO_2）下降。

2. 心电图　约50%的患者表现为包括$V_1 \sim V_4$的T波改变和ST段异常；部分病例可出现Ⅰ导S波加深，Ⅲ导出现Q/q波及T波倒置（即所谓"SⅠQⅢTⅢ"）；其他心电图改变包括完全或不完全右束支阻滞，肺型P波，电轴右偏，顺钟向转位等，心电图无异常不能除外肺栓塞。

3. 胸部X线　65%表现为肺实变或肺不张，48%表现为胸膜渗出，也可出现区域性肺血管纹理变细、稀疏或消失，肺野透亮度增加；肺野局部浸润性阴影；尖端指向肺门的楔形阴影；肺不张或膨胀不全；右下肺动脉干增宽或伴截断征；肺动脉段膨隆以及右心室扩大征；患侧横膈抬高；少量或中量胸腔积液征等。最典型的征象为横膈上方外周楔形致密影即 Hampton 征（驼峰征），但较少见。胸部 X 线对于肺栓塞诊断缺乏特异性。

4. 超声心动图　严重的 PTE 者，超声心动图检查可以发现右心室壁局部动幅度降低，右心室和/或右心房扩大；室间隔左移和运动异常；近端肺动脉扩张；三尖瓣反流速度增快；下腔静脉扩张，吸气时不塌陷。这些征象说明肺动脉高压、右心室高负荷，提示或高度怀疑 PTE。若在右心房或右心室发现血栓，同时患者临床表现符合 PTE，可以作出诊断。经食管超声优于经胸超声，其对于肺栓塞诊断的敏感度为 80.5%，特异度为 97.2%。经胸超声的敏感度为 56%，特异度为 90%。

5. CT肺血管造影　其直接征象有充盈缺损、完全梗阻、轨道征等，间接征象有肺动脉扩张、血管不对称、稀疏等。螺旋 CT 肺动脉造影对肺栓塞诊断敏感度为 $86\%\sim100\%$，特异度为 $92\%\sim100\%$。

6. 磁共振显像　具有潜在的识别新旧血栓的能力，有可能为将来确定溶栓方案提供依据。早期的磁共振成像不能辨别亚肺段的肺血管，随着设备性能的提高和磁共振肺灌注成像技术的应用，磁共振成像对肺栓塞的诊断效果越来越好，有报道其敏感度达 100%，特异度达 95%。目前，已成为肺栓塞诊断的重要手段。

7. 核素肺通气/灌注扫描　正常的灌注结果足以排除肺栓塞的诊断。高度可疑肺栓塞的肺扫描结果对肺栓塞的阳性预测率为 $85\%\sim90\%$。然而，经肺动脉造影证实肺扫描高度可疑患者中 $45\%\sim66\%$ 为假阳性。

8. 肺动脉造影　直接征象有肺血管内对比剂充盈缺损，伴有或不伴有轨道征的血流阻断；间接征象有肺动脉对比剂流动缓慢、局部低灌注、静脉回流延迟等。其敏感度约为 98%，特异度为 $95\%\sim98\%$。由于有其他类似肺栓塞的疾病，例如肿瘤引起的动脉阻塞，所以特异性略低于敏感性。肺动脉造影是一种有创检查，发生致命性或严重并发症的可能性分别为 0.11% 和 1.15%，应严格掌握其适应证。如果其他无创性检查手段能够确诊肺栓塞，而且临床上仅采取内科治疗时，则不必进行此项检查。

9. 下肢深静脉检查　PE 和 DVT 为 VTE 的不同临床表现形式，90%PE 患者栓子来源于下肢 DVT，70%PE 患者合并 DVT。由于 PE 和 DVT 关系密切，且下肢静脉超声操作简便易行，因此下肢静脉超声在 PE 诊断中有一定价值，对怀疑 PE 患者应检测有无下肢 DVT 形成。除常规下肢静脉超声外，对可疑患者推荐行 CUS 检查，即通过探头压迫静脉观察等技术诊断 DVT，静脉不能被压陷或静脉腔内无血流信号为 DVT 的特定征象。超声诊断近端血栓的敏感性为 90%，特异性为 95%。

【诊断要点】

首先进行临床可能性评估，再进行初始危险分层，然后逐级选择检查手段以明确诊断。

1. 临床可能性评估　常用的临床评估标准有加拿大 Wells 评分和修正的 Geneva 评分。这两种评分标准简单易懂，所需的临床资料易于获得，适合在基层医院普及。最近，Wells 和 Geneva 法则都进行了简化，更增加了临床实用性，其有效性也得到了证实（见表 42-1、表 42-2）。

表 42-1　Wells 评分

Wells	简化版
既往 PE 或 DVT 病史	1
心率≥100 bpm	1
过去 4 周内有手术或制动史	1
咯血	1
肿瘤活动期	1
DVT 临床表现	1
其他鉴别诊断的可能性低于	1
PE 可能性小	0～1
PE 可能	≥2

表 42-2　Geneva 评分

Geneva	简化版
既往 PE 或 DVT 病史	1
心率	
75～94 bpm	1
≥95 bpm	2
过去 1 个月内手术史或骨折史	1

续表

Geneva	简化版
咯血	1
肿瘤活动期	1
单侧下肢痛	1
下肢深静脉触痛和单侧肿胀	1
年龄＞65 岁	1
PE 可能性小	0～2
PE 可能	≥3

2．PTE危险分层对PTE的危险分层主要基于患者血流动力学状态、心肌损伤标记物及右心功能等指标。PTE的分层方便医生对患者病情严重程度进行准确评价，从而采取更加个体化的诊疗策略。血流动力学不稳定的PTE为高危；血流动力学稳定的PTE，可根据是否合并右心功能异常和生物学标志物异常分为中危和低危。

（1）高危：只要存在休克或者持续低血压即为高危PE，休克或者持续低血压是指收缩压＜90 mmHg，或收缩压下降≥40 mmHg并持续15分钟以上，排除新发心律失常、血容量下降、脓毒血症。如无则为非高危PE。

（2）中危：血流动力学稳定的PTE，但存在右心功能异常的影像学证据和/或和生物学标志物升高。

（3）低危：血流动力学稳定的PTE，不存在右心功能异常的影像学证据和/或和生物学标志物升高。

【治疗方案和原则】

1．血液动力学和呼吸支持　急性右心衰及其导致的心排血量不足是PE患者死亡的首要原因。因此，PE合并右心衰患者的支持治疗极其重要。研究提示积极扩容不仅无益，反而有可能因过度机械牵张或反射机制抑制心肌收缩力而恶化右心功能。对心脏指数低、血压正常的PE患者，给予适度的液体冲击（500 mL），有助于增加心输出量。

在药物、外科或者介入再灌注治疗的同时，通常需使用升压药。去甲肾上腺素通过直接正性肌力作用能改善右心室功能，同时通过刺激外周血管 α 受体升高体循环血压，也能改善右心室冠状动脉灌注，但应限于低血压患者。多巴酚丁胺和/或多巴胺对心脏指数低、血压正常的PE患者有益，但应掌握尺度，超过生理范围的心脏指数可导致血流由阻塞血管向未阻塞血管的进一步重新分配，从而加重通气/血流比失调。肾上腺素兼具去甲肾上腺素和多巴酚丁胺的优点，而无体循环扩血管效应，可能对 PE 伴休克患者有益。

血管扩张药降低肺动脉压力和肺血管阻力，但这些药物缺乏肺血管特异性，经体循环给药后可能导致体循环血压进一步降低。吸入一氧化氮可能改善 PE 患者的血液动力学状态和气体交换。左西孟旦在扩张肺动脉的同时增加右心室收缩力，有助于恢复急性 PE 患者的右心室-肺动脉耦联。

PE 患者常伴中等程度的低氧血症和低碳酸血症。低氧血症通常在吸氧后逆转。当给予机械通气时，需注意尽量减少其不良的血液动力学效应。机械通气造成的胸腔内正压会减少静脉回流，恶化血液动力学不稳定 PE 患者的右心衰。因此，呼气末正压要慎用。应给予较低的潮气量（约 6 mL／kg 去脂体重），以保持吸气末平台压力<30 cmH$_2$O。

2. 溶栓经导管肺动脉内局部注入重组人组织型纤溶酶原激活剂（rtPA）（低剂量）未显示比外周静脉溶栓有任何优势。这种给药方式可增加穿刺部位出血的风险，因此应尽量避免。已经批准用于临床的急性肺栓塞溶栓治疗方案见表 42-3。

表 42-3　　　　　　　　急性肺栓塞的溶栓药物与用法

链激酶：（1）25 万 IU 静脉负荷，给药时间 30 分钟，继以 10 万 IU/h 维持 12～24 小时
（2）快速给药：150 万 IU 静脉滴注 2 小时
尿激酶：（1）4400 IU/kg 静脉负荷量 10 分钟，继以 4400 IU/Kg/h 维持 12～24 小时
（2）快速给药：2 万 IU/kg，静脉滴注 2 小时
rt-PA：50 mg 持续静滴点 2 小时
rt-PA：重组人组织型纤溶酶原激活剂

（1）溶栓指征：心源性休克及/或持续低血压的高危肺栓塞患者，如无绝对禁忌证，溶栓治疗是一线治疗。对非高危患者不推荐常规溶栓治疗。但对于一些中危患者全面考虑出血风险后可给予溶栓治疗，溶栓治疗不用于低危患者。

（2）溶栓治疗时间窗：约 92％患者对溶栓治疗有反应，表现为 36 小时内临床及超声心动图的改善。症状出现 48 小时内溶栓获益最大，但溶栓治疗对症状发生 6～14 天的患者仍有效。

（3）溶栓治疗禁忌证：主要并发症是出血，尤其存在潜在疾病及并存多种疾病时。随机临床研究表明，大出血累计发生率为 13％，颅内出血/致命性出血发生率为 1.8%。因此溶栓前要仔细询问溶栓的禁忌证，权衡出血获益风险。

3. 抗凝治疗　快速抗凝只能通过非口服形式给药，如静脉普通肝素、皮下注射低分子量肝素或皮下注射磺达肝癸钠。一旦怀疑肺栓塞，在患者等待进一步确诊过程中即应开始抗凝治疗。

（1）静脉普通肝素：首先 80 U/kg 静脉负荷，然后 18 U/(kg·h) 静脉滴注。随后肝素的剂量应根据 APTT 结果来调整，使 APTT 维持在正常对照的 1.5～2.5 倍。在静脉负荷普通肝素 4～6 小时后检测活化部分凝血活酶时间（APTT），然后每次剂量调整后 3 小时复查，达到目标治疗剂量后可每天复查 1 次 APTT。由于肝素可导致肝素诱导的血小板减少症（heparin induced thrombocytopenia，HIT），因此应用普通肝素或低分子量肝素的患者，应该定期监测血小板计数。

（2）低分子量肝素：应谨慎用于肾功能不全患者，其剂量调整需依据抗 Xa 因子水平。对其他急性肺栓塞患者，低分子量肝素可替代普通肝素，且无需监测 APTT。表 42-4 列举了目前已证实可用于急性肺栓塞治疗的几种低分子量肝素。其他的被批准用于治疗深静脉血栓形成的低分子量肝素，有时也用于治疗肺栓塞。低分子量肝素并不被推荐用于血流动力学不稳定的高危肺栓塞患者。

表 42-4　　　　　　　　　低分子量肝素和磺达肝癸钠给药方案

药　物	剂　量	间隔时间
Enoxaparin	1.0 mg/kg	每 12 小时/次
（克赛）	或 1.5 mg/kg	每天 1 次
Dalteparin	200 U/kg	每天 1 次
（达肝素）	或 100 U/kg	每 12 小时/次
Fondaparinux	5 mg（体重 50 kg）	每天 1 次
（磺达肝癸钠）	7.5 mg（体重 50～100 kg）	
	10 mg（体重 100 kg）	

（3）磺达肝癸钠：选择性 Xa 因子抑制剂磺达肝癸钠可作为低分子量肝素的替代药物。由于磺达肝癸钠的半衰期长达 15～20 小时，可以每天 1 次皮下给药。

（4）口服抗凝药包括华法林和 DOACs。华法林初始剂量 2.5～3.0 mg，

INR 达标后可以每 1～2 周检测 1 次 INR，推荐 INR 维持在 2.5 左右（2.0～3.0），稳定后可每 4～12 周检测 1 次。DOACs 主要包括直接的 Xa 因子抑制剂和直接 II a 因子抑制剂，均要先服用不等时间的负荷量再吃维持量。前者有利伐沙班（15 mg，每天 2 次，3 周后 20 mg，每天 1 次）、阿派沙班（10 mg，每天 2 次，1 周后 5 mg，每天 2 次）；后者有达比加群酯（胃肠外抗凝至少 5 天，150 mg，每天 2 次）。由暂时或可逆性诱发因素（如服用雌激素、妊娠、临时制动、创伤和手术）导致的肺栓塞患者推荐抗凝时程为 3 个月。对于无明显诱发因素的首次肺栓塞患者（特发性静脉血栓）建议抗凝至少 3 个月。对于再次发生的无诱发因素的肺栓塞患者建议长期抗凝。对于静脉血栓栓塞危险因素长期存在的患者应长期抗凝治疗。如癌症、抗心磷脂抗体综合征、易栓症等。

4. 手术治疗　肺动脉血栓摘除术适用于经积极的非手术治疗无效的紧急情况，要求医疗单位有施行手术的条件与经验。患者应符合以下标准：大面积 PTE，肺动脉主干或主要分支次全堵塞，不合并固定性肺动脉高压者（尽可能通过血管造影确诊）；有溶栓禁忌证者；经溶栓和其他积极的内科治疗无效者。但手术有较大的风险，病死率为 11.6%，并且需要在体外循环、低温麻醉下进行，术中会因顽固性低氧血症、持续性肺动脉高压、心力衰竭、肺出血、再灌注肺损伤等原因而导致死亡。

5. 介入治疗　适应证为肺动脉主干或主要分支大面积 PTE 并存在溶栓和抗凝治疗禁忌者；经溶栓或积极的内科治疗无效和缺乏手术条件者。

6. 静脉滤器置入　适用于下列情况：下肢近端静脉血栓，而抗凝治疗禁忌或有出血并发症；经充分抗凝而仍反复发生肺栓塞；伴血流动力学变化的大面积肺栓塞；近端大块血栓溶栓治疗前；伴有肺动脉高压的慢性反复性 PTE；行肺动脉血栓切除术或肺动脉血栓内膜剥脱术的病例。对于上肢深静脉血栓形成病例还可应用上腔静脉滤器。置入滤器后，如无禁忌证，宜长期口服华法林抗凝，并定期复查有无滤器上血栓形成。

〔李　江〕

43

肺动脉高压

【概述】

肺动脉高压（PH）的主要特征是肺血管阻力进行性升高，最终导致患者右心衰而死亡。指在海平面状态下，静息时，右心导管检查肺动脉平均压（mPAP）增高 ≥ 25 mmHg。动脉性肺动脉高压（Pulmonary arterial hypertension，PAH）为第一类，是由于肺小动脉原发病变而导致的肺动脉阻力增加，表现为肺动脉压力升高而肺静脉压力在正常范围内。PAH 除了上述肺动脉高压的标准之外，尚需包括肺小动脉嵌顿压（PAWP）≤15 mmHg 以及肺血管阻力>3 Wood 单位，同时排除其他毛细血管前 PH，如肺部疾病或其他少见疾病引起的 PH。

【临床表现】

1. 症状　最常见的首发症状是活动后气短，乏力，虚弱，腹胀，晕厥或眩晕，胸痛，咯血等。其中以气短最为常见，它标志右心功能不全的出现，而晕厥或眩晕的出现，标志患者心搏量已经明显下降。其他症状，如咳嗽，咳痰，尤其是症状已发生较长时间，往往提示患者的肺循环高压为相关疾病所致。

2. 体征　多与右心衰有关，常见有发绀；颈静脉充盈或怒张；P_2 亢进，由于肺动脉瓣开放突然受阻出现的收缩早期喷射性咯喇音，血液反流通过三尖瓣引起的收缩期杂音；右心室肥厚导致胸骨左侧出现明显抬举性搏动；S_3 出现代表右心室舒张充盈压增高及右心功能不全，38％的患者可闻及右心室 S_4 奔马律；右心室充盈压升高可出现颈部巨大"a"波等。如出现颈静脉怒张，肝大，下肢水肿，腹水和四肢发冷提示患者情况危重。

【辅助检查】

1. 血液检查和免疫学检查　免疫风湿方面的检查不可缺少，抗着丝粒抗体和其他的抗核抗体如 dsDNA，抗- Ro，U3 - RNP，B23，Th/To 在局限性硬皮病患者中经常呈阳性。各种弥散性硬皮病患者中，U3 - RNP 呈典型阳性。系统性红斑狼疮患者中，常发现抗心磷脂抗体阳性。慢性血栓栓塞性肺动脉高压患者需进行凝血功能检查，包括抗磷脂抗体，狼疮抗凝物，抗心磷脂抗体等。HIV 检查是强制性的。超过 2% 的肝病患者会发生 PAH。

2. 心电图　肺动脉高压特征性的心电图改变有：①电轴右偏；②Ⅰ导联出现 s 波；③右心室肥厚高电压，右胸前导联可出现 ST-T 波低平或倒置。SⅠQⅢTⅢ是 PH 右心大以及缺血的表现。

3. 胸部 X 线片　主肺动脉及肺门动脉扩张，伴外周肺血管稀疏（"截断现象"）。

4. 超声心动图　测量收缩期右心室与右心房压差来估测右心室收缩压（RVSP）。按照改良柏努力公式，右心房、室压差大约等于 $4V^2$，V 是三尖瓣最大反流速度（米/秒）。RVSP$=4V^2+$RAP。如果三尖瓣反流速度 <2.8 m/s，并且没有其他 PH 的征象时（如右心增大，肺动脉增宽），PH 的可能性较小。而三尖瓣反流速度 >3.4 m/s（估测 sPAP$\geqslant50$ mmHg），并且合并其他 PH 的征象时，要高度考虑 PH 的可能，有必要进一步进行右心导管检查。

心超评估 PH 严重程度的指标有 RV，RA 面积大小，TV 反流的程度，LV 偏心指数，RV 收缩力（右心室纵轴收缩应变率，右心室分数面积变化，TAPSE，Tei 指数等）。

5. 右心导管检查　肺动脉平均压 $\geqslant25$ mmHg，为确诊肺动脉高压的金标准。诊断动脉性肺动脉高压时，肺毛细血管楔压必须 $\leqslant15$ mmHg 且 PVR>3 Wood。右心导管检查提供的血流动力学评估是 PH 患者诊断和随访预后重要的信息，PAP、CI 和混合静脉氧饱和度是 RV 功能和预后的最有力的指标，行急性血管扩张试验已明确有无 CCB 治疗的适应证。

6. 肺功能检查和动脉血气分析　为肺弥散功能障碍（通常是预计值的 $40\%\sim80\%$）和轻到中度肺容积减少。

7. 肺动脉造影指征　①临床怀疑有血栓栓塞性肺动脉高压而无创检查不能提供充分证据；②临床考虑为中心型慢性血栓栓塞性肺动脉高压而有手术指征，术前需完成肺动脉造影以指导手术；③临床诊断患者为肺血管炎，需要了解患者肺血管受累程度。

【诊断要点】

PH 的诊断参照 ESC2015 年诊断流程（图 43-1）。

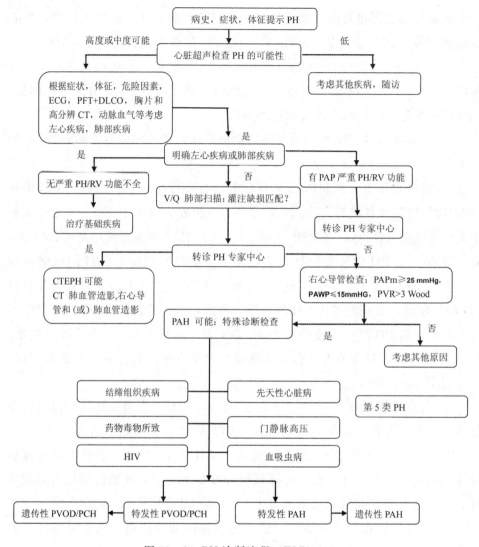

图 43-1　PH 诊断流程（ESC2015）

【治疗方案和原则】

肺动脉高压的治疗措施包括一般治疗、血管扩张剂治疗、介入治疗、肺移植、基因治疗等。

1. 一般治疗

（1）氧疗：第一大类肺动脉高压患者（先天性心脏病相关肺动脉高压除外）吸氧治疗的指征是血氧饱和度低于90%；其他类型肺动脉高压患者，包括先天性心内分流畸形相关肺动脉高压则无此限制，均可从氧疗中获益。

（2）地高辛：心排血量低于 4 L/min，或者心指数低于 2.5 L/min/m² 是应用地高辛的绝对指征；另外，右心室明显扩张，基础心率＞100次/min，合并心室率偏快的心房颤动等均是应用地高辛的指征。

（3）利尿药：对于合并右心功能不全的肺动脉高压患者，初始治疗应给予利尿药，但是应该注意肺动脉高压患者有低钾倾向，补钾应积极且需密切监测血钾，使血钾水平不低于4.0 mmol/L。

（4）华法林：为了对抗肺动脉原位血栓形成，一般使INR控制在1.5～2.0即可。如患者为慢性血栓栓塞性肺动脉高压患者，则抗凝强度要达2.0～3.0。

（5）多巴胺：是重度右心衰（心功能Ⅳ级）和急性右心衰患者首选的正性肌力药，一般起始剂量为3～5 $\mu g/(kg \cdot min)$，可逐渐加量到10～15 $\mu g/(kg \cdot min)$甚至更高。

（6）严重右心衰的患者可考虑米力龙、左西孟旦等。

2. 肺动脉高压靶向药物治疗

（1）钙通道拮抗药：急性血管扩张药试验结果阳性的患者才能应用钙通道拮抗药治疗。仅有不到10%的肺动脉高压患者对钙通道拮抗药敏感，对没有进行急性血管扩张药试验的患者或者急性血管扩张药试验结果阴性的患者禁忌应用钙通道拮抗药。基础心率较慢的患者选择二氢吡啶类，但是不宜选用氨氯地平，推荐使用非洛地平。基础心率较快的患者则选择地尔硫䓬。这些药物用来治疗特发性肺动脉高压的日常用量相对较高，硝苯地平120～240 mg，地尔硫䓬240～720 mg。

（2）前列环素类药物：依前列醇是第一个被用于肺动脉高压治疗的前列环素类药物。它的半衰期短于5分钟，需要低温保存和采用中心静脉置管，输液泵持续给药，但目前国内尚为引进依前列醇。伊洛前列素、曲前列环素、贝前列环素等药物也用于治疗肺动脉高压。吸入性伊洛前列素（万他维）是一种稳定的前列环素类似物，有静脉制剂、口服制剂和吸入制剂3种剂型。目前国内仅有吸入剂型，吸入伊洛前列素对肺循环的扩张作用大约持续1～2小时。选择性作用于肺血管。对于大部分肺动脉高压患者，该药可以较明显快速降低肺血管阻力，升高心排血量。该药半衰期为20～25分钟，起效迅速，但作用时间较短。每天吸入治疗次数为6～9次，每次吸入剂量至少在5～20 μg。曲前列素是一种稳定、长效的前列环素类似物，剂型有皮下制剂、静脉制剂、吸入制剂和口服制剂。皮下用曲前列素通过微量泵持续给药。贝前列素是第一个化学性质稳定、口服有效的前列环素类似物，最常见的不良反应为头痛、面部潮红、下巴疼痛和腹泻。前列环素的 IP 受体激动药 Selexipag，Selexipag 及其代谢产物的作用方式类似于内源性前列环素（IP 受体激动药），目前国内未上市。

（3）内皮素受体拮抗药（ETA）：双重内皮素受体拮抗药波生坦和选择性内皮素 A 受体拮抗药安立生坦。波生坦推荐用法是初始剂量 62.5 mg，每天 2 次，4 周复查肝功能如无异常，后续 125 mg，每天 2 次，维持治疗，波生坦的主要不良反应是肝功能受损。安立生坦（ambrisentan，）是一种口服的选择性 ETA 受体拮抗药，更容易耐受，发生肝功能损害的风险明显降低，5～10 mg，每天 1 次。马西替坦（Macitentan，商品名：Opsumit）是一种新型、高效、组织靶向性并具有高度亲脂性的内皮素受体拮抗药，是通过改变波生坦的结构增加疗效和安全性。SERAPHIN 研究研究显示，在马西替坦治疗期间，肺动脉高压患者出现并发症和死亡的风险显著降低，且 6MWD 和 NYHA 心功能分级得到显著改善，这种效应呈现剂量依赖性，而且该研究以初次恶化或死亡的时间作为主要终点。马西替坦国内已经上市，其用法是 10 mg 每天 1 片。

（4）一氧化氮（NO）途径：PDE5 抑制药作用于 NO-cGMP 通路，抑制 cGMP 降解，同时促进 cGMP 的合成，导致血管平滑肌舒张。因 PDE5 组织分布差异，尤其有助于降低肺循环阻力。目前我国上市的 5-型磷酸二酯酶抑制药有西地那非，伐地拉非和他达拉非，推荐初始剂量西地那非 20 mg，每天 3 次，伐地拉非 5 mg，每天 2 次和他达拉非 40 mg，每天 1 次，口服。利奥西呱（Riociguat）：利奥西呱是一种可溶性鸟苷酸环化酶激动药，可单独或者与 NO 协同作用，提高血浆中 cGMP 的水平，从而导致血管平滑肌舒张。

3. **球囊房间隔造口术** 适应于重度肺动脉高压（重度肺动脉高压的标准为肺动脉收缩压＞70 mmHg）的住院患者，经过充分的内科治疗仍然反复发生晕厥和/或右心衰的重度肺动脉高压患者；静息状态下动脉血氧饱和度＞80%，红细胞压积＞35%。手术排除标准：超声心动图或者右心导管证实存在解剖上的房间交通；右心房压＞20 mmHg。

4. **肺移植** 单侧肺移植、双肺移植及活体肺叶移植及心肺移植已在国外成熟应用于肺动脉高压患者的治疗，主要指征：已充分内科治疗而无明显疗效的患者。

5. 临床反应与治疗策略　PAH 患者在初始治疗后，每 3～6 个月需对临床疗效进行评估，包括 WHO 功能分级、运动能力、右心房压、血浆 NT-proBNP 水平和超声心动图参数。在患者病情变化或者更改治疗方案时必须重新评估临床疗效。如果初始治疗的临床反应不满意或者患者病情仍在进展，则需考虑不同靶向药物的联合应用。

目前联合治疗的模式主要分为序贯联合疗法和起始联合疗法。序贯联合疗法是目前临床实践中最常用的治疗策略：从单药治疗开始，如果临床疗效欠佳或者患者病情恶化再依次加用第二种和第三种药。PAH 治疗指南所推荐以目标为导向的治疗策略，并提出各项指标，如 WHO 功能 Ⅰ～Ⅱ 级、接近正常的 CI 和血浆 NT-proBNP 水平等。初始或起始联合疗法是直接给予起始联合治疗。

【预后】

肺动脉高压患者的预后与原发病和右心室功能有关，如合并中度呼吸道梗阻的慢性阻塞性肺病引起的肺动脉高压，出现右心衰后 3 年的死亡率为50%。特发性肺动脉高压确诊后如不进行靶向药物治疗平均生存时间为 2.8年。目前坚持靶向药物治疗的 PAH 患者 10 年生存率可达到 50%。

〔李　江〕

主动脉夹层

【概述】

主动脉夹层是由于某一部位的主动脉内膜突然发生破裂，在主动脉腔内强有力的血液压力推进下，血液流入裂口，使动脉壁中层与内膜层间或中层与外膜层间分离开来，形成夹层。随着心脏的搏动，血液从裂口不断进入主动脉壁的夹层，并向前推进，主动脉壁夹层剥离随之向前延伸，为一种严重的心血管急症。近年来提出了急性主动脉综合征的概念，其定义为累及主动脉的严重和紧急病症，往往有相似的临床特征。其不同表现类型均有共同之处，即最终导致主动脉内膜和中膜的破坏，可导致壁内血肿，穿透性溃疡，或主动脉壁层的分离即主动脉夹层，甚至是主动脉破裂。主要病因为高血压及主动脉疾病（包括遗传性疾病、主动脉退行性变及动脉粥样硬化等）。分类方法有多种，其中斯坦福（Stanford）分类法应用更为广泛，对治疗方法的选择及预后的判断更有意义。此分类法将主动脉夹层分为 A、B 两型：凡累及升主动脉的夹层为 A 型，仅累及降主动脉而升主动脉不受累的夹层为 B 型。本章在主动脉夹层采用斯坦福分型。本病症急性阶段死亡率较高，48 小时死亡率为 68%，1.4%/h。

【临床表现】

欧洲主动脉夹层指南制订了一个评分系统：如果具备某高危特征类别中的任意一条，即为满足该特征类别，满足一个特征类别即记 1 分，最高为具备 3 个高危特征类别每类别中的任意一条以上，则满足 3 个类别，记 3 分。据此，首次提出了急性主动脉综合征（主要是主动脉夹层）的诊疗流程图。该适用于急诊室和胸痛中心的流程图，首次提出将急性胸痛根据血流动力学是否稳定分为两组，以此作为分水岭决定下一步不同的诊断和治疗计划。血流动力学不稳定则建议行经胸超声心动图＋经食道超声心动图或 CT 检查明确或排除；流动力学稳定则根据上文的危险因素分层，按满足特征类别的数量 2～3 分为高度可能性，建议行经胸超声心动图，如无法确定则行主动脉 CT 检查。如果按满足特征类别的数量 0～1 分为低度可能，建议检查 D-Dimer＋经胸超声心动图＋胸部 X 线，下一步可能还需行主动脉 CT、经食管超声心动图或 MRI 以确诊。

【诊断要点】

主动脉的诊断手段包括病史、查体和实验室检查，但是其特殊性在于主要依靠影像学检查尤其是超声、CT 和 MRI。2014 年 ESC 关于主动脉夹层指南在正文描述中首次提出主动脉造影已不再用于诊断夹层，除非正在进行冠状动脉造影或介入治疗时，而既往指南只是指出其已被其他一线检查所取代。三重排除法也是近年提出的概念，是对急诊胸痛的患者行一次心电图门控的 64 排 CT 检查，同时对 3 个主要的胸痛病因进行鉴别：主动脉夹层、肺栓塞和冠心病，其优点是可以迅速鉴别威胁生命的胸痛病因，阴性预测率很高。该指南首次对 D-二聚体在夹层诊断中的意义做出描述：D-二聚体增加提示患主动脉夹层风险增加，而且在主动脉夹层迅速增高到顶点，而其他疾病则是逐渐增加的。在第一小时诊断价值最高，如果阴性，仍有可能是壁内血肿和穿透性溃疡。该检查很重要的意义还在于鉴别诊断，对临床最有指导意义的是以下建议的第一条，其意义和在肺栓塞中相似：①在临床低度可能的主动脉夹层患者，D-二聚体阴性可以认为排除夹层。②在临床中度可能的主动脉夹层患者，D-二聚体阳性则应该考虑行进一步检查。③在临床高度可能的主动脉夹层患者，D-二聚体检查无额外意义，不建议常规检查。

【治疗方案和原则】

目的：减低心脏收缩力，减低左心室收缩速度，降低外周动脉压，解除疼痛。目标：收缩压 100~120 mmHg。心率控制在 55~70 次/min。

2014 年 ESC 指南关于药物治疗方面进展不多，仍强调了药物治疗的主要目的是通过控制患者血压及心肌收缩，减轻患者主动脉病变处的层流剪切力。相当一部分主动脉疾病患者伴有糖尿病、冠心病、高脂血症等疾病，因此，治疗过程中应治疗相应伴发疾病。指南对主动脉夹层血压控制目标同 2010ACCF/AHA 指南，建议应用静脉内 β 受体阻滞药，收缩压控制目标仍是 100~120 mmHg，到底需在多长时间内达到此目标仍然没有描述。而 2010ACCF/AHA 则更加具体，对心率控制目标和具体药物有明确描述"如果没有禁忌征，应给予静脉内 β 受体阻滞药治疗，并逐步调整到≤60 次/min 的目标心率。如果患者有使用 β 受体阻滞药的明确禁忌证，应采用非二氢吡啶类钙通道拮抗控制心率"。

慢性主动脉病变患者的血压宜控制在 140/90 mmHg 以下，但是应避免激烈的竞技运动以防血压陡升。尤其对慢性主动脉夹层患者，有指证严格控制血压<130/80 mmHg。戒烟对于主动脉病变患者意义重大，已有研究指出吸烟可加剧腹主动脉瘤显著扩大，为延缓腹主动脉瘤的扩张，推荐戒烟。本指南还提及对于马方综合征患者，预防性使用 β 受体阻滞药、ACEI、ARB 等药物可以减缓主动脉扩张或相关并发症，但是没有做出明确推荐。

1. 内科治疗的具体措施

（1）止痛：可静脉注射硫酸吗啡 3~5 mg。

（2）β 受体阻滞药：因其可降低左室射血速度（dp/dt），效果最令人满意。静脉注射 β 受体阻滞药，如心得安（0.05~0.15 mg/kg q4h~q6h）或艾司洛尔［首剂负荷量 0.5 mg/kg，静脉注射 2~5 分钟，随后 0.10~0.20 mg/(kg·min)，静脉滴注维持］。需注意，艾司洛尔最大的浓度为

10 mg/mL，静脉注射此药的最大剂量是 0.3 mg/(kg·min)。也可用口服的 β 受体阻滞药，如美托洛尔或比索洛尔。拉贝洛尔是一种 α、β 双阻滞药，亦可用于主动脉夹层的患者。对那些可能不能耐受 β 受体阻滞药的患者，如支气管哮喘、心动过缓、心力衰竭，半减期很短的艾司洛尔似乎可作为一种选择，来测试患者对 β 受体阻滞药的反应。目前还没有资料支持对主动脉夹层的患者使用钙通道拮抗药。但一些钙拮抗药，如异搏定、地尔疏䓬或尼非地平对降低血压可能是必要的，特别是对那些患支气管哮喘的患者。

（3）血管扩张药：如果 β 阻滞药单独使用，不能控制高血压的时候，血管扩张药是控制血压的理想药物。但由于血管扩张剂会增加左心室的射血速度，所以，它们通常与 β 受体阻滞药联合使用。首选硝普纳，其用法为：起始剂量 0.25 μg/(kg·min)。收缩压必须逐步控制在 100～120 mmHg。

当出现血流动力学不稳定的情况时，应进行血管内的血压监测。由于主动脉弓分支阻塞，可引起假性低血压，对此种情况的判断是非常重要的。因此，必须测定双上肢的血压。如果出现少尿和神经系统症状时，必须纠正低血压。对那些正常或甚至低收缩压的患者来说，可能存在血容量不足，可能是由于血液淤积于假腔中或胸腔及心包腔中所致，患者因此出现血流动力学不稳定。此时，应立即气管内插管改善通常，在监护病房或手术室中行急诊的经食管超声心动图，此检查是一种特异性的诊断手段。对迅速诊断主动脉夹层是至关重要的。其图像的质量非常适合主动脉夹层的辨别。当发现有心脏压塞时，即使没有进一步的影像学资料，亦应行胸骨切开术和外科手术探查；在外科手术前进行心包穿刺术作为最初的治疗措施可能是有害的，因为其降低了心包腔内的压力，而导致再次出血。

2. 介入治疗　经皮介入治疗对主动脉夹层的患者来说，为一种新的处理并发症的方法。主动脉内支架主要用于支撑血管和减低主动脉夹层处的压力。如果主动脉真腔受压严重，将影响到其主要分支的开口处，放置支架来扩张受压的血管，增加远端血流。能立即缓解器官的不良灌注。为了不使远端分支血流受阻，应避免将支架横跨在肠系膜上动脉和肾动脉上。此外，还可对假腔盲端行血管通穿术，造成再次撕裂，使假腔内的血液回到真腔，降低假腔破裂的危险。

3. 外科治疗　主动脉腔内修复术（EVAR）在主动脉疾病治疗中起到越来越重要的作用，外科手术在许多情况下仍是必要的治疗手段。急性 A 型主动脉夹层，主要目的是防止主动脉破裂，心包填塞，解除主动脉瓣反流。升主动脉上进行主动脉置换，同时做或不做冠状动脉旁路手术，外科手术方法多种多样。外科对 B 型主动脉夹层的手术指征为防止或阻止威胁生命的并发症：①持续的，再发的胸痛。②主动脉扩张。③主动脉周围血肿。④纵隔血肿。

〔罗小岚〕

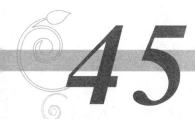

45 外周动脉疾病

【概述】

外周动脉疾病（Peripheral arterial diseases，PAD）是指除冠状动脉和主动脉之外的主动脉分支动脉的狭窄、闭塞或瘤样扩张，主要累及腹主动脉、肠系膜动脉、肾动脉和下肢动脉等，其中，颈动脉和椎动脉疾病强调颅外段。动脉粥样硬化是外周动脉疾病的主要原因，是全身动脉粥样硬化的一部分，肢体的大中动脉病变导致血管进行性狭窄或闭塞，表现为缺血性症状，多在 50 岁以后发病，男性明显多于女性。高血压、高脂血症、糖尿病和吸烟为本病的易患因素。外周动脉疾病谱广泛，本章内容主要介绍下肢动脉疾病的诊断和治疗。

从临床上已出现下肢缺血性症状的患者来看，狭窄病变部位主要侵犯股、腘动脉，占 80%～90%，其次为更远端的胫、腓动脉，占 40%～50%，主、髂动脉受累者相对较少，约占 30%。肢体的缺血程度取决于病变侵犯的部位，形成狭窄的进程快慢以及是否有侧支循环形成等因素。

【临床表现】

1. 症状　根据病情进展可大致分为以下 4 期。①轻微不适期：患者可有患肢发凉、麻木或感觉异常，活动后易感疲乏。②间歇性跛行期：是最典型的症状，表现为肢体运动诱发的局部疼痛、紧束、麻木或肌肉无力感，肢体停止运动后症状即可缓解，重复相同负荷的运动则症状可重复出现，休息后缓解。临床最多见的是股-腘动脉狭窄所致的腓肠肌性间歇性跛行。③静息性肢痛期：此时常提示动脉严重狭窄以致闭塞，肢体在静息状态下也可出现疼痛。多见于夜间肢体处于平放状态时。④组织坏死期：患肢远端出现缺血性溃疡和坏死，甚至并发局部蜂窝织炎、骨髓炎或败血症。

2017年欧洲外周动脉疾病诊断治疗指南首次提出慢性肢体重度缺血（chronic limb-threatening ischemia，CLTI）的概念，这是最为严重的一种下肢动脉疾病类型。指肢体出现无论是否合并溃疡、坏疽或感染的缺血性静息痛，踝关节动脉收缩压<50 mmHg或脚趾动脉收缩压<30 mmHg。

此外，在临床上，我们尚需关注"隐匿性下肢动脉疾病"，即大多数患者无典型症状，仅踝臂指数低于0.9或无脉。其中部分患者无典型症状是因其他原因无法行走足够的距离（如心力衰竭）或疼痛阈值较高（如糖尿病神经病变），因而没有表现出肢体缺血症状。这类患者通常高龄、合并症多，因此有较高的心血管意外风险和肢体缺血风险，典型表现为轻微外伤而导致的脚趾坏死（如剪指甲的破损导致脚趾坏死）。对于这类患者，开展肢体保护的宣教非常重要。因此在评估患者是否有跛行前，评估患者是否具有足够的行走能力和检查其是否有神经病变至关重要。

2. 体征　患肢闭塞远端动脉搏动减弱或消失。狭窄部位可闻及杂音，单纯收缩期杂音提示血管狭窄，连续性杂音表明狭窄远端舒张压低，侧支循环形成不良。同时，早期可见患肢营养障碍性改变（肌肉萎缩，皮肤变薄、苍白、发亮、汗毛脱落等），晚期可见坏死性病变（慢性溃疡、坏疽等）。

【诊断要点】

1. 临床症状　比如间歇性跛行，慢性肢体重度缺血等。

2. 体格检查　发现动脉搏动减弱或消失，可闻及血管杂音。

3. 踝臂指数（Ankle brachial index，ABI）　ABI为足踝部动脉收缩压和肱动脉收缩压的比值，能反应下肢动脉狭窄和阻塞程度。患者取平卧位，袖袋置于踝部上方，避免接触伤口。休息5～10分钟后，测量每侧下肢胫前和胫后动脉（或足背动脉）、每侧上肢肱动脉血压。自动血压计可能高估踝部血压，应避免使用。每侧下肢的踝臂指数等于最高的踝部收缩压（胫前、后或足背动脉压力的更高者）除以臂部的收缩压（双臂中更高的一个压力）。当ABI≤0.90有助于诊断下肢动脉疾病，敏感度为75%，特异度为86%。但由于糖尿病或终末期慢性肾脏疾病患者动脉中层钙化严重，ABI诊断的敏感性较差，当ABI处于临界值（0.9～1.0）时，不要漏诊下肢动脉疾病，

心血管疾病规范化诊疗精要

应进一步行辅助检查来明确下肢动脉疾病的诊断。因此，如果在临床上高度怀疑下肢动脉疾病时，尽管 ABI＞0.9，也应该行运动后 ABI 或多普勒超声进一步明确诊断。此外，当 ABI＞1.4 时，应考虑到踝动脉严重动脉硬化的可能，此时应采用趾肱指数、多普勒波形分析、脉搏容积测定等进行诊断。

4. 多普勒超声　为首选的影像学检查，可显示血流速率曲线进行性趋于平坦，并可发现一些亚临床的病变，比如动脉粥样硬化斑块。

5. 计算机断层扫描血管成像（computed tomography angiography，CTA）快速的非侵入性检查，高分辨率，可清楚显示钙化、支架、旁路血管和伴随的动脉瘤，并可 3D 成像。但具有一定的风险，比如放射性、造影剂肾病、过敏等，尤其在有慢性肾功能不全的患者中应用受限。

6. 磁共振血管成像（Magnetic resonance angiography，MRA）　与 CTA 相比，MRA 不需要使用碘造影剂且具有更高的组织分辨率。当动脉出现节段性狭窄或闭塞时，MRA 的敏感度和特异度最高可达 95％，但 MRA 倾向于夸大狭窄程度，且伪影更常见，一些有金属植入装置的患者检查受限。2017 版欧洲指南指出，在一些经验丰富的中心，MRA 诊断膝下动脉病变的准确性要高于 B 超和 CTA。

7. 数字减影血管造影（Digital subtraction angiography，DSA）　被认为是血管成像中的金标准，可发现动脉闭塞的确切部位及程度。为侵入性检查且具有一定的并发症发生率，逐渐被无创的血管成像技术所取代。但是，因其他影像学检查均无法探查踝关节或足背动脉节段的旁路血管情况，故 DSA 是术前术后观察膝下流出道的重要手段。

【治疗方案和原则】

1. 一般治疗　积极控制危险因素，如调整饮食，控制体重，治疗高血压、高脂血症、糖尿病及戒烟；静息痛的患者采用抬高床头的方法增加下肢血液灌注，减少疼痛发作；对有间歇性跛行的患者鼓励规律的步行锻炼，促进侧支循环形成。

2. 药物治疗　①降脂治疗：下肢动脉粥样硬化为冠心病等危症，应服用他汀类药物降脂，使低密度脂蛋白胆固醇水平降至 1.8 mmol/L（70 mg/dl）以下，如果基线水平在 1.8～3.5 mmol/L，则降低 50％，对缺血事件高危的患者降至更低也是合理的；在部分患者中他汀合用依折麦布也可能获益。②降压治疗：高血压患者应服用降血压药，使血压控制在 140/90 mmHg 以下，但不应使收缩压降至 110～120 mmHg 以下。药物选择方面，ACEI 和 ARB 可以作为一线药物选用，β受体阻滞药并不是禁忌，因临床研究显示在有轻至中度的下肢动脉疾病患者中，β受体阻滞并不损失患者的运动耐量，相反能减少心血管事件风险达 53%，但是在慢性肢体重度缺血的患者中使用要慎重。③抗血小板聚集药：对于无症状患者不推荐抗血小板治疗，对于有症状或进行了血运重建的下肢动脉疾病患者推荐单抗血小板治疗，可选用小剂量阿司匹林或氯吡格雷（75 mg/d），2017 版欧洲指南优先推荐氯吡格雷。如进行了经皮支架植入，推荐 1 个月的阿司匹林和氯吡格雷双联抗血小板治疗，之后改用单抗血小板治疗。不推荐应用口服抗凝治疗，除非有其他伴随情况需要抗凝或者近期行血运重建，可考虑单抗血小板联合抗凝治疗。④同型半胱氨酸水平＞14μmol/L 的患者补充叶酸和维生素 B_{12} 的有效性没有得到证实。

3. 间歇性跛行患者治疗　①运动和康复治疗：推荐每周至少 3 次，30～45 分钟以上的督导运动训练，至少持续 12 周。②西洛他唑（100 mg，每天 2 次）有助于改善症状，增加患者的运动距离，所有间歇性跛行但不合并心力衰竭的患者应考虑应用西洛他唑试验性治疗。③口服前列腺素类药物如贝前列腺素、伊洛前列素被证实对提高间歇性跛行患者运动距离无效。同时，维生素 E 也不推荐使用。

4. 慢性肢体重度缺血治疗　接受最好的药物治疗以纠正危险因素。由于血糖过高影响治疗动脉一期通畅率和增加肢体缺血不良事件，因此合并糖尿病患者控制血糖极为重要。同时应及时护理伤口，包括控制感染和缓解疼痛。将强调血管外科专科诊治的重要性作为Ⅰ级推荐：在多学科模式下，为挽救肢体，必须早期识别组织坏死或感染，并请血管外科专科医生诊治。只要有可能都应该对肢体进行血运重建的手术。

5. 血运重建治疗　仅适用于缺血症状明显，出现间歇性跛行、静息痛有致残危险且运动康复和药物治疗无效的患者。包括介入治疗和手术治疗：①介入治疗，包括经皮血管腔内成形术、激光血管成形术和支架植入。②手术治疗，即血管旁路移植术，手术的效果取决于狭窄的部位、范围和患者的一般情况。

〔于碧莲〕

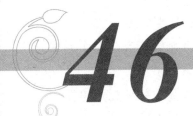

46

大动脉炎

【概述】

主动脉及其分支以及肺动脉的慢性、进行性、非特异性的炎症性改变。多发于女性，3/4 为青少年时期发病。病因至今不明。疾病早期表现为活动性炎症，包括主动脉及其分支的炎症性肉芽肿，继之可累及主动脉中层和外膜。疾病发展是一个复杂多变的硬化过程。即内膜的增生，中层的变性和外膜的纤维化，这种增殖过程导致炎症性的主动脉及其分支闭在性病变。大动脉炎通常累及主动脉弓和其主要分支，如头臂动脉（尤其是锁骨下动脉），肾动脉，腹腔动脉，肠系膜动脉，髂动脉，冠状动脉和肺动脉。病变可为多节段性主动脉炎症。根据受累血管的部位可分为 4 种类型。①头臂动脉型（主动脉弓综合征）：主要累及主动脉弓及其头臂动脉血管分支；②腹主动脉型：主要累及腹主动脉及其主要分支；③胸腹主动脉型：主要累及胸腹主动脉及其分支；④肺动脉型：主要累及肺动脉。本病进展缓慢，病程可达 1～28 年以上。近年来主张长疗程激素治疗，经皮血管介入和及时的外科手术治疗，10 年生存率已达 90% 以上。主要的死亡原因为病变血管所致的脑血管意外、肾衰竭、心肌梗死和主动脉夹层。

【临床表现】

分为急性炎症期和慢性血管闭塞期，前者 2～3 个月，有时两期之间无明显界限，且慢性期也可呈显急性炎症性病情加重。大动脉炎的症状不典型，可在首发症状出现与确诊之间延误数月至数年，仅 6% 的出现一系列大动脉炎症状后才被拟诊。半数以上患者以全身炎症反应为首发症状。

1. 急性炎症期　约见半数以上的患者，常有发热，盗汗，心悸，乏力，食欲不振和关节酸痛等非特异性炎症症状。体查可有结节性红斑，血管神经性水肿和关节肿痛等表现。

2. 慢性血管闭塞期

（1）头臂动脉型：累及颈动脉时可出现不同程度的脑缺血症状，如记忆力减退，头晕，视觉障碍，晕厥，失语，偏瘫甚至昏迷。累及锁骨下动脉时可出现患肢麻木，无力，肢凉，活动后肢痛，甚至肌肉萎缩等上肢缺血症状。可发现相应部位的动脉搏动减弱或消失，并可闻及血管杂音，眼底可见视网膜贫血样改变，血压较健侧明显降低或不能测出。

（2）腹主动脉型：累及肠系膜动脉可致肠道功能紊乱或肠梗死；累及肾动脉时可致肾性高血压，肾区或脐周血管杂音；累及髂总动脉时可致患侧下肢麻木发凉，间歇性跛行，动脉压低，下肢动脉搏动减弱或消失，髂总动脉处可听到血管杂音。

（3）胸腹主动脉型：可同时出现上述两型的临床表现。

（4）肺动脉型：可有心悸，气促，肺动脉瓣区收缩期杂音，严重者可出现咯血、发绀等肺动脉高压的表现。

【诊断要点】

1. 临床诊断　凡年轻女性，有下列一种以上表现者应怀疑或诊断本病：①单侧或双侧肢体缺血症状，伴有动脉搏动减弱或消失，血压低或测不出。②单侧或双侧颈动脉搏动减弱或消失，颈部血管杂音，脑动脉缺血症状。③近期发现的高血压或顽固性高血压，伴有上腹部Ⅱ级以上高调的血管杂音。④不明原因低热，伴有血管杂音，四肢脉搏有异常改变者。⑤大动脉炎眼底特异性改变。凡疑本病者，应进一步进行实验室和影像学检查以确诊。

2. 血管造影　①管腔呈粗细不均匀或比均匀、边缘较光滑的向心性狭窄和阻塞，局限性狭窄常伴有狭窄后扩张。②大动脉炎可侵犯胸、腹主动脉的任何部分或任何分支。但以腹主动脉、胸部降主动脉、肾动脉和头臂动脉（尤以左锁骨下动脉）多见。主动脉分支病变多累及开口部或近心端，也可波及全长。③大动脉炎常多发，2/3病例同时累及多支动脉。

3. 二维及多普勒超声　用于探察主动脉及其主要分支狭窄或闭塞，可显示管壁形态及管腔狭窄程度，有无血栓形成，并可探及异常血流。

诊断标准：

（1）发病年龄≤40岁。

（2）肢体间歇性运动障碍：活动时1个或多个肢体出现逐渐加重的乏力和肌肉不适，尤以上肢明显。

（3）肱动脉搏动减弱：一侧或双侧肱动脉搏动减弱。

（4）血压差＞10 mmHg。

（5）锁骨下动脉或主动脉杂音。

（6）血管造影异常：主动脉一级分支或上下肢近端的大动脉狭窄或闭塞，病变常为局灶或节段性，且不是由动脉硬化、纤维肌发育不良或类似原因引起。

符合上述 6 项中的 3 项者可诊断本病。此诊断标准的敏感性和特异性分别是 90.5％和 97.8％。

鉴别诊断：① 先天性主动脉缩窄。②动脉粥样硬化。③肾动脉纤维肌发育不良。④ 血栓闭塞性脉管炎。⑤ 白塞病。⑥结节性多动脉炎。

【治疗方案和原则】

本病约 20％为自限性，在发现时疾病已稳定，对这类患者如无并发症可随访观察。

对发病早期有上呼吸道、肺部或其他脏器感染因素存在，应有效地控制感染，对防止病情的发展可能有一定意义。高度怀疑有结核分枝杆菌感染者，应同时抗结核治疗。

活动期主要应用糖皮质激素，可缓解症状和遏制炎症病变，起初强的松 1 mg/(kg·d)。3～4 周后减量，每 2～4 周减 5～10 mg。全身症状严重或激素治疗不满意时，可合用免疫抑制剂，环磷酰胺 2 mg/(kg·d)。密切观察药物的不良反应，同时以血沉作为检测指标，酌情调节剂量。慢性期可应用抗血小板和抗凝药以改善微循环和防止血栓形成；血管扩张药改善相关脏器和组织的供血；合并高血压者选用钙通道拮抗药或 ACEI 等药物；血管严重狭窄者应选用经皮血管腔成形术、动脉旁路移植术或搭桥术。经皮血管成形术为大动脉炎的治疗开辟了一条新的途径，目前已应用治疗肾动脉狭窄及腹主动脉、锁骨下动脉狭窄等。

〔罗小岚〕

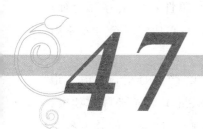

47

妊娠与心血管疾病

【概述】

妊娠合并心血管疾病是孕产妇死亡的重要原因，高居我国孕产妇死因的前 3 位。妊娠与心血管疾病的关系包括两种情况，即心血管病患者妊娠或因妊娠引起的心血管疾病。前者是因妊娠期血浆容量显著增加，使心脏负担加重，造成原有心血管疾病的恶化；后者则是因妊娠期各种变化，引起心血管系统的异常。

【判断心血管疾病患者能否妊娠】

在判断所有确诊或疑似先天性或获得性心血管疾病患者能否妊娠时，应行妊娠前风险评估及咨询，明确患者心功能状态以及其心血管疾病的性质和病变程度。

判断心血管疾病患者能否妊娠的分析如下：

1. 妊娠低危因素　①轻度肺动脉瓣狭窄、动脉导管未闭；②已矫正的二尖瓣脱垂、房间隔缺损、室间隔缺损、动脉导管未闭或肺静脉畸形引流；③不严重的房性或室性早搏；④服药可控的高血压。

2. 妊娠中危因素　①妊娠前纽约心脏病协会（NYHA）心功能分级Ⅰ～Ⅱ级的患者，除去妊娠高危和禁忌因素；②左向右分流的先天性心脏病；③心脏瓣膜反流；④中度左心室流出道梗阻；⑤不严重的右心室流出道梗阻；⑥未修补的非紫绀型房间隔缺损、室间隔缺损、动脉导管未闭或法洛四联症；⑦大部分非严重心律失常；⑧控制不佳的高血压；⑨非梗阻性肥厚型心肌病。

3. 妊娠高危因素　①机械瓣置换术后；②中度二尖瓣狭窄（瓣口面积 $1.0 \sim 1.5$ cm^2）或主动脉瓣狭窄（跨瓣压差 ≥ 50 mmHg）；③右位心；④Fontan 循环；⑤发绀型先天性心脏病（氧饱和度 $85\% \sim 90\%$）；⑥伴主动脉扩张（$40 \sim 45$ mm）的马方综合征；⑦伴主动脉扩张（$45 \sim 50$ mm）的主动脉瓣相关的主动脉疾病；⑧严重心律失常（心房颤动、完全性房室阻滞、恶性室性早搏、频发的阵发性室性心动过速等）；⑨急性冠状动脉综合征；⑩梗阻性肥厚型心肌病；⑪心脏肿瘤，心脏血栓；⑫左心功能不全（左室射血分数 $30\% \sim 39\%$）。

4. 妊娠禁忌因素　①任何原因的肺动脉高压；②严重的左心室流入道或流出道梗阻；③重度二尖瓣狭窄（瓣口面积 < 1.0 cm^2）或主动脉瓣狭窄；④发绀型先天性心脏病（氧饱和度 $< 85\%$）；⑤主动脉 > 45 mm 的马方综合征；⑥主动脉 > 50 mm 主动脉瓣相关的主动脉疾病；⑦感染性心内膜炎；⑧严重的心功能下降（左室射血分数 $< 30\%$），NYHA Ⅲ～Ⅳ级。

5. 导致胎儿危险增加的因素　①妊娠期间孕妇心功能达到 NYHA Ⅲ～Ⅳ级的任何情况；②血流动力学不稳定；③华法林需要量超过 5 mg/d；④先兆子痫和子痫；⑤严重的发绀型先天性心脏病。

6. 妊娠或分娩期间可能会加重的心血管疾病　①高血压和先兆子痫；②围生期心肌病；③心肌梗死（通常由剖宫产引起）；④主动脉夹层；⑤肺栓塞；⑥快速型心律失常。

对于心血管疾病较轻，即低至中危患者，如瓣膜病变并不十分严重的非紫绀型先天性心脏病、风湿性心脏病、服用降压药能控制的高血压、无明显心脏扩大的病毒性心肌炎和大部分非严重心律失常等，只要其心脏功能状态尚好（NYHA Ⅰ～Ⅱ级），既往无心力衰竭史或其他严重伴发疾病者，都可以妊娠。对于这些妇女来说，应在产前定期进行检查，观察心功能变化和血压情况，妊娠过程中密切监护，注意减轻心脏负担，纠正各种影响心功能的因素，并积极治疗出现的心力衰竭先兆症状，多能耐受妊娠和分娩。妊娠低危患者，在妊娠期仅需 1～2 次心血管内科随访。妊娠中危患者，建议每 3 个月进行心血管内科随访一次。

对于心血管疾病较重，即妊娠高危乃至禁忌患者，如心功能 NYHA Ⅲ～Ⅳ级，有心力衰竭史、心肌梗死、短暂性脑缺血发作、肺水肿、任何原因的肺动脉高压、左心室收缩功能明显减低（左室射血分数＜30%）、二尖瓣面积＜1.0 cm^2、主动脉瓣跨瓣压差≥50 mmHg、左心室输出峰压斜率＞30 mmHg、右向左分流型先天性心脏病、活动风湿热、联合瓣膜病、感染性心内膜炎、急性心肌炎等，年龄在 35 岁以上、心脏病病程较长者，妊娠期发生心力衰竭的可能性极大，则不宜妊娠，尤其是妊娠禁忌患者。如果妊娠，且不愿意终止妊娠者，则应密切进行随访，及时处理。妊娠禁忌患者，建议每个月或每 2 个月进行心血管内科及产科随访。妊娠高危患者，建议每 2 个月或每 2 个月进行心血管内科及产科的随访。若在妊娠早期即出现明显心功能不全的症状，应考虑行治疗性人工流产。妊娠在 3 个月以内者，可采用人工流产中止妊娠。术前积极进行药物治疗，改善心功能，使安静时心率控制在 70～80 次/min。若妊娠已超过 4 个月，则须采取引产术中止妊娠，其手术危险性并不亚于继续妊娠和分娩。对于这情况，如果经过积极药物治疗，心功能有明显改善，可在严密观察下继续妊娠；对于妊娠已达 36 周以上者，估计婴儿出生后有可能存活，应尽早在心功能状态尚平稳的情况下行剖宫产结束妊娠。如果内科治疗无效，心功能继续恶化，则应在心电监护下尽早进行引产术，中止妊娠。

【心血管药物与妊娠】

几乎所有心血管药物可透过胎盘和经乳腺分泌，妊娠期应尽可能避免使用，但出于孕妇安全考虑和用药需要，仍可接受心血管药物治疗。

1. 利尿药　对于限钠无效的充血性心力衰竭，可应用利尿药，并且对妊娠合并高血压有效。优先使用襻利尿药和噻嗪类利尿药。但利尿药不应作为妊毒血症的预防用药，也不应用来治疗脚部水肿。利尿药可能会造成孕妇血液浓缩，有效循环血量减少，胎盘血流减少，羊水减少和高凝倾向。

2. 正性肌力药　洋地黄类药物能透过胎盘屏障，并可能会缩短妊娠期和产程，故应慎用。目前还没有可靠资料证实孕妇能使用磷酸二酯酶抑制药。出于保护孕妇的需要，可静脉应用变力性药和血管活性药（多巴胺、多巴酚丁胺和去甲肾上腺素）。但注意此类药物会减少子宫血流和刺激子宫收缩，危害到胎儿安全。麻黄碱可作为初始用药。

3. 肾上腺素能受体阻滞药　妊娠期间 β 受体阻滞药的使用可按通常的临床指证慎重使用，优先选用 $β_1$ 受体阻滞药美托洛尔。α 受体阻滞药可乐定、哌唑嗪和拉贝洛尔（兼 β 受体阻滞）可用来治疗孕妇高血压。阿替洛尔禁用于妊娠高血压。

4. 钙通道拮抗药　硝苯地平、维拉帕米、地尔硫䓬、尼卡地平、伊拉地平和氨氯地平等钙通道拮抗药，可用来治疗孕妇高血压和心律失常。这类药物可引起子宫松弛，硝苯地平特别用作此目的应用。

5. 抗心律失常药　抗心律失常药在妊娠初期 3 个月对胎儿影响最大。

Ⅰa 类抗心律失常药中，奎尼丁首选。普鲁卡因胺、丙吡胺等仅在不得已情况下使用。

Ⅰb 类抗心律失常药中，利多卡因可作为合理的一线静脉用药（维持孕妇血药浓度在 4 μg/L 以下）。在妊娠期后 3 个月可安全使用美西律。

Ⅰc 类抗心律失常药中，普罗帕酮无致畸作用，可用于治疗妊娠期中 3 个月和末 3 个月的窦性或室上性心律失常。氟卡尼仅在不得已情况下使用。

Ⅱ 类抗心律失常药中，应优先选用 $β_1$ 受体阻滞药。阿替洛尔仅在不得已情况下使用。

Ⅲ 类抗心律失常药中，胺碘酮可增加胎儿流产和畸形的概率，妊娠期仅限于用其他药物无效和有潜在致死性的心律失常。索他洛尔相对安全，伊布利特不推荐使用。

Ⅳ类抗心律失常药中，腺苷是可以在妊娠期安全使用的抗室上性心律失常药。维拉帕米可影响胎儿心血管活动，宜避免在应用腺苷时使用。

6. 血管扩张药　硝普钠可用于妊娠期急症治疗，应尽可能限制用药时间。其他可选用的静脉药物有肼屈嗪、硝酸甘油和拉贝洛尔。钙通道拮抗药、肼屈嗪和甲基多巴可用于妊娠期高血压、主动脉瓣或二尖瓣反流和心室功能不全，以减轻心脏后负荷。血管紧张素转化酶抑制药和血管紧张素Ⅱ受体拮抗药可引起胎儿肾脏和肺脏发育异常，因而孕妇禁用。

7. 调脂药　孕妇禁用他汀类药物。

8. 抗血栓药　华法林能透过胎盘，增加胎儿出血和孕妇子宫出血的危险。妊娠头3个月（特别是第7至第12周）服用华法林，胎儿有15%～25%畸形发生率。因此孕妇应避免优先使用华法林，尤其是妊娠头3个月。肝素不能透过胎盘，可作为孕妇抗凝治疗的首选药物。低分子量肝素（每天1～2次）与标准肝素疗法同样有效和安全。孕妇可以使用抗血小板药，但应注意其会增加孕妇出血风险。

【心血管疾病的处理】

1. 先天性心脏病　非发绀型先天性心脏病患者一般能较好耐受妊娠，其风险与先天性心脏病类型有关。对先天性心脏病患者，妊娠前应评估病史、进行超声心动图检查等，分析患者心功能状态和妊娠风险，再决定是否妊娠。大多数先天性心脏病患者的心血管手术与血液动力学明显异常的修复手术尽可能在妊娠前进行。残留的或无法手术的病损需要细致权衡是否能妊娠。发绀型先天性心脏病患者不建议妊娠或宜人工终止妊娠。

2. 风湿性心脏病　发生心肌炎的孕妇，特别是合并发热、关节不适、皮下结节、环形红斑或舞蹈病并有A群溶血性链球菌感染证据时，应考虑风湿热的诊断。超声心动图可协助明确瓣膜形态和病因。因瓣膜病变对心内膜炎具有易感性，因此与其他任何时候一样，妊娠时预防性应用抗生素同样是适宜的。治疗方案为每天2次肌内注射青霉素，并须持续应用至整个妊娠期。

3. 二尖瓣狭窄　其中25%患有二尖瓣狭窄的孕妇临床表现为肺瘀血症状，在妊娠第20周时更明显，分娩时加剧。保持适当的血容量对防治心排血量的降低是必需的。无症状的二尖瓣狭窄患者应该采取卧床休息。严重的二尖瓣狭窄患者需在妊娠前行介入治疗。当二尖瓣狭窄患者出现症状或发生肺动脉高压时，应限制活动并使用 β₁ 受体阻滞药，使用 β₁ 受体阻滞药后充血症状仍未缓解，可使用利尿药。中重度二尖瓣狭窄或肺动脉收缩压 >50 mmHg 的患者，若药物疗效不佳，应采取球囊扩张或外科手术以解除狭窄，最佳时机在妊娠 4～7 月。妊娠期间还应重视控制心房颤动，可使用地高辛作为治疗基础。当二尖瓣狭窄患者出现心房颤动或左房栓塞时，需进行抗凝治疗，首选肝素，可调整为低分子肝素。

4. 二尖瓣反流 伴有症状或心室功能受损或心室扩大的严重二尖瓣反流患者，应在妊娠前接受手术治疗。妊娠期一般能较好地耐受反流，充血性心力衰竭应予治疗。降低后负荷是治疗的重要方面，但禁用血管紧张素转化酶抑制药和血管紧张素 Ⅱ 受体拮抗药。

5. 主动脉狭窄 严重主动脉狭窄或左心室功能异常（左心射血分数 $<50\%$）患者，建议妊娠前行球囊扩张术或瓣膜联合部切开术。若已妊娠，应采取措施防止低血容量。

6. 主动脉瓣反流 孕妇一般能耐受。合并马方综合征患者应在整个妊娠期间使用 β 受体阻滞药以避免主动脉夹层的发生。若出现充血性心力衰竭，即予以标准治疗，禁用血管紧张素转化酶抑制药和血管紧张素 Ⅱ 受体拮抗药。若发生心内膜炎，感染不能控制，应行外科手术。

7. 肺动脉瓣疾病 多数肺动脉瓣疾病可手术矫正，即使残留狭窄和恒定的反流，对妊娠一般也不会产生不良影响，但需密切注意。妊娠期间罕有患者发生肺动脉狭窄，此时避免低血容量。若发生严重症状（反复晕厥、难以控制的呼吸困难和胸痛），可行球囊扩张术。

8. 三尖瓣疾病 妊娠期三尖瓣反流通常不需要特殊治疗。三尖瓣狭窄罕见，治疗上须防止低血容量。

9. 心脏瓣膜置换术后 若术后（妊娠前）心功能改善达到 NYHA Ⅰ～Ⅱ级，心脏缩小（心胸比值 <0.65），置换瓣膜功能良好者，多数能胜任妊娠和分娩。瓣膜置换术后患者妊娠期间应密切注意心功能变化和胎儿发育情况，经常进行胎儿 B 超检查，发现胎儿畸形或死胎应及时终止妊娠。

接受机械瓣膜置换者应合理使用抗凝药，注意以下几点：妊娠是一种高凝状态；维生素 K 拮抗药，如华法林，可通过胎盘并导致胎儿疾患；服用华法林发生胎儿疾患风险是剂量依赖性的，如果华法林剂量<5 mg/d，风险较低；在任何情况下，孕妇应避免优先使用华法林；建议孕妇行抗凝治疗时，头3个月用肝素或低分子肝素，随后5个月换用华法林，从妊娠的第36周起，停止口服华法林抗凝治疗，并根据剂量调整为肝素（活化部分凝血活酶时间>正常值2倍）或低分子肝素（目标剂量：给药4~6小时后抗Ⅹa因子水平为0.8~1.2 μ/mL）；在计划分娩36小时前停止使用低分子肝素，调整为静脉滴注肝素；肝素使用至计划分娩前4~6小时，在分娩后如果没有出血并发症，则继续使用4~6小时；使用低分子肝素的孕妇，应每周监测给药后抗Ⅹa因子水平，如不能监测抗Ⅹa因子水平，禁用低分子肝素。

10. 冠心病　非ST段抬高型急性冠脉综合征患者推荐药物保守治疗，高危患者也可进行介入治疗。妊娠期禁用血管紧张素转化酶抑制药、血管紧张素Ⅱ受体拮抗药及肾素抑制药，可选择β受体阻滞药及小剂量阿司匹林，支架置入术后应在短期内使用氯吡格雷。不推荐应用血小板糖蛋白Ⅱb/Ⅲa受体拮抗药、比伐卢定、普拉格雷及替卡格雷。孕妇出现胸痛时均应行心电图、心肌生化标志物检查。急性ST段抬高型心肌梗死孕妇尽快接受冠状动脉造影及血运重建治疗。

11. 围生期心肌病以及心肌病　围生期心肌病诊断标准是：①在妊娠末期3个月以及分娩后6个月内出现心力衰竭；②无其他可引起心力衰竭的原因；③在妊娠末期3个月前无明确的器质性心脏病；④超声心动图证实左心室收缩功能降低。应注意排除恶性高血压、舒张功能不全、全身性感染、肺栓塞和妊娠性高心排血量状态。治疗与一般的心力衰竭相同，主要是强心、利尿和扩血管治疗。洋地黄仍然是围生期心肌病的主要治疗药物，但慎用。利尿药可减轻心脏负担，缓解活动时症状，减少夜间阵发性呼吸困难发生。血管扩张药尤其是动脉扩张药可降低心脏后负荷，使左心室舒张末期压力和肺动脉压力降低，能明显改善症状。禁用血管紧张素转化酶抑制药和血管紧张素Ⅱ受体拮抗药。偶发房性与室性早搏可不予处理。多发、多源室性早搏可能为室性心动过速的先兆，应及时处理。对于一些快速性心律失常，如心房扑动或颤动、房性或室上性心动过速等，应及时控制。此外，由于围生期心肌病患者大多合并血栓栓塞，所以应给予积极抗凝治疗。如围生期心肌病患者左心射血分数异常，不推荐再次妊娠。扩张型心肌病患者在妊娠及围生期心功能有恶化风险，左室射血分数<40%是高危预测指标；左室射血分数

<20％的孕妇死亡率极高，应考虑终止妊娠。肥厚型心肌病通常妊娠耐受性好，可应用 $β_1$ 受体阻滞药。

12. 充血性心力衰竭　妊娠时发生充血性心力衰竭的治疗遵循一般原则，避免过劳及情绪激动，保证充分休息，每天睡眠至少 10 小时。妊娠期应适当控制体重，整个妊娠期体重增加不应超过 10 kg，以免加重心脏负担，高蛋白、高维生素、低盐、低脂肪饮食。妊娠 16 周后，每天食盐量不超过 4～5 g。治疗各种引起心力衰竭的诱因，预防感染，纠正贫血，治疗心律失常，防治妊娠期高血压疾病和其他合并症与并发症。在药物治疗方面与非妊娠者基本相同，使用标准疗法。但禁用血管紧张素转化酶抑制药和血管紧张素 Ⅱ 受体拮抗药。洋地黄类药物常选用作用和排泄较快的制剂。妊娠晚期严重心力衰竭的患者，可边控制心力衰竭边紧急剖宫产取出胎儿。必要时保持孕妇在仰卧位，减少下腔静脉血回流量，减轻前负荷。

13. 心律失常　其治疗原则与非妊娠患者一样，但引起血流动力学不稳定的心律失常应予以更加迅速的控制。若能识别潜在可逆性原因，应予以矫正。如需要治疗，必须有 ECG 的监测才能进行。

阵发性室上性心动过速的急诊转复，首选迷走神经刺激，其次为静脉推注腺苷。对于任意类型的血液动力学不稳定的心动过速，首先考虑电复律。室上性心动过速的长期治疗，推荐口服地高辛或美托洛尔、普纳洛尔。导管消融术仅在药物无效或特殊病例中使用。

心脏结构正常、血液动力学稳定的心房扑动或心房颤动患者可考虑药物终止心房扑动和心房颤动。可静脉推注伊布利特，普罗帕酮仅用于其他复律药物无效时。血液动力学不稳定患者应实施电复律。转复心房扑动和心房颤动前需抗凝治疗和/或经食管超声检查排除左心房血栓。妊娠期头 3 个月和最后 3 个月可用肝素或低分子肝素代替华法林。至少在电复律前 3 周使用抗凝治疗并且持续到复律后 4 周。对于房性和室性早搏及窦性心动过速，并不需要特殊处理，但要查找和去除病因。如果这些心律失常发生在合并二尖瓣狭窄、严重左心室功能不全或曾有血栓栓塞性事件的患者，可应用肝素进行抗栓治疗。

室性心动过速治疗同非妊娠妇女。起源于右心室的复发性持续性单形性心室过速（如左束支形态）应用 β 受体阻滞药治疗有效。如果特发性右心室流出道心动过速伴有血液动力学不稳定和药物治疗无效可考虑导管消融术。

非长 QT 持续性心室过速伴血液动力学稳定的孕妇可静脉注射索他洛尔。血液动力学稳定的单形性心室过速的患者可以静脉注射普鲁卡因酰胺。选择性β受体阻滞药，如美托洛尔可用于预防性治疗。无结构性心脏病患者如果用β受体阻滞药无效时可用索他洛尔或 I c 类抗心律失常药。对于心室过速的患者，如果具备临床指征，建议在妊娠之前植入植入式心律转复除颤器，如果临床需要，也可以在妊娠的任何时候植入植入式心律转复除颤器。对于遗传性长 QT 综合征的长期治疗，推荐在妊娠和产后使用β受体阻滞药。特发性心室过速的长期治疗，推荐口服美托洛尔、普纳洛尔或维拉帕米。对于持续性稳定或者不稳定的心室过速，首先考虑使用电复律。胺碘酮仅用于其他药物无效时。

妊娠期间若发生缓慢型心律失常，应寻找病因。除非患者发生明确的血流动力学损害，一般不需处理。完全性心脏传导阻滞患者，可以进行成功妊娠，必要时可植入永久性心脏起搏器。

14. 高血压　如孕妇血压为 140～150/90～99 mmHg，除非出现蛋白尿、子痫前期或其他靶器官损伤，否则推荐非药物治疗。如孕妇血压≥160/100 mmHg，甚至进入先兆子痫或子痫时，收缩压和舒张压应分别控制在160 mmHg 和 100 mmHg 以下，其中≥170/110 mmHg 为必须立即住院治疗的指证。当妊娠高血压患者合并蛋白尿并出现视觉障碍、凝血障碍或胎儿窘迫等伴随症状时，应立即中止妊娠。当子痫前期患者出现肺水肿时，推荐静脉应用硝酸甘油。非药物治疗方面，一般不推荐高血压孕妇严格卧床休息，但应限制体力活动和减轻精神压力。除非患者先前存在盐敏感性高血压，一般也不建议限钠。适当限制体重增加。药物治疗方面，可选用甲基多巴，初始用药可包括 β_1 受体选择性阻滞药或钙通道拮抗药，高血压危象时可以选用硝普钠静脉给药，禁用血管紧张素转化酶抑制药和血管紧张素 II 受体拮抗药。

15. 肺动脉高压　如果在妊娠早期即识别肺动脉高压，则建议终止妊娠。若发现较晚或拒绝引产，需密切随诊。血容量丧失对患者构成最大的危险。当肺动脉高压的原因是肺血管阻力增加和右向左分流（艾森门格综合征），行静脉导管术时需倍加小心，避免气栓或血栓性栓子形成，以防发生体循环栓塞。分娩时，应建立静脉通路维持适量液体，置入桡动脉导管监测血压和血氧饱和度，这些通路应保持在分娩后 48～72 小时。

16. 心内膜炎　妊娠期间心内膜炎与非妊娠患者心内膜炎处理一样，对有器质性心脏病的孕妇可预防性使用抗生素。分娩时可预防性应用抗生素。一旦发生心内膜炎，应积极治疗。外科手术指征同样适用于妊娠期。

17. 血栓栓塞性并发症　对于高凝状态的极高危患者，如识别出血栓或栓子，推荐静脉应用肝素5～10天，随后皮下注射负荷量肝素。如果血栓性栓子危及生命，如大面积肺栓塞或瓣膜修补术后血栓形成，须立即采取溶栓措施。

18. 低心排综合征　孕妇如出现系列组织器官低灌流体征，如淡漠、外周血管收缩、少尿和低血压，通常由于低血容量引起，但也应考虑到潜在的可能性病因如心脏压塞。防治中心血容量降低的措施如下：

（1）体位：左侧位45°～60°；特伦德伦伯格10°位。

（2）长筒袜（覆盖双腿全长）。可使静脉血流淤滞减少，增加回心血量。

（3）药物：①避免用血管扩张药。②低血压经补液无反应者试用麻黄碱。

19. 外科手术　当心脏病并非为妊娠并发症时，这样的孕妇患者有0.5%～2%机会需要外科手术治疗（与正常心脏的孕妇一样）。如需手术治疗，维持静脉回流十分重要，并尽可能选用局部麻醉方式。

20. 心脏移植后妊娠　许多接受心脏移植患者为育龄妇女，心脏移植给母婴带来一些潜在危险，包括孕妇心力衰竭、感染和孕妇寿命可能缩短，以及免疫抑制药治疗和系列诊断性试验带来的危险，因此心脏移植患者应向医生咨询有关能否妊娠的问题。

〔赵　　旺〕

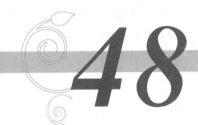

48 心血管疾病与外科手术

【概述】

许多心脏病患者常合并有其他外科疾病，需要接受手术治疗，据统计，全球每30～40人中就有一人接受过非心脏手术，非心脏手术相关的并发症每年总体发生率为7%～11%，病死率为0.8%～1.5%，这些并发症中高达42%属于心脏并发症。大多数围手术期心脏性致残和致死事件与心肌缺血、充血性心力衰竭或心律失常有关。所以，为了减少围术期心血管病的并发症和死亡率，对心脏病患者施行非心脏性手术时，临床医生应该对患者的心脏情况有充分的了解，并对某些危险因素进行仔细的评估，在手术前除了做好与手术有关的术前准备外，还应对心脏病进行适当的治疗，并在术中和术后针对心脏情况进行及时处理。所以，围手术期心脏病的评价目的有两个：其一是识别存在高危围手术期不良心脏事件患者；其二是确定接受非心脏手术时因心血管疾病导致长期预后不良的患者。

【手术期心血管危险评估】

大多数围手术期心脏事件的高危患者可通过简单的、可评价的临床特点来确定。

1. 病史　预测高危围手术期危险因素包括高龄、心脏储备功能差、冠心病史、充血性心力衰竭、心律失常、瓣膜病、慢性肾功能不全、糖尿病、未控制的高血压和卒中、是否安装心脏起搏器、吸烟、饮酒及应用违禁药物史等。近期心肌梗死或不稳定心绞痛是主要危险因素，而轻型稳定型心绞痛和陈旧性心肌梗死是中度危险因素。同样失代偿性心力衰竭是主要危险因素，而代偿性心力衰竭是中度危险因素。心律失常亦可能分为主要、中等和次要危险因素，依心律失常的性质和严重程度及基础心脏病情况而定。

2. 体格检查　血压高、颈静脉压升高、肺部啰音、第三心音、提示心瓣膜病的心脏杂音及血管杂音等特点均可能明确患者有围手术的高危险性。

3. 伴随疾病　许多相关的疾病可加重心血管危险或使手术处理复杂化。糖尿病、限制性或阻塞性肺病、肾功能不全和贫血在手术期都有加重心血管合并症的危险性，因此优化治疗方案和控制非心脏疾病可降低围手术心血管疾病发生的危险性。

4. 麻醉　围手术麻醉方法影响患者的心血管生理状态，因而可能影响围手术心脏病的危险性。尽管没有一种最好的保护心肌的麻醉方法，但对不同的患者应尽量考虑不同的、安全的麻醉方法。

根据可能会引起围术期急性心肌梗死、急性心力衰竭或死亡等而将心血管疾病自身的危险性分2大类。

1. 活动性心脏病　①不稳定心绞痛；②急性心力衰竭失代偿；③严重心律失常；④有明显症状的心脏瓣膜病；⑤近期心肌梗死（30天内）和残存心肌缺血。

2. 心脏临床风险因素　①缺血性心脏病（心绞痛和/或陈旧性心肌梗

死）；②心力衰竭；③卒中和一过性脑缺血发作（TIA）；④肾功能不全，肌酐＞170 μmol/L 或肌酐清除率＜60 mL/（min·1.73m^2）；⑤需胰岛素治疗的糖尿病。

围术期心血管并发症也受手术部位和性质的影响。不同的手术应激与心脏病的发病率和死亡率有密切的关系。手术操作本身引起心血管并发症或死亡的危险性亦可分为 3 大类。

1. 高度危险手术（心脏危险性＞5%）　①主动脉或其他大血管的手术；②外周血管的手术。

2. 中度危险手术（1%＜心脏危险性＜5%）　①颈动脉内膜剥离；②头部或颈部手术；③腹内手术；④矫形手术；⑤前列腺手术；⑥外周动脉成形术；⑦血管内动脉瘤修复；⑧神经外科/主要骨科手术（髋关节或脊柱）；⑨肺、肾脏或肝脏移植；⑩大型泌尿外科手术。

3. 低度危险手术（心脏危险性＜1%）　①内镜手术；②牙科手术；③眼科手术；④乳腺手术；⑤妇科手术；⑥胸内手术；⑦重建手术（整形手术）；⑧小型骨科手术（膝关节手术）；⑨小型泌尿外科手术。

非心脏手术的手术相关性心脏危险与 2 个重要因素有关：手术类型本身和手术操作对血流动力学影响的程度。手术类型和手术复杂程度、手术者的熟练程度决定手术时间的长短。手术时间＞5 小时是独立的危险因素。围术期体液丢失与心脏事件的增加有密切关系，但术后体液重新分配对术后心脏事件的影响更为明显。体液重新分配包括体液向第三间隙转移及术后应急反应，以后第三间隙液体进入血管内，这种体液转移是巨大的，它可导致心脏负荷明显改变，引起充血性心力衰竭和心肌缺血。

围术期心血管功能评估要素：①要考虑该非心脏手术的紧迫性；②是否伴有 1 个或以上的临床危险因素或活动性心脏病；③患者是否接受低风险手术；④患者是否具有良好的心功能储备，有没有临床症状；⑤心功能储备状况很差，则要进一步评估患者活动的临床危险因素。

2016 年加拿大心血管协会在指南中提到了一种简便的围术期心血管风险评估方法——修正心脏风险指数（RCRI），该指数包含了如下 6 个指标，既往缺血性心脏病病史、充血性心力衰竭病史、脑血管病史、胰岛素治疗、术前肌酐＞177 mmol/L（＞2.0 mg/dL）、高风险手术，每项 1 分，根据总评分可评估心脏并发症发生率，当评分为 0、1、2、3 分及以上时，发生率分别为

0.4%、0.9%、6.6%、11.0%。但该评分不适用于进行大血管手术的患者。

【各种心血管病术前、术中及术后处理】

对于决定进行手术的患者，在手术前除了对心血管并发症的危险性进行恰当的估价之外，还应该进行适当的治疗，以改善患者的心脏功能，最常见的是药物治疗，但也可采取心脏手术治疗。对于高危心脏患者，在手术中除了麻醉需要特别考虑外，还应进行心电监护，并及时处理出现的心血管并发症。在手术后，对于某些心脏病患者还应继续进行心电监护数日，而处理则按处理原则即可。

1. 冠心病　对于已确诊为冠心病者，还有几点需进一步明确：①心肌缺血损伤的范围；②引起心肌缺血的阈值；③心功能状态。

（1）术前除进行常规心电图检查外，部分患者应进行动态心电图、心电图动运试验，以了解心肌缺血和心脏的储备功能，并为术前的治疗选择提供依据。对病情严重的冠心病患者进行冠状动脉造影检查，以了解冠状动脉的狭窄程度。对于冠状动脉狭窄严重者，可考虑先进行经皮冠状动脉成形术或施行冠状动脉旁路手术。冠心病患者在非心脏手术前进行冠状动脉血运重建是有益的。

（2）术中若出现心肌缺血，可静脉输注硝酸甘油，但对减少心肌梗死的发生并无确切的疗效。此外，在手术中注意血压波动，充分供氧，尽量缩短手术时间。

（3）术后数天内仍有发生心肌梗死的可能，所以对于高危患者，还继续进行心电监护，并立即恢复冠心病药物治疗。有人认为，手术后的疼痛因使循环血液中的儿茶酚胺浓度增加，可加重心肌缺血或有引起心肌梗塞的危险，所以应用药物止痛特别重要。

2. 高血压　能否承受外科手术负担，取决于血压升高的程度以及是否伴有心、脑、肾等重要靶脏器受损。未经治疗或控制不良的高血压（收缩压≥180 mmHg 和/或舒张压≥110mmHg）应在术前得到控制。一般认为，轻度及中度原发性高血压并不是围术期心血管并发症的危险因素。但由于高血压者常合并冠心病，且手术中血压的波动易导致心肌缺血，有可能引起心肌梗死，而术前对血压进行控制则可减少手术中的血压波动。如果怀疑嗜铬细胞瘤，应推迟非心脏手术以评估和切除肿瘤。

（1）术前应多次测量血压，有条件可考虑采用进行 24 小时动态血压测定，以了解患者的血压波动情况。其他检查的目的是为了解患者的重要脏器是否有受损，眼底镜检查常有助于了解高血压病程和严重程度。

（2）降血压药应使用至手术前一天，并于术后立即恢复使用。如术后口服有困难者，可选用相应药物注射给药。

3. 充血性心力衰竭　以往曾发生过心力衰竭者或目前心脏功能处于失代偿状态者，接受非心脏手术时，危险性均较大。心功能失代偿的严重程度与手术死亡率有密切关系，心功能Ⅰ级（NYHA分级）者手术死亡率4%，Ⅱ级者11%，Ⅲ级者25%，Ⅳ级者67%。所以，除非是非常紧急的情况，均应在患者的心力衰竭得到控制后才进行手术。目前认为洋地黄一直可用到手术前当天。对于无明显心力衰竭者，亦有人主张预防性应用洋地黄，可产生下列益处：①减轻麻醉药的负性心肌作用；②预防或控制过快的心室率；③有助于心脏病患者更好地耐受各种应激状态。

4. 心律失常　接受手术的患者中心律失常相当常见，而老年患者中更为多见。以往认为，心律失常是围术期心血管并发症的独立危险因素。但现在则认为，若无器质性心脏病的基础，单纯房性或室性早搏对手术的危险性并无影响，术前也无需进行特殊处理。既使是复杂的室性早搏或非持续性室性心动过速，若无器质性心肺疾病并存，其手术的危险性也并不增加。然而，当出现严重心律失常者合并有器质性心脏病时，则围术期发生心血管并发症或死亡的危险性则明显增加。所以，对于有心律失常者，应特别注意了解是否合并有器质性心脏病，并应及时纠正水电解质平衡紊乱如低钾血症和低镁血症等。

对于心房颤动主要是控制心室率，在允许的情况下进行抗凝治疗，而不一定要恢复或维持窦性心律。

存在有高度房室阻滞或完全性房室阻滞者，在术前应安置临时或永久性心脏起搏器，以适应手术时心脏负担的增加。而一度或二度Ⅰ型房室阻滞者，一般不增加手术的危险性，故不需要预防性安装起搏器。仅有室内束支阻滞者，在病史上并无晕厥或高度房室阻滞，手术并不会使传导阻滞加重，亦无需安装心脏起搏器。

频发室性早搏、无症状性非持续性室性心动过速与围术期非致死性心肌梗死或心脏死亡危险性增高无关。

5. 心瓣膜病　接受手术的患者，常有心脏杂音。对于这类患者，第一步是要弄清楚，心脏杂音是功能性还是器质性的；如果是器质性杂音，则应根据患者情况决定是否需要在围术期预防感染性心内膜炎发生，并了解心瓣膜病变的严重程度和心功能状态。如超过一年未行超声心动图检查或上次评估或体格检查发生明显改变的患者，应在术前行超声心动图检查。Ⅰ～Ⅱ级心功能患者常只需预防感染性心内膜炎，不必进行其他处理，多能耐受手术。严重主动脉瓣狭窄是非心脏手术的最大危险因素，在手术和麻醉时易发生突然死亡或急性肺水肿。对于这类患者，可在术前先行瓣膜置换或球囊扩张术。若属急症手术，则应在围术期进行心电和血流动力学监护，防止急性肺水肿和严重低血压发生。

轻度至中度的二尖瓣狭窄增加心力衰竭的危险性。然而，并不推荐在非心脏手术前纠正二尖瓣狭窄，除非二尖瓣狭窄的纠正能延长存活时间，预防与非心脏手术有关的并发症。在围术期只需注意控制心室率，以防心率过快而影响左心室的充盈。对于严重二尖瓣狭窄者，则应在先行球囊扩张术、二尖瓣成形术或置换术。

主动脉瓣关闭不全或二尖瓣关闭不全者接受非心脏手术时，在围术期要预防性地给予抗生素，以防止感染性心内膜炎发生。同时注意减轻心脏负荷，尤其是后负荷，给予利尿药和血管扩张药。

6. 肺动脉高压　接受非心脏手术的肺动脉高压患者，如符合如下几种情况，则围术期风险增高：①诊断肺动脉高压；②合并肺动脉收缩压＞70 mmHg的其他类型肺动脉高压；③肺动脉高压所致心功能 NYHA Ⅲ～Ⅳ级。

7. 围术期的用药　进行大血管手术的患者多会存在围手术期的心血管并发症的发生，如非致死性心肌梗死和死亡。许多方法被认为可以降低非心脏手术心血管事件的并发症，但是没有发现一种有效的方法。

（1）β受体阻滞药：β受体阻滞药可防止心肌梗死、心肌缺血和心力衰竭的心血管并发症。围手术期使用Β受体阻滞剂被认为可以降低心血管并发症的发生。对那些已经接受β受体阻滞药治疗的心绞痛、有症状的心律失常、高血压和心肌缺血的心脏高危拟行血管手术的患者，围术期必须继续使用。有冠心病、一个以上临床危险因素的心脏高危拟行中危或高危手术的患者，推荐使用。当在术前开始β受体阻滞药治疗时，应谨慎调整剂量。如果血液动力学允许，长期服用β受体阻滞药治疗的患者，应在围手术期继续进行β受体阻滞药治疗，如突然中断治疗可能会导致交感神经系统兴奋。但术前未进行β受体阻滞药治疗的患者不应在手术当天开始应用β受体阻滞药疗法。

（2）抗血小板聚集治疗：目前关于术前是否应该停用阿司匹林尚未达成一致意见，有人认为术前应停用 7～14 天，尤其是难以控制出血的大型手术，但也有人认为只有出血并发症风险超过心血管事件风险的患者才应该停用阿司匹林。术前 5～7 天应停用氢氯吡格雷。

（3）抗凝治疗：非心脏手术前应停用抗凝药改肝素治疗，如术前 3～5 天应停用华法林应，改静脉或皮下肝素治疗，起始剂量为 10000～25000 U/d。高危患者应调整肝素剂量，使活化部分凝血活酶时间（APTT）达到正常对照值的 1.5～2.5 倍。术前 4～6 小时应停用肝素，术后应立即启动肝素治疗，在患者病情稳定后，应继续服用华法林抗凝，当血栓时间国际标准化比率（PT-INR）达到治疗范围时停用肝素。

（4）他汀类药物：目前在使用他汀类药物的患者应继续使用。对将要接受血管手术的患者，无论有没有临床危险因素，均推荐使用。对于伴有至少一个危险因素的患者，要进行中危的手术时才可以使用。

（5）α_2 受体激动药：α_2 受体激动药在血管手术中能降低死亡率和心肌梗死的发生率。对患有冠心病或存在至少 1 个危险因素的患者，在围术期可以应用 α_2 受体激动药来控制高血压。

（6）钙通道阻滞药：钙通道阻滞药能明显地降低心肌缺血和室上性心动过速的风险，同时还能明显地降低心肌梗死的发生率和死亡率。

（7）对高风险的患者，在非心脏手术的围术期预防性应用硝酸甘油来防止心肌缺血和心脏病发病率，其有效性还不明确，尤其是对那些应用硝酸甘油来控制心绞痛的患者。

〔段　书〕

睡眠呼吸暂停低通气综合征与心血管疾病

【概述】

睡眠呼吸暂停是指睡眠中口和鼻气流均停止 10 秒以上；低通气则是指

睡眠中呼吸气流幅度较基础水平降低50%以上，并伴有4%以上的血氧饱和度下降，持续10秒以上。睡眠呼吸暂停综合征是指7小时睡眠中呼吸暂停及低通气反复发作在30次以上，或呼吸紊乱指数（respiratory disturbance index，RDI）即睡眠呼吸暂停＋低通气指数（apnea-hypopnea index，AHI，即平均每小时睡眠中的呼吸暂停＋低通气次数）≥5次/h。临床上可分为：①阻塞型睡眠呼吸暂停低通气综合征（obstructive sleep apnea-hypopnea syndrome，OSAHS）；②中枢型；③混合型，其中以阻塞型最为常见。本病的发病率为2%～4%，不但降低生活质量，还可引起多种并发症，尤其与各种心血管疾病关系密切，必须给以足够的重视。

【睡眠呼吸暂停低通气综合征与心血管疾病】

1. 高血压　OSAHS患者中50%～60%并发高血压，同时50%的高血压患者有OSAHS。OSAHS的严重程度与血压成线性相关，因此OSAHS被认为是继发性高血压和顽固性高血压的重要原因。OSAHS能够使白昼及夜间血压均有上升，尤其需注意的是，OSAHS升高血压的影响于夜间睡眠时表现得尤为显著，使得OSAHS患者表现为"非杓形"的昼夜血压变化曲线，甚至睡眠时血压反而高于白昼清醒时。

2. 冠心病　OSAHS与冠心病也有较强的相关性，大约30%的冠心病患者合并OSAHS，中度的OSAHS（AHI≥20）与心肌梗死独立相关，研究发现合并OSAHS的冠心病患者，大约85%的缺血性发作发生在睡眠呼吸暂停伴有血氧饱和度下降>3%时。

3. 心力衰竭　OSAHS与心力衰竭存在密切联系。OSAHS患者心力衰竭的发生率是普通人群的2倍，且合并OSAHS的心力衰竭患者的预后显著差于单纯心力衰竭患者。同时心力衰竭会使睡眠中呼吸暂停次数增加和程度加重，是导致OSAHS病死率增高的重要因素。

4. 心律失常　心律失常在OSAHS患者中是常见现象，OSAHS患者可发生许多类型的心律失常，既有快速型心律失常，也可有缓慢型心律失常。快速型心律失常除房性和室性早搏外，还包括其他类型如持续性室上性心动过速、心房颤动、心房扑动和快速室性心律失常等；缓慢型心律失常可有窦性心动过缓、窦性停搏、房室阻滞等。呼吸暂停时一般副交感神经兴奋，心律失常以缓慢型为主，恢复呼吸时交感神经兴奋，表现为快速型心律失常。严重的心律失常可引起睡眠中的猝死。

5. 肺动脉高压　OSAHS患者睡眠时的低氧血症可使肺动脉压反复升高，近20％的OSAHS患者出现清醒时的肺动脉高压，持久的肺动脉高压能引起肺心病。

【OSAHS的临床表现】

患者一般有不同程度的打鼾，并多有睡眠中憋醒的经历，由于睡眠质量差，晨醒后自觉头痛、不解乏，并出现明显的白天嗜睡。患者可有记忆力减退、注意力不集中等智能方面的障碍，有的患者还可出现性功能减退、遗尿等临床表现。

【诊断要点】

1. 打鼾、白天嗜睡等症状

2. 肥胖体型多见，体格检查时应注意部分患者存在上气道解剖异常，如鼻腔阻塞、扁桃体肥大、软腭松弛、腭垂过长、舌体肥大、下颌后缩、小颌畸形等。

3. 确定诊断并分型需进行多导睡眠图的整夜监测。多导睡眠图包括脑电图、二导眼电图、下颌颏肌电图、心电图、口鼻呼吸气流和胸腹呼吸运动、血氧饱和度、体位、鼾声、胫前肌肌电图等，正规监测一般需要整夜不少于7小时的睡眠。

【治疗方案和原则】

1. 戒烟、戒酒，避免服用安眠药；侧卧位睡眠；所有确诊OSAHS的超重或肥胖患者均应积极减轻体重。

2. 非手术治疗

（1）无创正压通气：此法是目前治疗中重度OSAHS最有效的治疗方法，大部分患者可以达到满意的治疗效果。目前无创正压通气呼吸机常用的类型有持续呼吸道正压通气（continuous positive airway pressure，CPAP）、自动正压通气（auto-titrating positive airway pressure，APAP）、双水平正压通气（bilevel positive airway pressure，BiPAP）、适应性伺服式通气（adaptive servo ventilation，ASV）等。

（2）口腔内矫治器：可以减轻部分患者的上呼吸道阻塞程度，使睡眠时的呼吸暂停或低通气有一定程度的减少。

3. 外科手术治疗　包括腭垂软腭咽成形术、下颌骨前移或舌骨悬吊术、气管切开造口术、扁桃体或腺样体切除术等，手术治疗的获益证据有限且不充分，不适宜作为 OSAHS 患者的初始治疗选择。

〔吴智鸿〕

50 心脏康复

【概述】

心脏康复（cardiac Rehabilitation，CR）的短期目标是控制心脏病相关症状，提高心脏功能储备，限制心脏病的不良心理和生理影响，提高患者心理社会和职业状况。长期目标则是通过医学和生活方式的治疗提高对心血管危险因素的控制，改变疾病的自然病程，最终达到降低心血管疾病（CVD）发病率和病死率的作用。

心脏康复的核心包括：患者评估、血脂管理、血压管理、戒烟、糖尿病管理、营养咨询、体重管理、心理社会因素管理、体力活动咨询以及运动锻炼等。这项工作需要由医生、护士、体疗师，营养师、药剂师，临检技师和心理医生共同参与完成。

心脏康复治疗存在时间窗。第一个时间窗是在医院内，心脏事件发生即刻，进行安全有益的低强度运动（如深呼吸运动、耸肩、腹部肌肉运动、四肢关节活动或 6 分钟步行等），直到患者出院。

第二个时间窗在出院最初的 1～2 周，做运动评估，制定个体化的方案，让患者掌握 CR 的方法。

第三个时间窗是患者出院后在门诊进行 CR，指导他们开始并坚持 CR 的治疗计划。CR 最后一个时间窗是患者从门诊 CR 进入持续 CR 的时候，这个阶段鼓励患者参加 CR 长期治疗，目标是通过持续的生活方式改善和合适的药物预防治疗，帮助患者坚持和提高二级预防的能力。

【危险分层】

为保证把风险降到最低，在开始 CR 时进行运动相关的风险评估十分重要，心脏事件发生危险性分层详见表 50－1。

表 50 - 1　　　　　　　　　运动时心脏事件发生的危险性分层

低危（具备所有项目）	中危（具备 1 个以上的项目）	高危（具备 1 个以上的项目）
EST 恢复表现：	EST 恢复表现：	EST 恢复表现：
（运动负荷≥7METs）	（运动负荷≥5～6.9 METs）	（运动负荷≤7METs）
＊无心绞痛发作	＊出现心绞痛症状	＊出现心绞痛症状
＊无室性心律失常	＊轻中度静息心肌缺血	＊出现室性心律失常
＊血流动力学正常	（ST 段下移＜2 mm）	＊出现血流动力学异常
		＊严重的静息心肌缺血
		（ST 段下移≥2 mm）
非运动实验的表现：	非运动实验的表现：	非运动实验的表现：
＊静息 EF≥50％	＊静息 EF 40％～49％	＊静息 EF＜40％
＊无并发症的 MI 或血管重建	＊介于低危和高危之间的表现	＊有心脏停搏和/或猝死的病史
＊无室性心律失常		＊静息时复杂的异常心律
＊无 CHF		＊有并发症的 MI 或血管重建
＊无发病后和术后心肌缺血		＊有 CHF
＊无临床抑郁		＊有发病后和术后心肌缺血
		＊有临床抑郁

注：EST，症状限制的运动试验；METs，代谢当量；EF，射血分数；CHF，充血性心力衰竭；MI，心肌梗死。

【康复模式】

传统的 CR 模式通常是患者到医疗机构参加每周 2～3 次的 CR 运动，运动期间通常有远程心电监护。目前已经发展起了其他类型的 CR，如医院 CR、家庭 CR 和网络 CR。目前医院 CR 最为常用，家庭 CR 是在患者出院后回到家里，由护士监督实施的 CR。

1. 运动训练的类型　　CR 推荐的典型运动是平衡训练，包括等张运动（动力运动）和等长运动（静态运动），以及二者的混合运动。等张运动的特点是重复性的节律运动，通常称做耐力运动，比如步行、跑步机、慢跑、游泳和骑车等。等长运动是低重复性高阻力的运动，又称力量型运动，如举重和拉力器等阻力训练活动。等长运动一般在 CR 第二阶段的中晚期才进行。等张运动优先推荐，两者可以搭配进行。

2. 运动训练的强度　　为参加 CR 的患者制定适合的运动强度以保证最佳

的安全性和有效性是至关重要。首要原则是帮助确定合适的运动强度，以达到最理想的身体功能储备的提高。通常的方法是使用心率来评估运动强度，预先估算患者的最大心率（maximum heart rate，HRmax）。可采用间歇性运动训练原则，患者交替进行高强度和低中强度运动。这种方法比起持续性运动强度的传统方法，可以更快地提高身体功能储备，还能更有效地改善与CVD相关的代谢因素，患者更舒适，有助于患者长期坚持。

3. 运动单元的布局　运动单元总持续时间30～60分钟，每个CR运动单元的布局是从热身阶段开始，逐渐进入运动阶段，结束于冷却阶段。热身阶段通常持续5～15分钟，使心率逐渐由基础心率达到靶心率。运动阶段时间长度是维持靶心率20～30分钟，患者按照预先设定的个人运动强度和时间长度运动。冷却阶段5～15分钟，使心率逐渐回到基础水平，标准的门诊CR频率是每周3次，进行12周，早期阶段还可以更少。基础运动代谢当量<3 METs的身体条件较差的患者，可以减少周运动次数，运动中可休息3～10分钟，而且靶心率维持在最大心率的40％～50％。

4. 潜在风险　尽管风险很低，CR同样会有不良事件发生。最常见的不良事件是心律失常，心律失常的发生率男性和女性大致相同。其他不良事件包括心肌梗死、心脏停搏和死亡。

易于发生不良反应的高危患者包括6周以内的心肌梗死、运动可诱发的心肌缺血、左室射血分数<30％、持续性室性心律失常的病史、持续性威胁生命的室上性心律失常的病史、突发心脏停跳病史治疗尚未稳定、新近植入心脏除颤装置和/或频率应答心脏起搏器等。

【冠心病康复】

具体内容包括：①生活方式的改变。主要包括指导患者戒烟、合理饮食、科学的运动以及睡眠管理。②双心健康。注重患者心脏功能康复和心理健康的恢复。③循证用药。冠心病的康复必须建立在药物治疗的基础上，因此根据指南循证规范用药是心脏康复的重要组成部分。④生活质量的评估与改善。生活质量评估与改善也是心脏康复的组成部分。冠心病康复的目的是提高患者生活质量，使患者尽可能地恢复到正常或者接近正常的生活质量水平。⑤职业康复。冠心病康复的最终目标是使患者回归家庭、回归社会。

1. 运动康复　应循序渐进，从被动运动开始，逐步过渡到坐位、坐位双脚悬吊在床边、床旁站立、床旁行走，病室内步行以及上一层楼梯或固定踏车训练。必须在心电、血压监护下进行（推荐使用遥测运动心电监护系统，每个分机的显示屏具备独立的心率、心律及心电图显示，方便患者活动及医护人员监护），运动量宜控制在较静息心率增加 20 次左右，同时患者感觉不大费力（Borg 评分<12 分）。

院外早期康复或门诊康复期一般在出院后 1～6 个月进行。心脏血运重建术后常规 2～5 周进行。与第 Ⅰ 期康复不同，这期康复计划增加了每周 3～5 次心电、血压监护下的中等强度运动，包括有氧运动、阻抗运动及柔韧性训练等。每次持续 30～90 分钟，共 3 个月左右。推荐运动康复次数为 36 次，不低于 25 次。必须严格掌握适应证和禁忌证以及终止试验的指征。

指导患者尽早恢复日常活动，是心脏康复的主要任务之一。应根据运动负荷试验测得患者最大运动能力［以最大代谢当量（METmax）表示］，将目标活动时的 METs 值与患者测得的 METmax 比较，评估进行该活动的安全性。

患者已恢复到可重新工作和恢复日常活动。为减少心肌梗死或其他心血管疾病风险，强化生活方式改变，进一步的运动康复是必要的。此时的关键是维持已形成的健康生活方式和运动习惯。中危甚至高危患者的运动康复中仍需医学监护。因此对患者的评估十分重要，低危患者及部分中危患者可进一步Ⅲ期康复，高危患者及部分中危患者应转上级医院继续康复。此外，纠正危险因素和心理社会支持仍需继续。

2. 戒烟限酒　目标：彻底戒烟，并远离烟草环境，避免二手烟的危害，严格控制酒精摄入。

3. 控制体质量　目标：超重和肥胖者在 6～12 个月内减轻体质量 5%～10%，使体质指数（BMI）维持在 18.5～23.9 kg/m^2；腰围控制在男性≤90 cm、女性≤85 cm。

4. 控制血压　目标：血压<130/80 mmHg。

5. 调节血脂　目标：根据《2016 中国成人血脂异常防治指南》，高危患者 LDL-C<2.6 mmol/L，极高危患者（ASCVD）LDL-C<1.8 mmol/L。

6. 控制血糖　目标：糖化血红蛋白≤7%。

7. 心脏康复药物处方管理建议　药物管理中需要解决的问题包括如下几个内容：未完全遵循指南用药，服药患者达标率低，患者服药依从性欠佳，欠缺对药物不良反应的监督和管理，缺乏药物相互作用的监督和管理，基本没有关注药物对运动耐量的影响。针对上述问题，2015年，中国康复医学会心血管康复委员会发表《稳定性冠心病心脏康复药物处方管理专家共识》，建议如下。①遵循指南制定二级预防药物处方和治疗目标。②个体化的药物和剂量选择：根据患者的病情、合并症和生命体征等具体情况选择合适的药物；根据年龄、性别、体重、既往用药史等调整药物剂量。③关注药物安全性和相互作用。④提高患者的服药依从性：向患者介绍坚持药物治疗的必要性，停用药物治疗的风险，规律随访，观察药物不良反应，了解患者对药物的认同，患者的经济状态，根据患者存在的问题调整药物，提高治疗依从性。⑤关注药物对运动耐量和生活质量的影响。⑥发挥临床药师的作用。

药物处方中除强调坚持使用改善预后的药物，同时应关注影响和提高运动耐量的药物，进一步改善患者的预后和生命质量。

药物如β受体阻滞药、硝酸酯类药物、伊伐布雷定和曲美他嗪等，通过增加心肌收缩力、减少心肌耗氧、减轻外周阻力、改善心肌氧的利用和扩张冠状动脉提高运动耐量。

8. 协调运动康复和药物治疗

（1）评估药物对运动耐量的影响：他汀类药物是冠心病二级预防的基石药物。他汀类药物引起的肌痛或乏力等症状，可能导致患者的运动耐量下降或对运动训练的依从性差。当出现肌痛时，应尽早识别，减量或换用其他药物。同时，运动可导致肌酸肌酶增加，当检测到肌酶增加时应询问患者的运动情况，避免误认为他汀类药物的副反应。

利尿药是高血压和心力衰竭的一线治疗药物。应注意观察利尿药导致的严重代谢或电解质失衡。

（2）开运动处方时要考虑服用药物，注意调整运动方式和运动强度：硝酸酯类和CCB都具有外周血管扩张作用，运动时骨骼肌血管床扩张，在服用降压药物的基础上，可能会进一步增加外周血管的扩张。因此避免让患者突然改变体位。同时，导致外周血管扩张的其他因素，如环境温度过高或高强度运动，可能导致患者发生低血压相关的头晕或晕厥。

（3）了解患者是否服用抗心绞痛药，注意运动时间，对服用抗心绞痛药的患者，运动康复时药物的服用时间和服用剂量应与运动评估前的服用方法保持一致。治疗师在开展运动治疗时需备有硝酸甘油，并提醒患者运动时携带硝酸甘油，以防止严重心血管事件的发生。

（4）了解诱发患者发生心肌缺血的运动阈值：在运动处方和运动指导中，避免使用高于缺血阈值的运动强度。

（5）将心率作为运动靶目标时应考虑药物对心率的影响：一些药物可能会钝化心脏对急性运动负荷的反应能力，如β受体阻滞药和非二氢吡啶类CCB，服用后患者的心肌变时性（心率反应）和变力反应（泵血功能）都相应下降。如果更改上述药物剂量或服药时间，需重新评估和制定新的运动处方，避免仍然继续使用原心率靶目标，或使用自我感觉用力程度分级（BORG评分）来判断患者的运动强度。

9. 不同人群运动康复的注意事项

（1）合并糖尿病：冠心病患者参与心脏康复时应重视对糖尿病或糖耐量减退的筛查。一但病情控制稳定，无严重其他脏器并发症的糖耐量减退和糖尿病患者都适宜参与心脏运动康复。禁忌证包括糖尿病酮症酸中毒、空腹血糖＞16.7 mmol/L、增殖性视网膜病、肾病（血肌酐＞1.768 mmol/L）、急性感染。训练时间的安排上忌空腹训练，餐后2小时内开始为宜，90分钟时即时降糖作用最强，避免在降血糖药/胰岛素作用高峰期训练。

监测患者血糖水平（＞16.7或＜3.9 mmol/L时禁忌运动训练），定期检查血乳酸、血肌酐水平、糖化血红蛋白（控制在7.5%～8.0%）为宜。具体可参见《中国糖尿病运动治疗指南》。

（2）合并心力衰竭：急性心力衰竭患者宜先行临床治疗，待症状和血流动力学状况稳定或改进后，尽早进行心脏康复。早期康复，在CCU中即可介入。慢性心力衰竭患者（包括接受过埋藏式除颤仪、心脏起搏器以及心脏再同步治疗者）原则上均应参与心脏康复。起始阶段训练仍应在医疗监护下进行，便于观察患者对训练的反应和防止意外发生。评估时多采用低水平运动或症状限制性运动负荷试验（运动方案推荐5～10瓦/min）

（3）脑卒中后遗症及并发症的干预，以及卒中复发的预防。严重脑卒中的冠心病患者，例如有严重的意识、认知、言语、运动障碍或未有效控制的并发症，应以脑卒中康复和治疗并发症为主。心脏康复方面应主要强调药物二级预防以及被动康复技术的应用。如果脑卒中影响较轻，则可适当地进行心脏主动康复，训练的设计需要根据患者的功能障碍情况进行变动，遵循个体化的治疗方案。

运动处方的制订在依据患者基线状态下的运动能力时也需考虑到患者功能缺陷导致的训练受限。强调被动康复以及康复工程技术的应用。

肌张力障碍的患者，在进行运动训练时应避免诱发或加重痉挛；患有疼痛、下肢静脉血栓、直立性低血压的患者，应密切注意症状变化。

（4）合并外周动脉疾病：动脉粥样硬化对血管的损害并不局限于冠状动脉，外周血管同样会被累及。如肾动脉狭窄易导致肾性高血压、缺血性肾病等；肢体动脉病变易导致各种感觉运动障碍，其中以间歇性跛行尤为常见。

间歇性跛行患者在制定训练计划时，应根据患者的症状表现及缺血程度来确定。康复计划的实施推荐在监护下进行，并最好持续 3 个月以上。有氧运动形式选择上以步行运动更为有效，推荐采取训练-休息-训练循环模式安排训练。每次治疗由短时间运动与间隙休息组成，目标训练时间为 60 分钟/次，3 次/周。运动形式以步行运动更有效，强度以可在 3～5 分钟内引起跛行症状强度的 80% 为标准，嘱患者运动至适宜的可耐受量，然后简短休息以使症状缓解或消除后再次运动。肌力训练根据患者情况可适当进行。

〔许丹焰〕

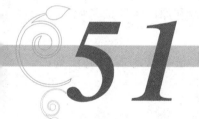

51 晕厥

【概述】

晕厥是脑灌注不足导致的一过性意识丧失，起病迅速，持续时间短，并且能完全自发恢复；在一般人群中，晕厥的终身风险为 50%。晕厥发生的特殊病理生理，是大脑的低灌注导致明显的一过性意识丧失。

晕厥的鉴别诊断是临床的棘手问题，即使经过各种检查，仍有约 50% 的患者不能明确晕厥原因。人群中晕厥发生率随年龄而增加，35～44 岁男性人群的发生率为 0.7%，而 75 岁或以上男性的发生率为 5.6%。晕厥复发率为 30%。

有一些疾病可能与晕厥相似，但并不符合晕厥的定义，可将它们分成两类（见表 51-1）。一类是患者有真正的意识丧失，但其机制不是全脑低灌注，如癫痫、代谢性疾病（包括低氧血症、低血糖及过度通气）、中毒、椎-基底动脉一过性缺血发作。另一类是患者表面上看起来有意识丧失（而非真正的意识丧失），如猝倒症、倾倒发作（drop attacks）、跌倒（falls）、功能性（心因性假性晕厥）和颈动脉源性 TIA 等。临床医生在诊断晕厥时应对这些情况进行鉴别诊断。

表 51-1　　　　　　　　　　　　可能误诊为晕厥的两类疾病

部分或完全 LOC 但没有全脑低灌注的疾病
　　癫痫
　　代谢性疾病（包括低氧血症、低血糖及过度通气）
　　中毒
　　椎基底动脉一过性缺血发作
没有意识丧失的疾病
　　猝倒症
　　倾倒发作（drop attacks）
　　跌倒（falls）
　　功能性（心因性假性晕厥）
　　颈动脉源性 TIA

【病因】

晕厥可分为 3 大类型：心源性晕厥、非心源性晕厥和原因不明的晕厥。

（一）心源性晕厥

引起心源性晕厥的原因有许多，可大体归纳为机械性（心脏内血流受阻）和心电性（心律失常）两类（见表 51-2）。

表 51-2　　　　　　　　　　　　心源性晕厥的病因

晕厥的类型	心脏病
机械性	主动脉瓣、瓣上或瓣下狭窄
	肥厚型梗阻性心肌病
	人工瓣功能失调
	二尖瓣狭窄
	左心房黏液瘤
	艾森曼格综合征
	法洛四联症
	肺动脉栓塞
	肺动脉狭窄
	原发性肺动脉高压
	急性主动脉夹层
	心脏疾病（压塞）

续表

晕厥的类型	心脏疾病
心电性	
	病态窦房结综合征
	房室阻滞
	阵发性室上性心动过速
	心房颤动或心房扑动
	阵发性室性心动过速
	尖端扭转型室性心动过速
	心室颤动
	长 QT 间期综合征
	短 QT 间期综合征
	Prugada 综合征
	与起搏器有关的晕厥

1. 心脏机械性晕厥　由于心脏内血流受阻，造成心输出量急剧而突然减少或暂停，致使严重脑缺血，而发生晕厥。心输出量减少与下列因素有关：①活动后心脏内血液流出梗阻加重，如严重的主动脉瓣狭窄和肥厚型梗阻性心肌病等；②肺栓塞引起脑缺血；③心包缩窄；④左心房黏液瘤阻塞二尖瓣口；⑤心室黏液瘤引起短暂或持续的心室流出道阻塞。

晕厥尤其是用力时出现的晕厥，是主动脉瓣狭窄和肥厚型梗阻性心肌病的主要症状。在这些情况下，短暂的心律失常也可能诱发晕厥。左心房黏液瘤患者在发生体位变化时，因黏液瘤阻塞了二尖瓣口，引起左心房的血液流入心室受阻。二尖瓣狭窄能引起心源性晕厥，但常仅在心动过速或其他心律失常时出现发生。肺动脉高压可并发晕厥，特别是劳累相关性晕厥。对于一个没有心脏杂音的年轻患者，在劳力时或劳力后不久出现晕厥，则要考虑原发性肺动脉高压。在截瘫的患者中要想到肺动脉栓塞是晕厥的一个病因。虽然病史和体格检查常能诊断梗阻性心源性晕厥，但常要求实验室检查确定疾病的严重程度。

2. 心律失常性晕厥　此类晕厥好发于体位突然改变或站立位时，而左心室功能不全的患者，即使在卧位时，心输出量的明显减少也可引起晕厥。心律失常性晕厥的发生与下列因素有关：①心动过速或心动过缓时的心率；②脑血管阻塞的存在与否；③保持外周血管收缩代偿机制的完整性。

心动过缓或心动过速都能减少心输出量，引起严重低血压，使脑灌注不足并发生晕厥。尽管心律失常可发生在没有心脏疾病的个体中，但常见于冠心病、心肌病、瓣膜性心脏病和原发性传导系统疾病患者。窦房结和特殊的传导组织的原发性退行性疾病是窦房结疾病（病态窦房结综合征）的常见病因。窦性心动过缓或窦房阻滞伴随不同的阵发性室上性心动过速类型相当常见，称为慢-快综合征。高度房室阻滞可由房室结或希氏束系统的疾病引起。

阵发性室上性心动过速在年轻人中一般不发生晕厥，然而，在有房室旁道的预激综合征个体，当室上性心动过速伴有非常快速的心室反应时可发生晕厥。任何年龄段出现阵发性室性心动过速都可发生晕厥。这种心动过速常常是心脏结构异常或心肌缺血的典型表现。室性心动过速是导致晕厥最常见的心律失常。

（二）神经介导的反射性晕厥

这类晕厥很常见，不论原发性或继发性自主神经调节异常，一般均表现为直立性低血压，主要是由于不恰当的变时性反应，引起头晕和晕厥，多见于老年患者。引起自主神经调节异常的常见原因有糖尿病、酒精性精神病、帕金森病、一些特发性疾病如 Shy-Drager 综合征和药物治疗。

1. 血管迷走性晕厥　血管迷走性晕厥（神经心源性晕厥综合征、神经源性低血压或血管抑制性晕厥）是晕厥最常见的原因之一。此类晕厥主要由于在正常状态下控制循环系统的心血管反射对刺激因素出现间歇性的不恰当反应，引起血管扩张和/或心动过缓，导致动脉血压降低及全脑灌注减少。典型的晕厥发作几秒前有一系列的前驱症状出现，包括恶心、头痛、出汗、眩晕、胸痛、心悸和呼吸困难。晕厥通常发生在患者直立位时，很少发生在坐位或卧位时。在晕厥发作时，典型的症状为面色苍白、出汗、脉博细缓。患者处于卧位时晕厥自行缓解，但直立或坐位时又易复发。如果患者在晕厥发生后出现长时间的意识障碍，必须考虑血管迷走性晕厥以外的原因。血管迷走性晕厥可是孤立性事件，也可能在几周或几个月内反复出现，甚至成为终身的问题。与心律失常或左室流出道梗阻引起的心源性晕厥比较，神经心源性晕厥的预后相对良好。

2. 直立性晕厥（直立性低血压）　直立性低血压是指在直立位时血压下降伴有轻微的头痛，视物模糊，虚弱和不稳定感。如果大脑灌注压降低明显，晕厥随之发生。如果患者恢复卧位，动脉血压快速恢复，意识也恢复。从诊断观点来看，可将直立性低血压分为 3 个主要原因：血容量减少、药物和神经性的原因。

3. 脑血管性晕厥　即使轻度脑血管阻塞疾病，如动脉粥样硬化狭窄，随着直立体位时的血压降低即可产生意识模糊，这提示脑血流受损。当血压和心输出量暂时降低时，可激发脑血管疾病患者发作晕厥，而正常人在这种情况下不会发生。晕厥很少由于颈动脉和椎-基底动脉供血不足引起。

4. 颈动脉窦高敏　人工压迫刺激颈动脉窦可使心率明显减慢和/或动脉血压明显降低，这种障碍称为颈动脉窦高敏。颈动脉窦晕厥是颈动脉体和腮腺肿瘤的并发症。可试用抗胆碱能和拟交感神经药治疗，但药物效果不好和出现副作用时，常需要安装房室顺序心脏起搏器。

5. 条件性晕厥　咳嗽性晕厥是由于剧烈咳嗽引起，伴随意识丧失。据报道呕吐性晕厥与食管的肿瘤、憩室、贲门失弛缓和痉挛有关。某些患者，内窥镜和放射检查无异常发现。晕厥常常与窦性心动过缓、窦房阻滞、高度房室阻滞有关。排尿性晕厥最常见于成年男性夜尿时，在排尿中或排尿后出现意识丧失，常无前驱症状，这些患者普遍在晕厥前摄入了大量酒类饮料。排便性晕厥常见于老年人，常在夜间起床后或用手帮助排便时出现，这归究于直肠的突然减压。在老年中，餐后低血压是引起先兆晕厥和/或晕厥的常见病因。

【诊断要点】

诊断晕厥时，尽可能寻找到基础病因。心电图加上常规实验室和心脏超声等辅助检查，多数患者的鉴别诊断可以完成。

1. 病史和体查　详细的病史和体格检查是诊断的关键，约半数患者据此可明确诊断。应仔细询问诱发晕厥的环境并寻找到证据。反复发作晕厥或猝死家族史常提示肥厚型心肌病或先天性长 QT 间期综合征的可能。还应了解患者用药史。

体格检查除常规检查外，还应包括：①直立位或卧位血压；②主动脉缩窄、肥厚型梗阻性心肌病、肺动脉高压、左心房黏液瘤的征象。

2. 常规心电图　心电图检查有助于识别是否有引起晕厥的因素，包括：①陈旧性心肌梗死迹象；②长 QT 间期；③PR 间期缩短或 δ 波常提示 WPW 综合征；④高度房室阻滞。

75% 的患者还可发现其他心电图异常包括心室肥大、束支阻滞、一度房室阻滞、心房和心室发育不良，但并不一定是引起晕厥的原因。

3. 动态心电图　持续心电图监测应至少达 24 小时，以便能发现引起晕厥的心律失常。因晕厥是偶尔发生，仅 1% ～3% 的患者在 24～48 小时的心电监测中发生晕厥，故动态心电图常难于诊断。除非心律失常与晕厥或严重的晕厥前症状有关，否则不能认为是引起晕厥的原因，这些心律失常包括快心室率型心房颤动、窦性静止持续 3 秒以上、房室阻滞、突发非持续性室性心动过速。

对于不明原因的复发性晕厥患者，适合进行长期 ECG 监测（如动态心电图监护仪、外部或植入式心电循环记录仪）。

4. 运动试验 运动负荷试验适用于在用力过程中或用力后不久发生晕厥的患者。有明显征象表明为主动脉缩窄或肥厚型梗阻性心肌病属禁忌。无器质性心脏病的年轻患者在活动时，儿茶酚胺介导的室性心动过速常可诱发晕厥。

5. 颈动脉窦按摩 颈动脉窦按摩（CSM）适用于 40 岁以上，原因不明，可能发病机制为反射（"血管迷走性"）的晕厥患者，但禁用于颈动脉疾病患者。需在直立位和卧位时进行，特别是老年患者，其神经系统并发症为 0.14%。每次需按摩 5 秒，至少休息 1 分钟后再按摩对侧。颈动脉窦过敏的特点为心脏停搏超过 3 秒或收缩压下降 50 mmHg 或以上。直立位和卧位颈动脉窦按摩可发现 45% 复发性晕厥患者是由于颈动脉窦过敏所致。颈动脉窦按摩禁忌证包括：①颈动脉杂音；②室性心动过速病史；③近期发生心肌梗死；④近期发生脑梗死。

6. 倾斜试验 由直立位倾斜诱发神经反射性晕厥的机制尚不清楚。现有两种倾斜实验方法，一种是不使用任何药物，保持倾斜位 45～60 分钟；另一种是逐渐增加静脉滴注异丙肾上腺素剂量，保持倾斜位 10～30 分钟。前者的优点是敏感性（40%～75%）和特异性高（93%），短期内可接受重复试验（80%），主要缺点为持续时间较长；后者缩短了试验时间，且敏感性增加。

阳性结果为收缩压降为 70 mmHg 或以下或心率降为 50 次/min 或以下时出现晕厥或晕厥前症状。属以下情况者，可考虑进行倾斜试验。①复发的、不明原因晕厥患者，发作前有前驱症状如头晕、大汗、恶心、视物模糊、头痛、虚弱等；②无器质性心脏病征象。

7. 心内电生理检查 心内电生理检查主要用于无创性检查未发现异常，而反复发生晕厥的患者。电生理检查适合有以下情况的患者：①在无创评估之后，既往患心肌梗死或其他心脏瘢痕疾病；②具有双束支阻滞的不明原因晕厥；或③晕厥前突然出现短暂心悸。

在器质性心脏病患者，尤其合并陈旧性心肌梗死和心脏射血分数低于40%时，其诊断价值高。有研究观察，电生理检查可使68%不明原因反复晕厥老年患者明确其原因，其中窦房结功能障碍占55%、希氏束传导异常为39%、室性心动过速占14%或多种异常并存。

8. 其他　超声心动图检查适用于既往已知患心脏病的患者，或初步评估提示结构性心脏病的患者。根据临床怀疑的病因进行特定的血液检查（如血红蛋白、动脉血气、肌钙蛋白、D-二聚体）。

【治疗方案和原则】

对晕厥患者进行处理的目的是防止晕厥再发作，减少死亡的危险。对于特殊职业，如司机、飞行员、竞技运动员等要特别考虑治疗问题。

（一）血管迷走性晕厥

对于情景性晕厥，应尽可能减少触发原因，避免事件发生

1. 一般治疗　扩血管药物治疗有可能增加血管迷走性晕厥的易感性。晕厥发生时，应尽量避免或减少使用降血压药。并要此类患者增加盐和电解质的摄入。建议适当的运动训练和强迫直立训练。

2. 药物治疗　有效药物有很多如麻黄碱、茶碱、氟氢可的松、密多金、可乐利定（clonidine）。非对照性研究或短期对照研究认为β受体阻滞药治疗有效，但5项长期随访研究没有证实β受体阻滞药有效。对于心脏抑制型患者，β受体阻滞药可加剧心动过缓，应避免使用。双异丙吡胺是ⅠA类抗心律失常药，有负心肌力作用和抗胆碱能作用，对倾斜试验阳性者有一定的效果，但不应作为一线药物使用。

3. 心脏起搏器治疗　心脏起搏器治疗有效率分别为60%，可减少晕厥的复发。心脏起搏器治疗对于心脏抑制为主要表现的血管迷走性晕厥有一定治疗意义。

由于严重心律失常而发生晕厥、有猝死的高危者安装人工自动除颤器（ICD）。对于下列心脏疾患可考虑ICD治疗。

（1）非缺血性扩张心肌病（NIDCM）：临床主要有快速室性心律失常引起晕厥，安装ICD后经2年观察50%的患者均有起效除颤。临床大规模试验SCD-HeFT和DEFINITE研究都证实有效。

（2）肥厚型心肌病：肥厚型心肌病猝死率为 $0.6\%\sim1\%$，常由于流出道狭窄伴有室性、室上性心律失常导致晕厥。一级预防研究经 3 年随访受益，现已证实 ICD 治疗已成功用于肥厚型心肌病临床一、二级预防。

（3）致心律失常右心室发育不良心肌病：散发，常见小于 35 岁年轻人。由于右心室心肌被纤维或脂肪组织替代，临床有室性心动过速发生晕厥，甚至猝死，临床需安装 ICD。

（4）离子通道疾病：长 QT 综合征临床有 8 个亚型，常见 LQT_1、LQT_2、LQT_3，按 QTc 延长分为 QTc$<$440 毫秒、QTc 460$\sim$500 毫秒和 QTc$>$500 毫秒，其猝死率分别为 5%、20% 和 50%。LQTS 临床发生多形性心室过速和尖端扭转性心室过速，治疗包括避免竞争性运动，应用 β 受体阻滞药和 ICD。近年来的研究提示，Brugada 综合征可能是钠离子通道异常，临床心电图有特征性改变：V_1 导联呈右束支阻滞伴有 $ST_{V1\sim V2}$ 抬高，临床有心室过速或可以注射普鲁卡因酰胺诱发，有晕厥发作 2 年内猝死率达 30%。临床需要安装 ICD。

（二）颈动脉窦综合征

颈动脉窦综合征在不可解释的晕厥中常见达 26%，尤其是老年人。对于颈动脉窦综合征患者，目前经药物治疗尚有效，对于部分患者可建议安置心脏起搏器。

（三）情景性晕厥（Situational syncope）

情景性晕厥是指特定情况下，如咳嗽，排便，吞咽大块食物，改变体位发生低血压，有的是不可预测的情感刺激，情景性晕厥患者颈动脉窦按摩或倾斜试验常阳性。情景性晕厥患者尽可能减少触发原因，如排大便晕厥应保持大便通畅；排小便晕厥应适度饮水，吞咽性晕厥避免大块食物吞咽，避免冷饮。

（四）直立性低血压

直立性低血压所导致的晕厥都要治疗，很多情况下只需调整药物。高于正常盐摄入，增加液体摄入，或小剂量氟氢可的松 $0.1\sim0.2$ mg/d，睡眠时升高$>$10°床头，避免仰卧和夜间高血压。减少重力作用，穿腹带、腰带、长筒袜或紧身衣。

利用便携椅（portable chairs）身体锻炼：下蹲或双腿交叉。少量多餐，减少碳水化合物。

腹肌和腿部肌肉锻炼，最好的运动是游泳，适当补充盐水，制订运动计划。直立性低血压治疗应升高收缩压。治疗应针对每个人的情况采取治疗措施。应针对每个人的情况采取治疗措施，如清除影响血压的因素，调整某些药物的剂量，减轻对心脏的抑制作用。

（五）心律失常致晕厥

1. 窦房结功能障碍　心脏起搏有很好的疗效，起搏治疗可以缓解症状，心房或双室生理性起搏需有频率应变性，优于心室起搏（VVI），VVI对病窦综合征不适宜，生理性起搏可以减轻症状，提高生活质量，提高生存率。

2. 房室阻滞　莫氏Ⅱ度或高度、完全性房室阻滞常可发生晕厥。对于晕厥发生的房室阻滞者，心脏起搏器治疗可以预防晕厥复发，提高生存率。

3. 阵发性室上性心动过速和室性过速　多中心研究表明埋藏式心脏复律除颤器（ICD）在防止室性心动过速和/或心室颤动所致的猝死有良好的效果。

（六）特殊问题

老年人晕厥发生率达30%，近1/3是由于晕厥发生跌倒。由于老年人对血压自主调节能力差，可有多种慢性疾病，且常常服用多种药物，发生晕厥时常伴有记忆力丧失，认识功能障碍，影响晕厥发作的准确回忆。老年人晕厥常见原因有直立性低血压、颈动脉窦过敏、神经调节性晕厥和心脏疾病、心律失常。

18岁前发生过一次以上晕厥达15%，婴幼儿亦可发生与晕厥相似的呼吸屏气综合征。儿童发生晕厥常见于神经反射性晕厥、脑血管疾病、心脏性晕厥和癫痫（临床表现为嗜睡）。儿童晕厥多为良性，先天性心脏病患儿常可发生晕厥，如法洛四联症的手术指征之一是晕厥，主动脉狭窄，冠状动脉畸形，特发性肺动脉高压，由运动诱发的晕厥常考虑的原因有肥厚型心肌病或儿茶酚胺敏感致多形性心室过速发作。对于发生晕厥的儿童仍需要鉴定高危患者如长LQ综合征和Brugada综合征等。儿童由于窦房结功能不全、完全性房室阻滞等致心动过缓亦可发生晕厥。

儿童晕厥的治疗：①摄入足量含盐和糖的液体，大部分儿童有效。②药物治疗，经非平行对照研究，β受体阻滞药和α-氟氢可的松有益。儿童应尽量避免使用起搏器治疗，呼吸屏气综合征除造成脑损害者应治疗外，一般不需特殊治疗。

植入式心律转复除颤器（ICD）适用于在≥3个月的最佳药物治疗后，仍有不明原因晕厥和左心室收缩功能障碍（左室射血分数≤35%）的患者。

〔赵水平〕

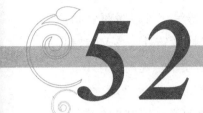

52 血脂异常

【概述】

我国成人血清总胆固醇平均为 4.5 mmol/L，高胆固醇血症的患病率约5%；甘油三酯平均为 1.4 mmol/L，高甘油三酯血症的患病率为 13%；高密度脂蛋白胆固醇（HDL-C）平均为 1.2 mmol/L，低 HDL-C 血症的患病率为34%。中国成人血脂异常总体患病率高达 40%。

与临床密切相关的血脂主要是胆固醇和甘油三酯（TG）。两者都不溶于水，必须与特殊的蛋白质即载脂蛋白（Apo）结合形成复合颗粒即脂蛋白。虽然所有的脂蛋白颗粒中都含胆固醇和 TG（见表 52-1），但 TG 主要存在于乳糜微粒（CM）、极低密度脂蛋白（VLDL）中；而胆固醇主要存在于低密度脂蛋白（LDL，胆固醇含量约占 50%）。

【血脂检测】

临床上是通过检测 LDL 颗粒中胆固醇（LDL-C）和 HDL 颗粒中胆固醇（HDL-C）量来反映这些脂蛋白的浓度。总胆固醇（TC）是指血液中各类脂蛋白所含胆固醇之总和。虽然，TG 也是指血液中各种脂蛋白中含量的总和，但因临床上不检测各脂蛋白中的 TG 量，故无总 TG 术语。

血脂检测目的是为了评估个体患动脉粥样硬化性心血管疾病（ASCVD）风险和治疗效果，从临床实用角度出发，检测 TC、LDL-C、HDL-C 和 TG 即能满足需求。

【血脂异常诊断】

血脂异常诊断标准列于表 52-1。TC>6.2 mmol/L（240 mg/dL）为高胆固血醇症；TG>2.3 mmol/L（200 mg/dL）为高甘油三酯血症。LDL-C理想水平<2.6 mmol/L（100 mg/dL），非-HDL-C 理想水平<3.4 mmol/L（130 mg/dL）。对于无其他心血管危险因素者，若能保持 LDL-C<

2.6 mmol/L（100 mg/dL），发生 ASCVD 的风险应是极低；而对已发生 ASCVD 患者，将 LDL-C 降低能达到此要求，临床上则能获得绝大部分益处。

表 52-1 中国 ASCVD 一级预防人群血脂合适水平和异常分层标准［mmol/L（mg/dL）］

分 层	TC	LDL-C	HDL-C	非-HDL-C	TG
理想水平		＜2.6(100)		＜3.4(130)	
合适水平	＜5.2(200)	＜3.4(130)		＜4.1(160)	＜1.7(150)
边缘升高	≥5.2(200)且	≥3.4(130)且		≥4.1(160)且	≥1.7(150)且
	＜6.2(240)	＜4.1(160)		＜4.9(190)	＜2.3(200)
升高	≥6.2(240)	≥4.1(160)		≥4.9(190)	≥2.3(200)
降低			＜1.0(40)		

血脂异常主要由遗传基因异常，或与环境因素相互作用所致，均称之为原发性高脂血症；凡由已知疾病所引起的血脂异常则为继发性高脂血症。已知 LDL 受体突变、载脂蛋白 B（Apo）基因突变、分解 LDL 受体的前蛋白转化酶枯草溶菌素 9（PCSK9）基因的功能获得型突变或 LDL 受体调整蛋白基因突变均可引起家族性高胆固醇血症（FH）。

检测出血脂异常个体，监测其血脂水平变化，能有效防治 ASCVD。LDL-C 是一项临床广泛应用指标，但也有局限性。直接检测 LDL-C 的方法繁琐，且未被广泛认可。而间接法检测 LDL-C，则需要患者处于空腹状态检测。此外，检测 LDL-C 并不能了解所有致动脉粥样硬化的脂蛋白颗粒。当 LDL-C 偏低、甘油三酯很高时，其检测结果的准确性会受影响。

非-HDL-C 是 VLDL、IDL 和 LDL 中胆固醇的总和，可通过从总胆固醇中减去 HDL-C 计算得出。非-HDL-C 代表所有致动脉粥样硬化脂蛋白颗粒中胆固醇含量。虽然有研究显示，非-HDL-C 可能比 LDL-C 在冠心病预测方面更具优越性，但考虑到现阶段许多人并不熟悉非-HDL-C 概念，故不宜推广将其作干预的首要靶标，而推荐其为次要靶标或第二靶标。对于合并有高甘油三酯血症个体，以非-HDL-C 作为首要目标可能更为适合。此外，非-HDL-C 检测可用非空腹血样本，不仅在临床上应用方便，且有利于流行病学研究。

【总体心血管危险评估】

LDL-C 或 TC 水平对个体或群体 ASCVD 发病危险具有独立的预测作用，但个体发生 ASCVD 危险的高低不仅取决于胆固醇水平高低，还取决于同时存在的 ASCVD 其他危险因素的数目和水平。相同 LDL-C 水平个体，其他危险因素数目和水平不同，ASCVD 总体发病危险可存在明显差异。更重要的是，ASCVD 总体危险并不是胆固醇水平和其他危险因素独立作用的简单叠加，而是胆固醇水平与多个危险因素复杂交互作用的共同结果。这导致同样的胆固醇水平，可因其他危险因素的存在而具有更大的危害。全面评价 ASCVD 总体危险是防治血脂异常的必要前提。

已诊断 ASCVD 者，直接认定为极高危人群；符合如下条件之一者，直接列为高危人群：①LDL-C≥4.9 mmol/L（190 mg/dL）；②1.8 mmol/L（70 mg/dL）≤LDL-C＜4.9 mmol/L（190 mg/dL）且年龄在 40 岁以上的糖尿病患者。

在考虑 ASCVD 一级预防的药物性降脂治疗时，临床医生应特别关注高血压、肥胖和吸烟者。

【血脂异常治疗】

（一）血脂治疗目标值

血脂异常治疗时，设定目标值已为临床医生所熟知和习惯，但近年来国际有不少血脂指南提出不需要了，中国血脂新指南坚持认为需要设定目标值。推荐：极高危者 LDL-C＜1.8 mmol/L；高危者 LDL-C＜2.6 mmol/L；中低危者 LDL-C＜3.4 mmol/L。

对于 LDL-C 基线值较高，不能达目标值者，LDL-C 至少降低 50%。需要进行调脂治疗的个体 LDL-C 基线在目标值以内者，LDL-C 仍应降低 30% 左右。这是根据中国人群血脂特点及中国临床研究证据而提出来的，具有鲜明的中国特色。为了调脂达标，临床首选他汀类调脂药物。宜起始应用低、中强度他汀，根据患者调脂疗效和耐受情况，适当调整剂量，或与其他调脂药联用。

所有强化他汀治疗的临床研究结果显示，数倍增量他汀确实可使 ASCVD 事件发生危险有所降低，但获益的绝对值小，且全因死亡并未下降。在他汀联合依折麦布治疗的研究中也得到相似的结果，将 LDL-C 从 1.8 mmol/L 降至 1.4 mmol/L，能够使心血管事件的绝对危险进一步降低 2.0%，相对危险降低 6.4%，提示将 LDL-C 降至更低，临床获益可增加。

除了对 LDL-C 进行积极干预外，当血 TG ≥1.7 mmol/L（150 mg/dL）时，首先是应用非药物干预措施。若 TG 水平仅轻、中度升高［2.3～

5.6 mmol/L（200~500 mg/dL）］，可考虑他汀联用贝特类、鱼油制剂。对于严重高 TG 血症患者，即空腹 TG≥5.7 mmol/L（500 mg/dL），首先使用贝特类、鱼油制剂或烟酸。

（二）生活方式干预

饮食治疗和改善生活方式是血脂异常防治的基础措施。无论是否选择调脂药，都必须坚持控制饮食和改善生活方式。建议每天摄入胆固醇小于300 mg，尤其是 ASCVD 等高危患者，摄入脂肪不应超过总能量的 20%~30%。一般人群摄入饱和脂肪酸应小于总能量的 10%；而高胆固醇血症者饱和脂肪酸摄入量应低于总能量的 7%，反式脂肪酸摄入量应小于总能量的 1%。高 TG 血症者更应尽可能减少每天摄入脂肪总量，每天烹调油应少于 30 g。脂肪摄入应优先选择富含 n-3 多不饱和脂肪酸的食物（如深海鱼、鱼油、植物油）。

建议每天摄入碳水化合物占总能量的 50%~65%。选择使用富含膳食纤维和低升糖指数的碳水化合物替代饱和脂肪酸，每日饮食应包含 25~40 g 膳食纤维（其中 7~13 g 为水溶性膳食纤维）。碳水化合物摄入以谷类、薯类和全谷物为主，其中添加糖摄入不应超过总能量的 10%（对于肥胖和高 TG 血症者要求比例更低）。食物添加剂如植物固醇/烷醇（2~3 g/d），水溶性/黏性膳食纤维（10~25 g/d）有利于血脂控制，但应长期监测其安全性。

（三）降脂药

临床上可供选用的调脂药有许多种类，大体上可分为两大类：①主要降低胆固醇的药物；②主要降低 TG 的药物。其中部分调脂药既能降低胆固醇，又能降低 TG。对于严重的高脂血症，常需多种调脂药联合应用，才能获得良好疗效。

降低胆固醇药有他汀类、依折麦布、普罗布考、胆酸螯合剂、脂必泰、多廿烷醇等。

1. 他汀类药物　适用于高胆固醇血症、混合性高脂血症和 ASCVD 患者。目前国内临床上有洛伐他汀、辛伐他汀、普伐他汀、氟伐他汀、阿托伐他汀、瑞舒伐他汀钙和匹伐他汀钙，各种他汀在不同剂量范围内具有不同的降低胆固醇的强度（表 52-2）。不同种类与剂量的他汀降胆固醇幅度有较大差别，但任何一种他汀剂量倍增时，LDL-C 进一步降低幅度仅约 6%，即所谓"他汀疗效 6% 效应"。他汀类可使 TG 水平降低 7%~30%，HDL-C 水平升高 5%～15%。

他汀可在任何时间段每天服用 1 次，但在晚上服用时 LDL-C 降低幅度可稍有增多。他汀应用取得预期疗效后应继续长期应用，如能耐受应避免停用。有研究提示，停用他汀有可能增加心血管事件的发生。如果应用他汀类后发生不良反应，可采用换用另一种他汀、减少剂量、隔日服用或换用非他汀类调脂药物等方法处理。

胆固醇治疗研究者协作组（CTT）分析结果表明，在心血管危险不同的人群中，他汀治疗后，LDL-C 每降低 1 mmol/L，主要心血管事件相对危险减少 20%，全因死亡率降低 10%，非心血管原因引起的死亡未见增加。现有研究反复证明，他汀降低 ASCVD 事件的临床获益大小与其降低 LDL-C 幅度呈线性正相关，他汀治疗产生的临床获益来自 LDL-C 降低效应。

表 52－2   他汀类药物降胆固醇强度

高强度 （每天剂量可降低 LDL-C≥50%）	中等强度 （每天剂量可降低 LDL-C 25%～50%）
阿托伐他汀 40～80 mg*	阿托伐他汀 10～20 mg
瑞舒伐他汀钙 20 mg	瑞舒伐他汀钙 5～10 mg
	氟伐他汀 80 mg
	洛伐他汀 40 mg
	匹伐他汀钙 2～4 mg
	普伐他汀 40 mg
	辛伐他汀 20～40 mg
	血脂康 1.2 g

注：＊阿托伐他汀 80 mg，国人经验不足，请谨慎使用

他汀降低 ASCVD 事件的临床获益大小与其降低 LDL-C 幅度呈线性正相关，即他汀产生临床益处是一种类效应。绝大多数人对他汀的耐受性良好，其不良反应多见于接受大剂量他汀者。中国的临床研究证据不支持 ACS 患者或 PCI 术前短期他汀强化治疗，最新国外指南也未对 PCI 围术期短期他汀强化干预策略予以推荐。

所以，即使是极高危者，也不推荐启始就服用高强度大剂量他汀。虽然不同种类他汀降胆固醇强弱有差别，但任何一种他汀所推荐的起始用量，都能发挥良好的降低胆固醇效应（自身对照而言），即所谓他汀"小剂量大作

用，增倍剂量附加疗效小"。

2. 胆固醇吸收抑制药　依折麦布能有效抑制肠道内胆固醇的吸收，推荐剂量为 10 mg/d，其安全性和耐受性良好，不良反应轻微且多为一过性，主要表现为头疼和消化道症状，与他汀联用也可发生转氨酶增高和肌痛等不良反应，禁用于妊娠期和哺乳期。

3. 普罗布考　普罗布考通过掺入 LDL 颗粒核心中，影响脂蛋白代谢，使 LDL 易通过非受体途径被清除。普罗布考常用剂量为每次 0.5 g，每天 2 次。主要适用于高胆固醇血症，尤其是 HoFH 及黄色瘤患者，有减轻皮肤黄色瘤的作用。

4. 胆酸螯合剂　胆酸螯合剂为碱性阴离子交换树脂，可阻断肠道内胆汁酸中胆固醇的重吸收。临床用法：考来烯胺每次 5 g，每天 3 次；考来替泊每次 5 g，每天 3 次；考来维仑每次 1.875 g，每天 2 次。与他汀类联用，可明显提高调脂疗效。

5. 脂必泰　是一种红曲与中药（山渣、泽泻、白术）的复合制剂。常用剂量为每次 0.24～0.48 g，每天 2 次，具有轻中度降低胆固醇作用。

6. 多甘烷醇　是从甘蔗蜡中提纯的一种含有 8 种高级脂肪伯醇的混合物，常用剂量为 10～20 mg/d，调脂作用起效较慢。

7. 贝特类　通过激活过氧化物酶体增殖物激活受体 α 和激活脂蛋白脂酶而降低血清 TG 水平和升高 HDL-C 水平。常用的贝特类药物有：非诺贝特片每次 0.1 g，每天 3 次；微粒化非诺贝特每次 0.2 g，每天 1 次；吉非贝齐每次 0.6 g，每天 2 次；苯扎贝特每次 0.2 g，每天 3 次。临床试验结果荟萃分析提示贝特类药物能使高 TG 伴低 HDL-C 人群心血管事件危险降低 10% 左右，以降低非致死性心肌梗死和冠状动脉血运重建术为主，对心血管死亡、致死性心肌梗死或卒中无明显影响。

8. 烟酸类　又称维生素 B_3，属人体必需维生素。大剂量时具有降低 TC、LDL-C 和 TG 以及升高 HDL-C 的作用。调脂作用与抑制脂肪组织中激素敏感脂酶活性、减少游离脂肪酸进入肝脏和降低 VLDL 分泌有关。烟酸有普通和缓释 2 种剂型，以缓释剂型更为常用。缓释片常用量为每次 1～2 g，每天 1 次。建议从小剂量（0.375～0.5 g/d）开始，睡前服用；4 周后逐渐加量至最大常用剂量。欧美多国已将烟酸类药物淡出调脂药物市场。

9. 高纯度鱼油制剂　鱼油主要成分为 n-3 脂肪酸即 ω-3 脂肪酸。常用剂量为每次 0.5～1.0 g，每天 3 次，主要用于治疗高 TG 血症。

10. 微粒体甘油三酯转移蛋白抑制药　洛美他派（lomitapide，商品名为 Juxtapid）于 2012 年由美国食品药品监督管理局批准上市，主要用于治疗纯合子型家族性高胆固醇血症（HoFH）。可使 LDL-C 降低约 40%。该药不良反应发生率较高，主要表现为转氨酶升高或脂肪肝。

11. 载脂蛋白 B100 合成抑制药　米泊美生（mipomersen）是第 2 代反义寡核苷酸，2013 年 FDA 批准可单独或与其他调脂药联合用于治疗 HoFH。作用机制是针对 Apo B 信使核糖核酸转录的反义寡核苷酸，减少 VLDL 的生成和分泌，降低 LDL-C 水平，可使 LDL-C 降低 25%。该药最常见的不良反应为注射部位反应，包括局部红疹、肿胀、瘙痒、疼痛，绝大多数不良反应属于轻中度。

12. 前蛋白转化酶枯草溶菌素 K9 型（PCSK9）抑制药　PCSK9 是肝脏合成的分泌型丝氨酸蛋白酶，可与 LDL 受体结合并使其降解，从而减少 LDL 受体对血清 LDL-C 的清除。研究结果显示 PCSK9 抑制药无论单独应用或与他汀类药物联合应用均明显降低血清 LDL-C 水平，同时可改善其他血脂指标，包括 HDL-C，Lp（a）等。欧盟医管局和美国 FDA 已批准 evolocumab 与 alirocumab 两种注射型 PCSK9 抑制药上市。初步临床研究结果表明，PCSK9 抑制药可使 LDL-C 降低 40%～70%。

（四）降血脂药联用

1. 他汀与依折麦布联用　两种药物分别影响胆固醇的合成和吸收，可产生良好协同作用。联合治疗可使血清 LDL-C 在他汀治疗的基础上再下降 18% 左右，且不增加他汀类的不良反应。多项临床试验观察到依折麦布与不同种类他汀联用有良好的调脂效果。

2. 他汀与贝特联用　两者联用能更有效降低 LDL-C 和 TG 水平及升高 HDL-C 水平，降低 sLDL-C。贝特类药物包括非诺贝特、吉非贝齐、苯扎贝特等，以非诺贝特研究最多，证据最充分。非诺贝特适用于严重高 TG 血症伴或不伴低 HDL-C 水平的混合型高脂血症患者，尤其是糖尿病和代谢综合征时伴有的血脂异常，高危心血管疾病患者他汀类治疗后仍存在 TG 或 HDL-C 水平控制不佳者。由于他汀类和贝特类药物代谢途径相似，均有潜在损伤肝功能的可能，并有发生肌炎和肌病的危险，合用时发生不良反应的机会可能增多，因此，他汀类和贝特类药物联合用药的安全性应高度重视。吉非贝齐与他汀类药物合用发生肌病的危险性相对较多，开始合用时宜用小剂量，采取晨服贝特类药物、晚服他汀类药物的方式，避免血药浓度的显著升高，并密切监测肌酶和肝酶，如无不良反应，可逐步增加他汀剂量。

3. 他汀与 PCSK9 抑制药联用　尽管 PCSK9 抑制药尚未在中国上市，他汀与 PCSK9 抑制药联合应用已成为欧美国家治疗严重血脂异常尤其是 FH 患者的联合方式，可较任何单一的药物治疗带来更大程度的 LDL-C 水平下降，提高达标率。FH 尤其是 HoFH 患者，经生活方式加最大剂量调脂药（如他汀＋依折麦布）治疗，LDL-C 水平仍＞2.6 mmol/L 的 ASCVD 患者，加用 PCSK9 抑制药，组成不同作用机制调脂药的三联合用。

4. 他汀与 n-3 脂肪酸联用　他汀与鱼油制剂 n-3 脂肪酸联合应用可用于治疗混合型高脂血症，且不增加各自的不良反应。由于服用较大剂量 n-3 多不饱和脂肪酸有增加出血的危险，并增加糖尿病和肥胖患者热卡摄入，不宜长期应用。此种联合是否能够减少心血管事件尚在探索中。

（五）血脂异常治疗的其他措施

脂蛋白血浆置换、肝移植、部分回肠旁路手术和门腔静脉分流术，作为辅助治疗措施，用于 FH 患者。脂蛋白血浆置换虽能有效降低胆醇，但需要反复不断地进行。

〔赵水平〕

图书在版编目（ＣＩＰ）数据

心血管疾病规范化诊疗精要 / 赵水平主编. -- 长沙 : 湖南科学
技术出版社，2018.10
　ISBN 978-7-5357-9981-4

Ⅰ．①心… Ⅱ．①赵… Ⅲ．①心脏血管疾病－诊疗Ⅳ．①R54

中国版本图书馆 CIP 数据核字 (2018) 第 238015 号

心血管疾病规范化诊疗精要

主　　编：赵水平
责任编辑：李　忠
出版发行：湖南科学技术出版社
社　　址：长沙市湘雅路 276 号
网　　址：http://www.hnstp.com
湖南科学技术出版社天猫旗舰店网址：
　　　　　http://hnkjcbs.tmall.com
印　　刷：长沙湘诚印刷有限公司
　　　　　（印装质量问题请直接与本厂联系）
厂　　址：长沙市开福区伍家岭新码头 95 号
邮　　编：410008
版　　次：2018 年 10 月第 1 版
印　　次：2018 年 10 月第 1 次印刷
开　　本：710mm×1000mm　1/16
印　　张：15.25
字　　数：245000
书　　号：ISBN 978-7-5357-9981-4
定　　价：50.00 元